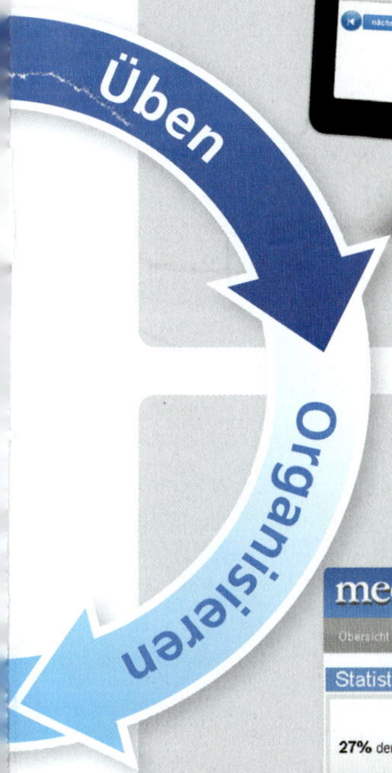

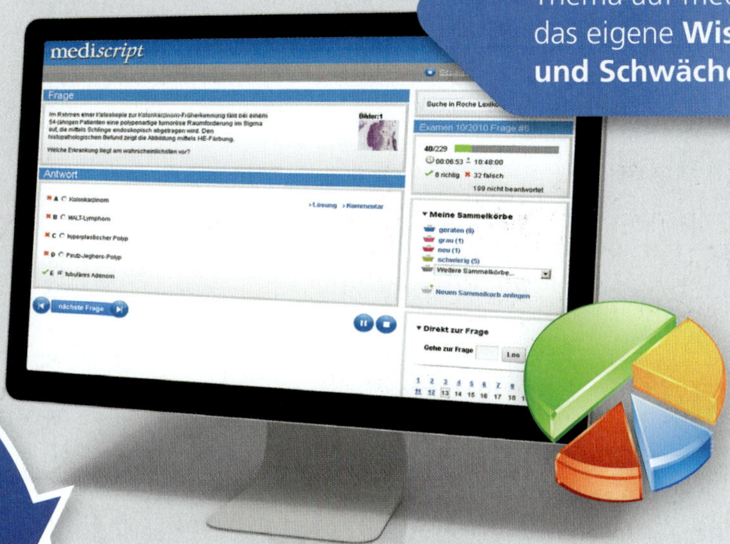

Mit den passenden Fragen zum Thema auf mediscript Online das eigene **Wissen auf Stärken und Schwächen überprüfen**

Wichtige **Lücken erkennen** und **gezielt schließen**

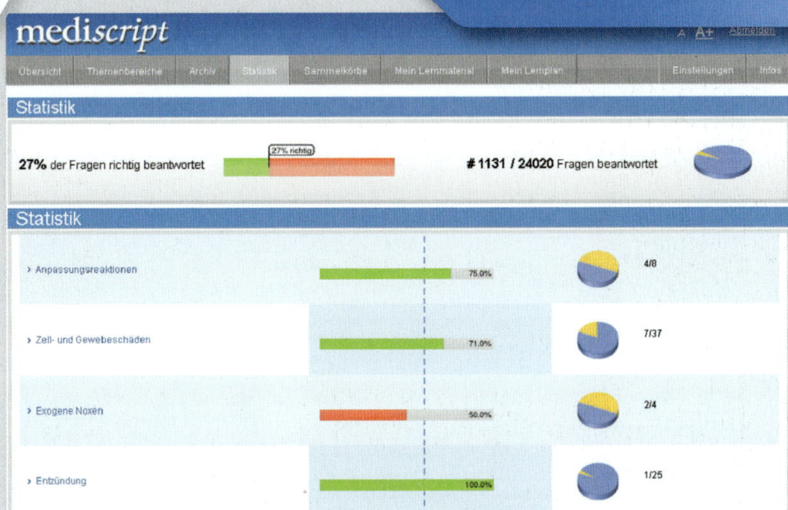

Mehr Informationen zur mediscript Lernwelt auf www.mediscript-online.de

Philipp Pfeiffer, Caterina Reuchsel

AINS in Frage und Antwort

Anästhesie, Intensivmedizin, Notfallmedizin, Schmerztherapie

Fragen und Fallgeschichten

1. Auflage

ELSEVIER
URBAN & FISCHER

URBAN & FISCHER München

Zuschriften an:
Elsevier GmbH, Urban & Fischer Verlag, Hackerbrücke 6, 80335 München

Wichtiger Hinweis für den Benutzer
Die Erkenntnisse in der Medizin unterliegen laufendem Wandel durch Forschung und klinische Erfahrungen. Die Autoren dieses Werkes haben große Sorgfalt darauf verwendet, dass die in diesem Werk gemachten therapeutischen Angaben (insbesondere hinsichtlich Indikation, Dosierung und unerwünschter Wirkungen) dem derzeitigen Wissensstand entsprechen. Das entbindet den Nutzer dieses Werkes aber nicht von der Verpflichtung, anhand weiterer schriftlicher Informationsquellen zu überprüfen, ob die dort gemachten Angaben von denen in diesem Werk abweichen und seine Verordnung in eigener Verantwortung zu treffen.
Für die Vollständigkeit und Auswahl der aufgeführten Medikamente übernimmt der Verlag keine Gewähr.
Geschützte Warennamen (Warenzeichen) werden in der Regel besonders kenntlich gemacht (®). Aus dem Fehlen eines solchen Hinweises kann jedoch nicht automatisch geschlossen werden, dass es sich um einen freien Warennamen handelt.

Bibliografische Information der Deutschen Nationalbibliothek
Die Deutsche Nationalbibliothek verzeichnet diese Publikation in der Deutschen Nationalbibliografie; detaillierte bibliografische Daten sind im Internet über http://www.d-nb.de/ abrufbar.

1. Auflage 2013

Der Urban & Fischer Verlag ist ein Imprint der Elsevier GmbH.

13 14 15 16 17 5 4 3 2 1

Um den Textfluss nicht zu stören, wurde bei Patienten und Berufsbezeichnungen die grammatikalisch maskuline Form gewählt. Selbstverständlich sind in diesen Fällen immer Frauen und Männer gemeint.

Planung: Julia Baier, München
Lektorat: Bettina Lunk, Ingrid Stöger, München
Redaktion: Ulrike Kriegel, München
Herstellung: Rainald Schwarz, Dietmar Radünz, München
Satz: abavo GmbH, Buchloe/Deutschland; TnQ, Chennai/Indien
Druck und Bindung: Printer Trento, Trento/Italien
Umschlaggestaltung: SpieszDesign, Neu-Ulm
Titelgrafik: © Jan Engel – Fotolia.com

ISBN Print 978-3-437-41724-5
ISBN e-Book 978-3-437-59246-1

Aktuelle Informationen finden Sie im Internet unter **www.elsevier.de** und **www.elsevier.com**

Vorwort

Der Begriff Anästhesie stammt aus dem Griechischen und beschreibt einen Zustand der Empfindungslosigkeit. Der Fachbereich Anästhesie umfasst jedoch weit mehr. Neben der Betreuung von Patienten während Operationen beinhaltet der Fachbereich auch die Intensivmedizin, die Notfallmedizin sowie die Schmerztherapie.

Die Anästhesie weist als eigenständiges Fach zwar zahlreiche Überschneidungen mit anderen Fachgebieten auf, dennoch stellt sie keineswegs nur ein Dienstleistungs- oder Ergänzungsfach dar. Die Herausforderung liegt in der Zusammenarbeit mit den verschiedenen Fachbereichen und der weiterführenden Therapie und Betreuung der Patienten.

Ziel war es, ein Buch zur Vorbereitung auf die mündliche Prüfung sowie zur Wiederholung für Prüfungen im Themenbereich Anästhesie, Intensivmedizin, Notfallmedizin und Schmerztherapie (AINS) zu verfassen. Dabei richtet sich dieses Buch an zukünftige Kollegen, die prüfungsrelevantes Wissen erlernen, festigen oder ihr bereits vorhandenes Wissen erweitern wollen. Der Inhalt orientiert sich an Prüfungsfragen aus vergangenen Examina der einzelnen deutschen Fakultäten, wobei sowohl Grundlagen als auch spezielle Themen behandelt werden. Die Fragensammlung kann natürlich weder Vollständigkeit der Lerninhalte für sich in Anspruch nehmen noch kann sie die klassischen Lehrbücher ersetzen.

Wir haben die Ausarbeitung der Themengebiete und Auswahl der Fragen so getroffen, dass die wichtigsten Themengebiete gut abgedeckt sind und damit das Durcharbeiten des Buchs gut auf eine anstehende Prüfung im Themengebiet AINS vorbereitet. AINS in Frage und Antwort ist die Neuauflage der 6. Auflage von „Anästhesie in Frage und Antwort". Die Fragen und Antworten wurden neu überarbeitet, Unschärfen in den Antworten beseitigt und durch prüfungsrelevante Themengebiete ergänzt. Die Angaben richten sich nach dem derzeitigen Wissensstand.

Die mündliche Prüfung hat für viele den Anschein einer ungewohnten und unberechenbaren Situation. Dieses Buch soll durch die Frage- und Antwortform helfen, Ängste abzubauen und eine inhaltlich korrekte und strukturierte Antwort zu formulieren.

Wir bedanken uns bei allen Leserinnen und Lesern, die durch konstruktive Kritik und Hinweise die Optimierung dieser Auflage ermöglicht haben. Weiterhin gilt unser Dank Frau Dr. Schneck für die überaus kompetente Unterstützung sowie stellvertretend für das gesamte Lektorat Frau Julia Baier für die gute Zusammenarbeit. Dank gebührt auch allen Kollegen, die durch freundliche Hinweise, Tipps und Kritik an der Entstehung dieses Buchs mitgewirkt haben.

In diesem Sinne viel Spaß und Erfolg!

Im Herbst 2012
Dr. Caterina Reuchsel
Philipp Pfeiffer

Allgemeine Hinweise und Tipps

Prüfungsvorbereitung

Zur optimalen Prüfungsvorbereitung empfiehlt es sich, neben dem Einzelstudium Lerngruppen zu bilden. Zwei bis drei Monate sollten sich die Teilnehmer der Lerngruppen etwa 2–3-mal pro Woche treffen. Vor jedem Treffen sollte ein Thema vereinbart werden, das für das nächste Mal vorbereitet wird. Dies erhöht die Motivation zum regelmäßigen Lernen und ermöglicht gleichberechtigte und ergänzende Diskussionen. Punkte, die dem Einzelnen während des Einzelstudiums unklar geblieben sind, sollten notiert und in der Gruppe vorgestellt und beraten werden. Auf diesem Weg kann man das eigene Wissen kontrollieren und Sicherheit gewinnen.

Das Lernen in Lerngruppen hilft, Ängste vor der freien Rede abzubauen und trainiert das freie und strukturierte Antworten. Durch regelmäßiges Treffen wird der Kontakt zu den anderen Studierenden aufrechterhalten. Meist stellt man zudem fest, dass das Lernen in der Gruppe mehr Spaß macht, als zu Hause oder in der Bibliothek allein vor seinen Büchern zu hocken. Und wenn man dann doch einmal in ein „Tief" fällt, schaffen es andere meist wesentlich besser, die Stimmung und das Selbstbewusstsein wieder zu heben.

Verhalten während der Prüfung

Es empfiehlt sich, sich als Prüfungsgruppe bei den Prüfern vorzustellen. Nur wenige Prüfer sind zu einem Gespräch nicht bereit. Viele Prüfer geben Tipps und Hinweise, worauf man sich vorbereiten sollte, oder nennen Themen, die sie auf keinen Fall abfragen. Die Prüfung wird meist zweigeteilt, d.h. zuerst werden ein oder mehrere Patienten untersucht, und später erfolgt die eigentliche mündliche Prüfung. Vielfach wird auf den zuvor untersuchten Patienten eingegangen, sodass man die freie Zeit zwischen den Prüfungsteilen nutzen sollte, sich über das Krankheitsbild des Patienten genauer zu informieren.

Die Kleidung zur Prüfung sollte man innerhalb der Gruppe besprechen: „Etwas feiner als sonst" hat sich bewährt; es muss nicht gleich Anzug oder Kostüm sein. Auf alle Fälle sollte man sich in seiner Haut einigermaßen wohl fühlen.

Natürlich kann man für eine Prüfung nicht den Typ abstreifen, der man ist. Trotzdem sollte man sich bewusst machen, dass manche Verhaltensweisen eher verärgern und nicht zu einer angenehmen Prüfungssituation beitragen. Sicherlich ist es gut, eine Prüfung selbstbewusst zu bestreiten. Arroganz und Überheblichkeit jedoch sind, selbst wenn man exzellent vorbereitet und die Kompetenz des Prüfers zweifelhaft ist, fehl am Platz. Jeder Prüfer kann einen, so er möchte, vorführen und jämmerlich zappeln lassen. Also: besser keinen vermeidbaren Anlass dazu liefern. Genauso unsinnig und peinlich ist es, sich devot und unterwürfig zu geben.

Auch wenn man vor der Prüfung gemeinsam gelitten, während der Vorbereitungszeit von der Gruppe profitiert hat, geht es in der Prüfung um das eigene Bestehen, die eigene Note. Man braucht sich darüber nichts vorzumachen. Trotzdem sollte man in der Prüfung fair bleiben und z.B. nicht aus freien Stücken gerade die Fragen und Themen aufgreifen, an denen sich der Mitprüfling die Zähne ausgebissen hat.

Häufige Frageformen

Offene Fragen Dies ist die häufigste Frageform. Die Antwort sollte strukturiert und flüssig erfolgen. Ziel ist es, möglichst lange zu reden, sich gleichzeitig aber nicht in unwichtigen Dingen zu verlieren. Viele Prüfer unterbrechen dann den Redefluss und dies kann enorm verwirren. Schon in den Vorbereitungsmeetings sollte man sich zur Beantwortung der Fragen eine gute Struktur angewöhnen, z.B. Definition – Ätiologie – Symptomatik – Diagnostik – Therapie. Es empfiehlt sich, im Schlusssatz eine neue Problematik, in der man sich gut auskennt, anzuschneiden, die der Prüfer aufgreifen kann.

Nachfragen Im Anschluss an eine offene Frage kommt es oft zu einigen Nachfragen, die das angeschnittene Thema vertiefen. Dabei wird der Schwierigkeitsgrad der Fragen meist höher. Die Prüfer tasten sich an die Grenzen der Prüflinge heran.

Fallbeispiele Fallbeispiele eignen sich immer gut, um praktische Belange abzufragen. Daher sind sie besonders in den handwerklichen Fächern sehr beliebt. Es besteht die Chance, dass sich zwischen Prüfer und Prüfling ein kollegiales Gespräch entwickelt. Eindeutige Beschreibungen und charakteristische Krankheitsbilder machen die Beantwortung der Frage meist einfach. Zu Anfang sollte immer auf mögliche Differenzialdiagnosen eingegangen werden. Vorsicht ist bei Krankheitsbildern geboten, über die man nicht viel weiß. Der Prüfer könnte sie bei einer weiteren Frage aufnehmen und man gerät arg ins Schwitzen. Also: sich selbst keine Grube graben.

Probleme während der mündlichen Prüfung

Während einer mündlichen Prüfung können vielfältige Probleme auftreten, die man im Gegensatz zur schriftlichen Prüfung sofort und möglichst souverän managen muss.

- Kann man eine Frage nicht beantworten, braucht man nicht sofort zu verzweifeln. Auf Nachfragen oder Bitten um weitere Informationen formuliert der Prüfer seine Frage oft anders. Dies kann auch sinnvoll sein, wenn man merkt, dass man am Prüfer vorbeiredet.
- Was ist jedoch, wenn es nicht zum „Aha-Effekt" kommt? Ein Problem, das nur schwer zu lösen ist. Die meisten Prüfer helfen weiter oder wechseln das Thema. Selbst wenn eine Frage nicht beantwortet wird, ist dies noch lange kein Grund durchzufallen.
- In Prüfungssituationen beginnen viele Prüflinge vor Aufregung zu stottern oder sich zu verhaspeln. Dies ist normal. Vor und während einer Prüfung darf man aufgeregt sein, dafür hat jeder Prüfer Verständnis. Übertriebene Selbstsicherheit löst sogar bei manchen Prüfern Widerwillen und Antipathie aus.
- Sehr unangenehm wird die Situation, wenn Mitstreiter „abstürzen". Die Prüfung spitzt sich zu, und der Prüfer reagiert verärgert. Hier hilft nur: ruhig bleiben. Der Gedanke, dass sich der Prüfer ebenfalls unwohl fühlt und kein persönliches Interesse hat, die Situation weiter zu verschärfen, erleichtert ungemein.
- Gelassen den Fragen der anderen zuhören. Das Gefühl „alle guten Fragen sind schon weg, ehe ich an die Reihe komme" ist nicht außergewöhnlich.
- Häufig ist ein Prüfer bekannt dafür, dass er besonders „gemein" und schwer prüft. Bemerkenswert ist jedoch, dass die Kritik oft von früheren Prüflingen stammt, die entweder durchgefallen sind oder die Prüfung mit einer schlechten Note bestanden haben. Weiß man jedoch, dass dies nicht der Fall sein kann, weil man die Informationsquelle kennt, hilft nur eins: Lernen, Lernen, Lernen.
- Manche Prüfer fragen, ob zur Notenverbesserung eine weitere Fragenrunde gewünscht wird. Eine solche Chance sollte man sich nicht entgehen lassen, da man nur gewinnen kann.

Internet-Recherche

Gerade in mündlichen Prüfungen neigen einige Professoren dazu, Themen anzusprechen, die in einem engen Zusammenhang mit ihrem Forschungsgebiet stehen. Leider bleibt aber bekanntlich wenig Zeit, sich nach

Bekanntgabe von Prüfer und Fach mit aufwendigen Internet-Recherchen zu beschäftigen. Damit die Suche möglichst schnell zum Erfolg führt, geben wir euch ein paar Tipps für ein gezieltes Vorgehen mithilfe von www.google.de.

Beispielsuchanfragen: Pathogenese der Arteriosklerose:

- Wenn der erste Suchbegriff (Arteriosklerose) im Titel der Seite erscheinen soll, der andere (Pathogenese) im Text: z.B. **intitle: „Arteriosklerose" Pathogenese**
- Viele Dozenten stellen Unterlagen in Form von Powerpoint-Präsentationen **(ppt)**, Adobe-Dokumenten **(pdf)** oder Word-Dokumenten **(doc)** zum Download bereit. Durch die zusätzliche Eingabe von ext: listet Google nur Suchergebnisse eines entsprechenden Dateityps auf: z.B. **Arteriosklerose ext:pdf**
- Auch Studenten legen oft Referate zu speziellen Themen im Internet ab. Da die entsprechenden Webseiten aber meist keine echten de-Domains besitzen, über viele Werbefenster finanziert werden und in Suchmaschinen erst auf Seite 20 erscheinen, sollte man direkt in den Inhaltsverzeichnissen der Seiten nach Dokumenten suchen: z.B. **„Index of/" +pdf „Arteriosklerose"**
- Alternativ ist es auch möglich, schon bekannte Webseiten nach bestimmten Inhalten zu durchsuchen: z.B. site: **http://www.medizinstudent.de**

Hinweise für die Benutzung

Alle Angaben entsprechen den Standards und dem Kenntnisstand zurzeit der Drucklegung. Dennoch können klinikintern abweichende diagnostische und therapeutische Vorgehensweisen üblich sein.

Alle diejenigen, die zum ersten Mal mit einem Buch der „In-Frage-und-Antwort"-Reihe arbeiten, sollten sich anfangs durch die sehr ausführlichen Antworten, so wie sie in der mündlichen Prüfung nur ein sehr guter Student geben würde, nicht entmutigen lassen. Zweck der Reihe ist es, sich durch häufiges Wiederholen ein strukturiertes und inhaltlich vollständiges Wissen anzutrainieren.

Bedeutung der Symbole und Kästen

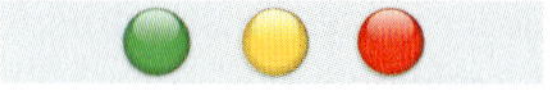

FRAGE

Zur Erleichterung der Wiederholung kann in der Randspalte neben der Frage angekreuzt werden,

- ob die Frage richtig beantwortet wurde (grün)
- ob die Frage falsch beantwortet wurde (rot)
- ob die Frage wiederholt werden sollte (gelb)

MERKE Wichtige und besonders zu beachtende Inhalte

FALLBEISPIEL

Beispiele aus der Praxis

Tipp/Plus Tipps zur Prüfungssituation/Zusatzwissen

Abkürzungsverzeichnis

A

Ach Acetylcholin
ACS akutes Koronarsyndrom
ACVB aortokoronarer Venenbypass
ALS advanced life support
ARDS acute respiratory distress syndrome
ASA American Society of Anesthesiologists
ASB augmented spontaneous breathing
ASS Azetylsalizylsäure
ATP Adenosintriphosphat
$avDO_2$ arteriovenöse Sauerstoffgehaltdifferenz

B

BGA Blutgasanalyse
BIS Bispektralindex
BWS Brustwirbelsäule

C

C Compliance
CO_2 Kohlenstoffdioxid
COHb Kohlenstoffmonoxid-Hämoglobin
COPD chronic obstructive pulmonary disease
COX Zyklooxygenase
CPAP continous positive airway pressure
CPP zerebraler Perfusionsdruck
CPR cardiopulmonary resuscitation
CRPS complex regional pain syndrome
CT Computertomogramm/-grafie

D

DIC disseminierte intravasale Gerinnung

E

ECMO extrakorporale Membranoxygenierung
EEG Elektroenzephalogramm/-grafie
EK Erythrozytenkonzentrat
EKG Elektrokardiogramm/-grafie

F

FEV_1 forciertes exspiratorisches Volumen nach 1 Sekunde
FFP fresh frozen plasma
FiO_2 inspiratorische Sauerstoffkonzentration

G

GABA Gamma-Amino-Buttersäure

H

HAES/HES Hydroxyethylstärke
Hb Hämoglobinwert
HLA human leucocyte antigen
HNO Hals-Nasen-Ohren
HRST Herzrhythmusstörung
HWS Halswirbelsäule
HZV Herzzeitvolumen

I

IABP intraaortale Ballongegenpulsation
ICP intrakranieller Druck
ICR Interkostalraum
IDDM insulin-dependent diabetes
IMC intermediate care
IMV intermittent mandatory ventilation
IVRA intravenöse Regionalanästhesie

K

K^+ Kalium
KG Körpergewicht
KHK koronare Herzkrankheit

L

LA Lokalanästhesie/Lokalanästhetikum
lat. lateralis
Lig. Ligamentum

M

MAC minimale alveoläre Konzentration
MAP mittlerer arterieller Druck
med. medialis
MH maligne Hyperthermie
MKG Mund-Kiefer-Gesichts-Chirurgie

N

NaBic Natriumbikarbonat
NIDDM non-insulin-dependent diabetes
NIV nichtinvasive Beatmung
NLA Neuroleptanästhesie
NSAR nichtsteroidale Antirheumatika
NYHA New York Heart Association

O

OP Operation

P

pAVK periphere arterielle Verschlusskrankheit
PDA Periduralanästhesie
PDK Periduralkatheter
PEEP positiv endexspiratorischer Druck
PICCO pulse contour cardiac output

PONV postoperative nausea and vomiting
post. posterior
PPSB Prothrombinkomplexpräparate

R

RQ respiratorischer Quotient
RSI rapid sequence induction
RV Residualvolumen

S

SAB Subarachnoidalblutung
SHT Schädel-Hirn-Trauma
SIMV synchronized intermittent mandatory ventilation
sl. sublingual
STEMI ST-Elevation-Myokardinfarkt

T

TEE transösophageale Echokardiegrafie
TEP totale Endoprothese
TIVA totale intravenöse Anästhesie
TOF train-of-four
TUR transurethrale Resektion

V

VC Vitalkapazität
VES ventrikuläre Extrasystole
VHF Vorhofflimmern
VO_2 zentralvenöse Sättigung
VT ventrikuläre Tachykardie

Z

ZAS zentrales anticholinerges Syndrom
ZNS zentrales Nervensystem
ZVD zentralvenöser Druck
ZVK zentraler Venenkatheter

Abbildungsnachweis

Der Verweis auf die jeweilige Abbildungsquelle befindet sich bei allen Abbildungen im Werk am Ende des Legendentextes in eckigen Klammern.

[L126] Katja Dalkowski, Buckenhof, in Verbindung mit Larsen R: Anästhesie, 9. Aufl. Elsevier Urban & Fischer, 2010
[L235] Willi Schittek, Duisburg, nach ERC Leitlinien 2010
[L106] Henriette Rintelen, Velbert
[L141] Stefan Elsberger, Planegg, in Verbindung mit Brandhuber T, Eschler B: Allgemeinmedizin in Frage und Antwort, 2. Aufl. Elsevier Urban & Fischer, 2008

Inhaltsverzeichnis

KAPITEL

1 Anästhesie

1.1 Narkosevorbereitung

1.1.1 Prämedikationsvisite

FRAGE
Welche Ziele hat eine **Prämedikationsvisite**?

Antwort Der Anästhesist soll ihm Rahmen der Prämedikationsvisite ein **Vertrauensverhältnis** zum Patienten aufbauen. Durch das eigenständige Ausfüllen des Fragebogens soll sich der Patient selbst eine Vorstellung über seinen Gesundheitszustand machen.

Der Arzt sollte sich durch die Durchsicht der Patientenakten, die Anamneseerhebung und eine körperliche Untersuchung ein Bild über den Patienten machen.

Im ausführlichen Gespräch mit dem Patienten wird das **geeignete Narkoseverfahren** gewählt und es erfolgt die **schriftliche Einwilligung** des Patienten. Dem Patienten werden dabei der Ablauf der Narkose, Risiken und die seine Mitarbeit betreffenden Dinge wie Nahrungskarenz und die Entfernung von Schmuck und Zahnprothesen erläutert.

Der Arzt kann durch die Prämedikationsvisite das Narkoserisiko abschätzen, evtl. noch notwendige präoperative Untersuchungen festlegen und eine Prämedikation anordnen.

PLUS Die Prämedikationsvisite soll zu einem Zeitpunkt erfolgen, an dem noch weitere Untersuchungen möglich sind.

FRAGE
Welche Punkte sind im Rahmen der **Anamnese** und **körperlichen Untersuchung** wichtig?

Antwort Die Anamneseerhebung und die körperliche Untersuchung sind die wichtigsten präoperativen Screeningmethoden. Der Arzt macht sich ein Bild über die **Vorerkrankungen** des Patienten. Dabei geht er auf den Allgemein- und Ernährungszustand, das kardiovaskuläre System, die Lunge, die Leber und die Niere, den Stoffwechsel sowie das Nervensystem ein. Weiterhin sind die Fragen nach Allergien, Muskelerkrankungen, Erkrankungen der Augen und Blutgerinnungsstörungen wichtig. Der Arzt erhebt eine genaue **Medikamentenanamnese** und informiert sich über früher durchgeführte Narkosen und mögliche Probleme. Auch Narkoseprobleme in der Familie des Patienten werden erfragt.

Ein wichtiger Teil der körperlichen Untersuchung ist die **Evaluation des Atemweges**, z. B. die Mundöffnung und die HWS-Beweglichkeit. Der Anästhesist sollte sich auch ein Bild vom Zahnstatus des Patienten machen. Außerdem werden **Punktionsstellen** für venöse Zugänge und Regionalanästhesien inspiziert.

FRAGE

Welche **Screeningverfahren** bezüglich einer **schwierigen Intubation** kennen Sie?

Antwort Wichtig ist bei der Prämedikationsvisite die Erhebung früherer Intubationsschwierigkeiten.

Ein Verfahren zur Einschätzung der Intubation ist die Einteilung nach **Mallampati** (➤ Abb. 1.1). Dazu lässt man den Patienten den Mund öffnen und die Zunge herausstrecken. Je nachdem, ob der gesamte weiche Gaumen mit Uvula einsehbar ist, die Gaumenbögen und das Tonsillarbett, nur der obere Teil des weichen Gaumens oder nur der harte Gaumen erfolgt eine Einteilung von I–IV.

Weiterhin werden die **Mundöffnung**, die Fähigkeit zur **Protrusion** und die maximal mögliche **Hals- und Kopfbeweglichkeit** beurteilt. Der **Test nach Patil**, d. h. die Einschätzung des **thyreomentalen Abstandes** (thyreomentaler Abstand < 6 cm) kann einen weiteren Hinweis auf eine schwierige Intubation liefern.

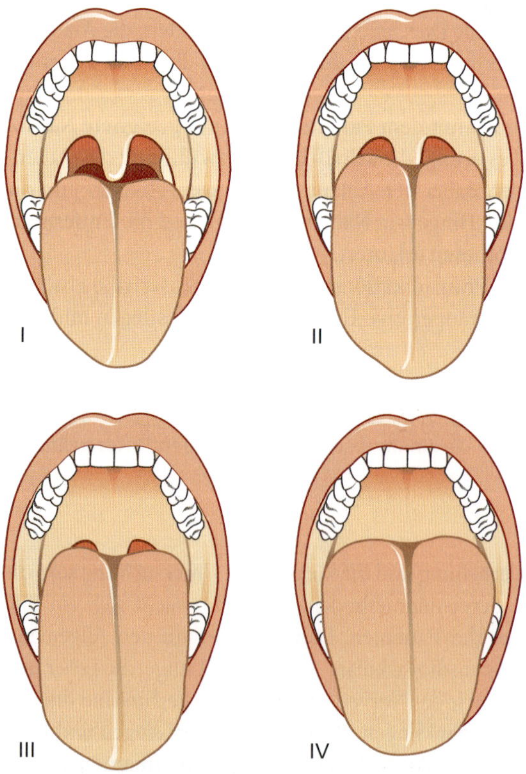

Abb. 1.1 Mallampati-Klassifikation. Je nach Einteilung muss mit Problemen bei der Intubation gerechnet werden. [L126]

FRAGE
Wie gehen Sie neben der Erhebung möglicher Intubationsprobleme bei der **körperlichen Untersuchung** vor?

Antwort Die körperliche Untersuchung konzentriert sich vor allem auf das **kardiopulmonale System** durch Auskultation von Herz und Lunge. Ist ein regionalanästhesiologisches Verfahren geplant, wird die Punktionsstelle inspiziert. Außerdem erfolgt eine grob orientierte **neurologische** Untersuchung der betroffenen Extremität. Bei einer geplanten arteriellen Punktion wird aus forensischen Gründen ein **Allen-Test** durchgeführt.

FRAGE
Welche Einteilung kennen Sie zur **Abschätzung des Narkoserisikos**?

Antwort Das gebräuchlichste Schema zur Abschätzung des Narkoserisikos ist die Klassifizierung der American Society of Anesthesiologists (**ASA**, ➢ Tab. 1.1).

Tab. 1.1 ASA-Klassifikation zur Abschätzung des Narkoserisikos

Risikogruppe	Zustand
1	gesunder Patient
2	leichte Systemerkrankung ohne Leistungseinschränkung
3	schwere Systemerkrankung mit Leistungseinschränkung
4	Patient mit schwerer lebensbedrohlicher Systemerkrankung
5	moribunder Patient, der mit oder ohne OP die nächsten 24 h voraussichtlich nicht überlebt
6	Patienten, die für Hirntod erklärt wurden (im Rahmen einer Organentnahme)

FRAGE
Kennen Sie die **Einteilung der New York Heart Association** (NYHA) und wie lautet sie?

Antwort ➢ Tab. 1.2

Tab. 1.2 NYHA-Einteilung

NYHA	Zustand
I	Herzkranke ohne Beschwerden
II	Herzkranke mit Beschwerden unter starker Belastung
III	Herzkranke mit Beschwerden bei leichter Belastung
IV	Herzkranke mit Beschwerden in Ruhe

FRAGE

Was sind die wichtigsten Risikofaktoren für **kardiale Komplikationen**?

PLUS Die Einschätzung der körperlichen Belastbarkeit liefert die wichtigsten Hinweise auf die kardiopulmonale Funktion des Patienten und ist daher der Kernpunkt der kardiopulmonalen Risikoeinschätzung.

Antwort Nach dem **Revised-cardiac-risk-Index** nach Lee gibt es wichtige unabhängige Risikofaktoren für kardiale Komplikationen:

Für ein **hohes perioperatives Risiko** sprechen sog. „active cardiac conditions":

- instabile Koronarsyndrome
- instabile oder schwere Angina pectoris
- Myokardinfarkt vor weniger als 30 Tagen
- dekompensierte Herzinsuffizienz
- signifikante Arrhythmien
- schwere Klappenerkrankungen

Daneben gibt es noch die sog. **kardialen Risikofaktoren**. Dazu gehören:

- KHK (auch anamnestisch)
- Herzinsuffizienz (auch anamnestisch)
- zerebrovaskuläre Erkrankungen (auch anamnestisch)
- Diabetes mellitus (auch nicht insulinpflichtig)
- chronische Niereninsuffizienz mit Kreatinin-Werten über 2 mg/dl

Eine wichtige Rolle spielt auch die Art des operativen Eingriffs.

- **Hochrisikooperationen** mit einem Risiko von über 5 % für eine kardiale Komplikation:
  - große arterielle Gefäßoperationen
- Operationen mit **mittlerem Risiko** (1–5 %):
  - intraperitoneale und intrathorakale Eingriffe
  - Karotis-TEA
  - endovaskuläre Eingriffe (Stents)
  - HNO- und orthopädische Operationen
  - Prostatachirurgie
- **niedriges Risiko** (Risiko < 1 %):
  - endoskopische Operationen
  - oberflächliche Operationen
  - Katarakt
  - Mammachirurgie
  - ambulante Chirurgie

FRAGE

Können Sie aus rechtlicher Sicht etwas zur **Aufklärung** und **Einwilligung** des Patienten sagen?

Antwort Da es sich bei jeder Form der Anästhesie im juristischen Sinne um eine Körperverletzung handelt, muss eine Einwilligung des Patienten erfolgen. Volljährige, willens- und einsichtsfähige Patienten willigen selbst in die Behandlung ein. Bei Minderjährigen ist die Einwilligung der Eltern, bei betreuten Patienten die Einwilligung des Betreuers notwendig. Das Aufklärungsgespräch findet am Vortag statt und die Einwilligung wird aus Beweisgründen schriftlich fixiert. Bei Notoperationen kann die Aufklärung direkt vor der Behandlung erfolgen. Dabei kann sie auf das Wichtigste reduziert oder im Extremfall sogar weggelassen werden.

FRAGE

Wie lange sollte bei einem **elektiven** Eingriff die **letzte Nahrungsaufnahme** zurückliegen?

Antwort Bei elektiven Eingriffen gelten Patienten mit einer **Nahrungskarenz von mindestens 6 Stunden** als nüchtern. Klare **Flüssigkeiten** dürfen **bis 2 Stunden vor** der Narkose getrunken werden.

Säuglinge dürfen bis 4 Stunden vor der Narkose gestillt werden oder die Flasche erhalten.

PLUS Bei Notoperationen muss die posttraumatische verzögerte Magenentleerung bedacht werden.

FRAGE

Welche **Medikamente** würden Sie am Operationstag noch weiter geben und welche präoperativ absetzen?

Antwort Am **Operationstag** gegeben werden sollten Betablocker (kardioprotektiv), Kalzium-Antagonisten (Gefahr der Hypertonie nach dem Absetzen), Antiarrhythmika (Gefahr der Arrhythmien nach dem Absetzen), Alpha-2-Agonisten (kardioprotektiv), Nitrate (Gefahr der Myokardischämien nach dem Absetzen), Lipidsenker, Antikonvulsiva und Parkinson-Medikamente. Wichtig ist auch die Anwendung von Bronchodilatatoren bei obstruktiven Lungenerkrankungen am OP-Tag und die Fortführung einer bestehenden Therapie mit Steroiden. Geändert haben sich die Empfehlungen bei der Therapie mit ASS z. B. bei Patienten mit KHK. ASS soll nach diesen Empfehlungen weitergegeben werden.

Bis zum **Vortag** eingenommen werden sollten z. B. Schilddrüsenhormone, SSRI, Neuroleptika, trizyklische Antidepressiva und Digitalis.

Kontrovers diskutiert werden **ACE-Hemmer** und **AT1-Blocker**, da Patienten gerade bei Hypovolämie im Rahmen einer großen Operation zu Hypotonien neigen.

Orale **Antidiabetika** sollten 1 Tag präoperativ abgesetzt werden, da sonst die Gefahr einer Hypoglykämie besteht.

Die Empfehlung zu **Metfomin** wurde dahingehend geändert, dass es nur noch vor großen Operationen mit zu erwarteten Volumenverschiebungen abgesetzt werden soll, da nur unter diesen Bedingungen das Risiko einer Laktatazidose besteht. Vor kleineren Operationen darf und soll es weiter eingenommen werden.

MAO-Hemmer sollten wenn möglich 2 Wochen vor einer Narkose abgesetzt, bzw. besser auf kurz wirksame MAO-Hemmer umgesetzt werden. Der Eingriff in eine bestehende Therapie mit Psychopharmaka sollte immer in Rücksprache mit den Psychiatern erfolgen.

TIPP Es gibt verschiedene Auffassungen zu einigen Medikamenten. Eine Begründung Ihres Vorgehens zeigt, dass Sie sich mit der Materie befasst haben. Die Aussagen des Prüfers sollten Sie jedoch nicht infrage stellen.

FRAGE
Was zählt zu den üblichen **präoperativen Routineuntersuchungen**?

Antwort Bei jedem Patienten sollte eine gründliche Anamnese und körperliche Untersuchung durchgeführt werden. Darüber hinausgehende technische Untersuchungen sind nur bei entsprechenden Vorerkrankungen des Patienten und zwar auch nur dann indiziert, wenn sich daraus vermutlich Konsequenzen für die vorbestehende Operation ergeben. So lautet die aktuelle Empfehlung der Deutschen Gesellschaft für Anästhesiologie und Intensivmedizin, der Deutschen Gesellschaft für Chirurgie und der Deutschen Gesellschaft für Innere Medizin für die präoperative Evaluation erwachsener Patienten vor elektiven nichtkardiochirurgischen Eingriffen. Routineuntersuchungen ohne spezifische Indikation sollten nicht durchgeführt werden.

1.1.2 Prämedikation

FRAGE
Welchen Zweck hat eine **Prämedikation**?

Antwort Die Prämedikation dient vor allem der **Anxiolyse**. Meist kann dadurch die erforderliche Dosis der Anästhetika deutlich reduziert werden. Weitere Aufgaben sind ggf. die **Analgesie**, eine **antiallergische Wirkung**, die **Aspirationsprophylaxe**. Selten strebt man eine Vagolyse zur Prophylaxe kardiovaskulärer vagaler Reflexe oder eine Sekretionshemmung an.

FRAGE
Welche **Medikamente** werden üblicher Weise zur Prämedikation eingesetzt?

Antwort Meist werden am Vorabend und am Tag der Operation **Benzodiazepine** verabreicht. Am häufigsten verwendet man Midazolam (Dormicum®), das es für Kinder auch als Saft gibt, seltener Flunitrazepam (Rohypnol®) oder Dikaliumclorazepat (Tranxillium®).

FRAGE
Welche Indikation gibt es für eine **Prämedikation mit Atropin**?

Antwort Eine routinemäßige Atropingabe wird heute nicht mehr durchgeführt. Üblich ist eine Prämedikation mit Atropin bei Bronchoskopien, in der HNO und bei sehr kleinen Kindern. Die Atropingabe erfolgt aber in den meisten Fällen als i. v. Injektion zur Narkoseeinleitung.

FRAGE
Können Sie die **Wirkungsweise der Benzodiazepine** erläutern?

Antwort Benzodiazepine wirken **anxiolytisch**, **sedierend**, **antikonvulsiv** und **zentral muskelrelaxierend**. Benzodiazepine verstärken die Wirkung der inhibitorisch wirkenden γ-Aminobuttersäure (GABA) an spezifischen GABA-Rezeptoren. Somit wird die neuronale Aktivität in vielen Arealen des Gehirns, vor allem im Hippokampus und im limbischen System, gehemmt.

1.2 Pharmakologie

1.2.1 Injektionsanästhetika

FRAGE

Warum wirken **intravenös applizierte Anästhetika** schnell, hält deren Wirkung jedoch nicht lange an?

Antwort Die Pharmakokinetik eines intravenös applizierten Anästhetikums wird im **Drei-Kompartiment-Modell** beschrieben. Das **erste** und zentrale Kompartiment umfasst das Blut und gut durchblutete Organe (Herz, Lunge). Nach der Injektion des Medikaments kommt es zur raschen Verteilung im ersten Kompartiment. Mit der Penetration des Gehirns setzt seine Wirkung ein. Die intravenösen Anästhetika sind lipophile Wirkstoffe, die schnell in das ZNS eindringen und ihre Wirkung entfalten können. Aufgrund eines hohen Konzentrationsgradienten kommt es dann zur raschen Umverteilung in das **zweite** und flache periphere Kompartiment, das gut bis mäßig durchblutete Organe (Muskeln) umfasst und in das **dritte** und tiefe periphere Kompartiment, das schlecht durchblutete Gewebe (Fett) umfasst.

Durch die **rasche Umverteilung** wird die Wirkung des Anästhetikums beendet.

FRAGE

Was ist die **Gefahr** bei der Umverteilung der Medikamente in **periphere Kompartimente**?

Antwort Die Umverteilung der Medikamente in periphere Kompartimente begrenzt ihre Wirkung, ohne dass diese Medikamente eliminiert werden. Kommt es am Ende der Narkose zu einer **Konzentrationsumkehr**, d. h. herrscht im Blut eine geringere Konzentration als im Fettgewebe, flutet das Medikament zurück in den Kreislauf. Das passiert vor allem bei hohen Dosen in Form von repititiven Bolusgaben, z. B. von Thiopental.

PLUS Bei der wiederholten Gabe oder kontinuierlichen Infusion wird die Wirkdauer zunehmend durch die Elimination und Metabolisierung bestimmt. Die sog. **kontextsensitive Halbwertszeit** berücksichtigt auch die Dauer der Zufuhr von Medikamenten. Sie ist definiert als die Zeitspanne, während der die Plasmakonzentration des Pharmakons nach Unterbrechung der Injektion um 50 % gefallen ist.

FRAGE
Mit welchem Stichwort kann man dieses Phänomen benennen?

Antwort Es kommt zur **Remorphinisierung**, die bei Opiaten und Barbituraten besonders ausgeprägt ist.

FRAGE
Wie wird die **Wirkung von Injektionsanästhetika** erklärt?

Antwort Es gibt zwei Theorien der Wirkmechanismen. Die biophysikalische Theorie, d. h. eine Wirkung über die direkte Beeinflussung der Zellmembran und die Transmittertheorie, d. h. eine Wirkung durch eine Veränderung der GABA-mimetischen Übertragung.

FRAGE
Welche **intravenösen Narkotika** kennen Sie?

Antwort Zu den intravenösen Narkotika zählen Propofol, Etomidat, Barbiturate, Ketamin und Benzodiazepine.

FRAGE
Welche **Indikation** gibt es für **Barbiturate**?

PLUS Die **Einleitungsdosis** für Thiopental ist 2–5 mg/kg. Die Patienten beschreiben wegen des Schwefelatoms im Molekül einen knoblauchartigen Geschmack.

Antwort Barbiturate haben einen schnellen Wirkungseintritt und sind damit z. B. für **Ileuseinleitungen** geeignet. Sie erhöhen die Krampfschwelle und wirken damit antikonvulsiv, sie senken den zerebralen O_2-Bedarf und den intrakraniellen Druck. Somit sind sie bei Krampfzuständen und Narkoseeinleitung bei **Epileptikern** gut geeignet. Thiopental wird auch häufig zur Einleitung bei Kaiserschnitt verwendet, da Propofol für Schwangere nicht zugelassen ist.

FRAGE
Was sind **Kontraindikationen für Barbiturate**? Worauf ist bei der Injektion zu achten?

PLUS Der Metabolismus von Thiopental ist bei Leberinsuffizienz beeinträchtigt.

Antwort Kontraindikationen sind die Porphyrie, Herzinsuffizienz und Atemwegsobstruktionen (Asthma bronchiale).

Barbiturate dürfen aufgrund der hohen Gewebetoxizität nur über sicher intravenöse Zugänge appliziert werden.

FRAGE
Wissen Sie warum **Etomidat** aktuell nur eingeschränkt verwendet wird?

Antwort Mit 3–5 Minuten hat Etomidat eine **sehr kurze Wirkdauer** und muss daher auch bei einer normalen Narkoseeinleitung teilweise mehrfach nachdosiert werden. Es schafft also insgesamt keine besonders günstigen Bedingungen zur Narkoseeinleitung und ist daher kein sonderlich beliebtes Medikament.

Darüber hinaus hemmt Etomidat die Steroidsynthese in der Nebennierenrinde und damit die Reaktionsfähigkeit der **Nebennierenrinde** auf Stressoren stark. Dieser Effekt kommt jedoch nur bei hohen Dosen, wie sie bei einer Langzeitsedierung gebraucht werden, zum Tragen. Es ist daher für diese Indikation nicht geeignet und auch nicht zugelassen.

PLUS **Einleitungsdosis** von Etomidat 0,15–0,3 mg/kg

FRAGE
In welchen Konzentrationen steht Ihnen **Propofol** zur Verfügung.

Antwort Propofol liegt in einer Öl-Wasser-Emulsion als 1-prozentige (10 mg/ml), und 2-prozentige (20 mg/ml) Lösung vor. Für die Narkose bei Säuglingen gibt es Propofol in einer 0,5-prozentigen (5 mg/ml) Lösung.

PLUS Die **Einleitungsdosis** für Propofol beträgt 1,5–2,5 mg/kg. Bei stark eingeschränkten Patienten ist eine Dosisreduktion auf 1–1,5 mg/kg notwendig.

FRAGE
Nennen Sie **kardiale Nebenwirkungen** von Propofol.

Antwort Propofol führt zu einer **Blutdrucksenkung**, die durch seine negativ inotrope Wirkung und Vasodilatation bedingt ist, sowie zu einer **Bradykardie**.

PLUS Propofol ist bei einer bekannten Soja-Allergie kontraindiziert.

FRAGE
Welches Medikament ruft eine **dissoziative Bewusstlosigkeit** hervor?

Antwort Durch **Ketamin** wird eine dissoziative Bewusstlosigkeit bewirkt, d.h. eine Abkopplung des Patienten von der Umgebung, ohne dass ein Schlafzustand eintritt.

FRAGE
Welche **Nebenwirkungen** hat Ketamin?

Antwort Ketamin hat **psychomimetische** Nebenwirkungen und kann damit Halluzinationen und Horrortrips verursachen. Deshalb wird es immer kombiniert mit Benzodiazepinen verabreicht und ist bei psychiatrischen Patienten kontraindiziert.

Weitere Nebenwirkungen sind die Steigerung des Hirndrucks, die Steigerung des intraokulären Drucks und eine vermehrte Speichelsekretion.

Durch eine Aktivierung des zentralen Sympathikotonus kommt es zur **Blutdrucksteigerung** und **Tachykardie**.

PLUS Man unterscheidet das Racemat Ketamin von seinem Enantiomer S-Ketamin, das eine annähernd doppelt so starke analgetische und anästhetische Wirkung hat.

FRAGE
Welche **Indikationen** kennen Sie für Ketamin?

Antwort Ketamin hat seine Indikation als hoch potentes Analgetikum vorwiegend in der Notfall- und Katastrophenmedizin. Auch für sehr **kurz dauernde** und **schmerzhafte Eingriffe** wie Repositionen von Gelenken oder für schmerzhafte Verbandswechsel ist Ketamin gut geeignet.

FRAGE
Welche **Indikation** gibt es für **Benzodiazepine**?

PLUS Eine **Antagonisierung** der Benzodiazepine ist mit **Flumazenil** (Anexate®) möglich. Dosierung: 0,1–0,2 mg i. v., max. 3,0 mg i. v.

Antwort Benzodiazepine sind keine Anästhetika im eigentlichen Sinne. Verwendet werden sie zur **Prämedikation**, **Sedierung**, z. B. als Schlafmittel bei Regionalanästhesien, in Kombination mit Ketamin, zur **Einleitung** bei Risikopatienten und als **Antikonvulsiva**.

1.2.2 Inhalationsanästhetika

FRAGE
Was für eine Aussage trifft der **Blut-Gas-Verteilungskoeffizient** über ein Narkosegas?

Antwort Der Blut-Gas-Verteilungskoeffizient ist ein Maß für die **Wasserlöslichkeit eines Gases**. Bei einem hohen Blut-Gas-Verteilungskoeffizienten wird viel Gas im Blut gespeichert und der zerebrale Partialdruck gleicht sich nur langsam dem alveolären Partialdruck an.

MERKE Je größer die Löslichkeit eines Gases, desto langsamer die Ein- und Ausleitung und umgekehrt.

FRAGE
Was ist der **MAC-Wert** eines Narkosegases?

Antwort Der MAC-Wert ist die **minimale alveoläre Konzentration** eines Narkosegases, die für die Unterdrückung einer Reaktion auf eine chirurgische Intervention nötig ist. Er ist definiert als die Konzentration bei der 50 % aller Patienten auf eine Hautinzision nicht mehr mit einer Abwehrreaktion reagieren. Der MAC-Wert ist von verschiedenen Faktoren abhängig und bei jedem volatilen Anästhetikum unterschiedlich.

FRAGE
Welche **Faktoren** beeinflussen den MAC-Wert?

Antwort Der MAC-Wert ist **reduziert** im hohen Alter und bei Neugeborenen, durch Hypothermie und Hypotonie sowie durch eine Gabe von zentral wirksamen Medikamenten wie Opiaten.

Ein **erhöhter** MAC-Wert liegt bei Kleinkindern, Hyperthermie, Hypernatriämie und chronischem Alkoholismus vor.

PLUS MAC-Werte: Isofluran: 1,15 Vol-%, Sevofluran 2 Vol-%, Desfluran 6 Vol-%.

FRAGE
Für welches Narkosegas wurden die **Narkosestadien nach Guedel** beschrieben und wie lauten diese?

Antwort Die Narkosestadien nach Guedel wurden für die **Äthernarkose** beschrieben.

- **1. Stadium**: Amnesie und Analgesie. Der Patient verliert das Bewusstsein, Atmung und Kreislauffunktion sind unbeeinflusst. Die Pupillen sind eng.
- **2. Stadium**: Exzitation mit unkontrollierter zentraler Reflexsteigerung, unregelmäßiger Atmung und erweiterten Pupillen
- **3. Stadium**: Toleranzstadium mit im Verlauf abnehmendem Muskeltonus und Atemtätigkeit und weiter werdenden Pupillen
- **4. Stadium**: Asphyxie. Der Patient atmet nicht, die Kreislaufregulation ist ausgeschaltet und die Pupillen sind weit und reaktionslos.

PLUS Das Exzitationsstadium ist für den Patienten das gefährlichste.

FRAGE
Welche **volatilen Anästhetika** kennen Sie?

Antwort Derzeit werden in Deutschland **Isofluran**, **Sevofluran** und **Desfluran** eingesetzt. Enfluran und Halothan werden nicht mehr verwendet.

FRAGE
Welches volatile Anästhetikum eignet sich für eine **inhalative Narkoseeinleitung**?

Antwort Da **Sevofluran** nicht schleimhautreizend ist eignet es sich als Einleitungsnarkotikum.

FRAGE
Was versteht man unter dem **Compound A**?

Antwort Sevofluran reagiert mit dem Atemkalk unter Bildung verschiedener Abbauprodukte. Eines der Abbauprodukte ist das Compound A, das **nephrotoxisches Potenzial** hat. Die Compound-A-Bildung ist von verschiedenen Faktoren abhängig. Eine erhöhte Temperatur, eine vermehrte CO_2-Bildung und ein niedriger Frischgasflow ist mit einer vermehrten Compound-A-Bildung verbunden. Inzwischen ist Sevofluran in Deutschland trotzdem wieder für die Low- und Minimal-Flow-Anästhesie ohne zeitliche Begrenzung zugelassen.

FRAGE
Bei welchen **Erkrankungen** ist **Sevofluran** als volatiles Anästhetikum besonders geeignet?

Antwort Sevofluran hat eine direkte bronchodilatatorische Wirkung und eignet sich besonders für die Narkose bei **Asthmatikern**. Ausgeprägte kardiale Nebenwirkungen treten bei der Narkose mit Sevofluran nicht auf, was besonders bei **alten** und **herzkranken Patienten** von Vorteil ist. Trotzdem muss auch Sevofluran bei kardialen Risikopatienten vorsichtig dosiert werden.

FRAGE
Beschreiben Sie das **Wirkungsprofil von Isofluran**!

Antwort Isofluran ist durch eine mäßige Blut- und Gewebelöslichkeit gekennzeichnet. Wegen der atemdepressiven Wirkung und dem stechenden Geruch ist es für die **Maskeneinleitung nicht geeignet**. Durch Vasodilatation führt es zu einer Hypotonie und Tachykardie. In hohen Konzentrationen ist bei Patienten mit einer koronaren Herzerkrankung ein **Coronary-Steal-Syndrom** beschrieben. Allerdings hat sich gezeigt, dass durch die Anwendung von Isofluran und in geringerem Maße auch von anderen volatilen Anästhetika eine **Präkonditionierung des Myokards** eintritt, die zu einer gewissen Resistenz gegen eine länger dauernde Ischämie führt. Das ist ein Argument für die Verwendung von Isofluran in der Kardio- und Gefäßchirurgie. Isofluran erhöht den Hirndruck und ist potenziell hepatotoxisch. Bei einer Neigung zur malignen Hyperthermie ist es kontraindiziert.

FRAGE
Charakterisieren Sie kurz das **Desfluran**!

PLUS Desfluran benötigt aufgrund seines niedrigen Siedepunktes und des hohen Dampfdrucks eine spezielle Verdampfertechnik.

Antwort Desfluran hat einen **niedrigen Blut-Gas-Verteilungskoeffizienten** und eignet sich deshalb zur schnellen Narkoseein- und -ausleitung. Durch die **gute Steuerbarkeit** ist es für die Low- und Minimal-Flow-Anästhesie besonders gut geeignet. Desfluran ist stabil und wird kaum metabolisiert.

Sein stechender Geruch verbietet eine Verwendung zur Inhalationseinleitung.

FRAGE
Beschreiben Sie kurz das **Wirkprofil** und die **Kontraindikationen** von **Lachgas**!

PLUS Die schnellere Anflutung des Narkosegases durch Lachgas wird als Second-Gas-Effekt bezeichnet.

Antwort Lachgas ist ein schnell anflutendes, farb- und geruchloses Gas, das gute analgetische, schlechte hypnotische und keine muskelrelaxierende Wirkungen hat. Lachgas wird zur **Supplementierung** anderer Anästhetika eingesetzt, um deren Dosis und damit auch deren Nebenwirkungen zu verringern.

Lachgas diffundiert in luftgefüllte Hohlräume und ist damit bei Pneumothorax, Pneumoperitoneum, Ileus und Pneumoenzephalus kontraindiziert.

Aufgrund seines umfangreichen Nebenwirkungsprofils wird Lachgas kaum noch verwendet.

1.2.3 Opioide

FRAGE
An welchen **Rezeptoren** wirken **Opiate**?

Antwort Opioide interagieren mit spezifischen zentralen und peripheren Opioidrezeptoren. Man unterscheidet μ-, κ- und σ-Rezeptoren:

- Die Stimulation der **μ-Rezeptoren** erhöht die K^+-Durchlässigkeit der Zellmembran und bewirkt:
  - Analgesie
  - Atemdepression
  - Bradykardie
  - Miosis
  - Euphorie
  - Übelkeit
  - Sucht
- Die **κ-Rezeptoren** hemmen die Kalzium-Kanäle der Zellmembran und eine Stimulation der Rezeptoren bewirkt:
  - Analgesie
  - Sedierung und allenfalls geringe Atemdepression
- Der **σ-Rezeptor** hat eine geringe klinische Bedeutung. Man vermutet eine Modulation der μ-Rezeptor-Wirkung.

FRAGE
Wie können die Opioide nach ihrer **Wirkung an den Rezeptoren** eingeteilt werden? Nennen Sie jeweils ein Beispiel.

Antwort Man unterscheidet:

- reine Agonisten (Morphin)
- Agonisten-Antagonisten (Kombination von Tilidin und Naloxon)
- Partialagonisten (Buprenorphin)
- reine Antagonisten (Naloxon)

FRAGE
Warum wirkt **Fentanyl** atemdepressiv?

Antwort Fentanyl bewirkt eine dosisabhängige zentrale Atemdepression durch **Verminderung des Atemantriebs**. Ein CO_2-Anstieg bewirkt dadurch keine Steigerung der Atemfrequenz und des Atemzugvolumens.

PLUS Bei einer Opiatüberdosierung ist zunächst die typische Kommandoatmung zu beobachten.

FRAGE
Was versteht man unter dem **„silent death"** nach Opiatgabe?

Antwort Fentanyl ist eine lipophile Substanz und verteilt sich auch im Fettgewebe. Außerdem findet ein sehr ausgeprägter first pass uptake in der Lungenstrombahn statt, aus dem die Substanz erst allmählich wieder abgegeben wird. Durch diese Abgabe in das Blut kann es zum **Remorphinisierungsphänomen** kommen, bei dem ein zunächst wacher und atemsuffizienter Patient wieder aufhört zu atmen. Ein Stunden nach der Operation auftretender Opiatüberhang bei einem nicht am Monitor überwachten Patienten, z. B. auf Normalstation, kann unbemerkt zum Tod des Patienten führen. Daher spricht man von „silent death".

FRAGE
Welche **unerwünschten muskulären Wirkungen** haben Opioide?

PLUS Aufgrund der geringen kardiovaskulären Nebenwirkungen werden Opiode häufig bei Risikopatienten eingesetzt.

Antwort Eine schnelle Injektion von Opioiden kann besonders bei älteren Menschen eine **Muskelrigidität** hervorrufen. Besonders zu beaobachten ist dieser Effekt bei der Gabe von Remifentanil, Sufentanil und Alfentanil. Die Muskelrigidität beruht auf extrapyramidal motorischen Mechanismen. Durchbrochen werden kann die Muskelrigidität durch die Gabe von Muskelrelaxanzien.

FRAGE
Welche **gastrointestinalen Effekte** haben Opioide?

Antwort Eine häufige unerwünschte Wirkung nach Opiaten ist Übelkeit und Erbrechen. Außerdem erhöhen Opioide den Spinktertonus (Spinkter Oddi) und mindern die gastrointestinale Motilität.

FRAGE
Vergleichen Sie **Fentanyl** und **Sufentanil**!

PLUS Dosierung **Sufentanil** zur Unterdrückung des Intubationsreizes: 0,3–1 μg/kg. Sufentanil ist das stärkste Opioid mit einer 500- bis 1000-fach stärkeren Wirkung als Morphin. Dosierung **Fentanyl** zur Unterdrückung des Intubationsreizes: 1–5 μg/kg.

Antwort Sufentanil hat die höhere analgetische Potenz und die höhere sedierende Eigenwirkung. Allerdings kumuliert Sufentanil deutlich weniger als Fentanyl und ist daher besser steuerbar. Beide sind für die intraoperative Analgesie oder zur Analgosedierung auf Intensivstation geeignet. Sufentanil ist zusätzlich für die epidurale Gabe zugelassen.

FRAGE
Wann verwenden Sie **Remifentanil** und wie verabreichen Sie es?

Antwort Remifentanil ist ein **ultrakurz wirksames** Opioid. Es wird zu 98 % extrahepatisch durch Esterasen abgebaut. Aufgrund der hohen Muskelrigidität wird es in der Regel nicht als Bolus gegeben, sondern die Applikation erfolgt kontinuierlich über einen **Perfusor**. Circa 10 Minuten nach Beendigung der Zufuhr ist keine Opiatwirkung mehr vorhanden, unabhängig davon wie lange die Infusion verabreicht wurde.

FRAGE
Was müssen Sie für die **postoperative Analgesie** bei Remifentanil beachten?

Antwort Beschrieben ist der **On-Off-Effekt** für Remifentanil, d. h. starke Schmerzen nach dem Stoppen der Remifentanilinfusion. Inzwischen wird sogar eine opiatinduzierte Hyperalgesie diskutiert. Für die postoperative Schmerztherapie sollte daher in jedem Fall schon intraoperativ vor Narkoseausleitung ein anderes Opiat (z. B. Piritramid) verabreicht werden. Für Eingriffe, die von starken postoperativen Schmerzen begleitet sind, sollte man kein Remifentanil verwenden.

FRAGE
Welches **Antidot für Opioide** kennen Sie? Was müssen Sie bei der Gabe beachten?

Antwort **Naloxon** ist ein reiner Antagonist an den Opioidrezeptoren und kann zur Aufhebung eines Opioidüberhangs eingesetzt werden. Naloxon hat eine deutlich kürzere Halbwertszeit als z. B. Fentanyl. Deshalb besteht die Gefahr eines **Reboundphänomens**. Die Patienten müssen daher nach Antagonisierung ausreichend lange überwacht werden.

FRAGE
Welche **Kontraindikationen** gibt es für die **Naloxongabe** und was machen Sie stattdessen mit den Patienten?

Antwort Es gibt keine harten Kontraindikationen für eine Naloxongabe. In jedem Fall muss man bei der Antagonisierung langsam titrierend vorgehen, um ein schlagartiges Auftreten von Schmerzen mit entsprechender Tachykardie und Hypertonie zu vermeiden.

Ein Patient mit Opioidüberhang, der nicht antagonisiert werden soll, muss stattdessen nachbeatmet werden, bis das Opioid abgebaut ist.

PLUS Naloxon 1 : 10 verdünnt langsam titrieren.

FRAGE
Was ist der **Ceiling-Effekt**?

Antwort Durch eine Dosissteigerung über die des therapeutischen Bereichs kommt es zu keiner Steigerung der Analgesie oder Atemdepression, jedoch zu einer Steigerung der Nebenwirkungen wie Übelkeit und Erbrechen. Einen solchen Ceiling-Effekt gibt es nur bei Partialantagonisten wie z. B. Buprenorphin.

1.2.4 Muskelrelaxanzien

FRAGE
Was können Sie zum **Wirkmechanismus** der Muskelrelaxanzien sagen?

Antwort Hauptwirkungsort der Muskelrelaxanzien ist die neuromuskuläre Endplatte, an der durch Hemmung der neuromuskulären Erregung eine Relaxierung der quergestreiften Muskulatur erfolgt. Man unterscheidet depolarisierende und nichtdepolarisierende Muskelrelaxanzien. **Nichtdepolarisierende** Muskelrelaxanzien bewirken eine kompetitive Rezeptorblockade ohne die Auslösung einer Erregung. **Depolarisierende** Muskelrelaxanzien lösen durch die Bindung an den Acetylcholinrezeptor eine Depolarisation der Nervenzelle und eine kurze Muskelkontraktion aus. Die Relaxierung entsteht dadurch, dass das Relaxans nicht durch die Acetylcholinesterase abgebaut werden kann und einige Minuten am Rezeptor verbleibt. Bei einem neuen Nervenimpuls freigesetztes Acetylcholin kann daher keine erneute Muskelkontraktion auslösen.

FRAGE
Wie wird die Wirkung von**Succinylcholin** dann beendet?

Antwort Die Wirkung endet, wenn sich Succinylcholin nach einigen Minuten aus der Rezeptorbindung löst und in die Extrazellulärflüssigkeit diffundiert. Dort erfolgt der Abbau von Succinylcholin durch die Plasmacholinesterase oder Pseudocholinesterase. Bei deren Mangel ist der Abbau verzögert und es kommt zu einer Wirkungsverlängerung von Succinylcholin.

FRAGE
Was ist ein **Dualblock**?

Antwort Beim Abbau von Succinylcholin entsteht Succinylmonocholin, das die Eigenschaften eines nichtdepolarisierenden Muskelrelaxans hat. Ein Dualblock entsteht, wenn bei hohen Dosen von Succinylcholin, z. B. durch mehrfache Nachinjektion oder kontinuierliche Gabe, große Mengen von Succinylmonocholin anfallen, die erst allmählich vollständig abgebaut werden. Der Dualblock kann teilweise mit Cholinesterasehemmern antagonisiert werden.

FRAGE
Nach welcher Zeit tritt die **Wirkung von Succinylcholin** ein und welche **Indikationen** ergeben sich daraus?

PLUS Initiale Dosis von Succinylcholin: 1–1,5 mg/kg.

Antwort Nach 60–90 Sekunden tritt die Wirkung von Succinylcholin ein. Die Wirkdauer liegt bei 7–12 Minuten. Succinylcholin ist dann indiziert, wenn eine schnelle Sicherung der Atemwege erforderlich ist. Dazu gehören die **Ileuseinleitung** oder **akute Atemwegsprobleme**. Aufgrund seines Nebenwirkungsprofils sollte sich die Anwendung nur auf diese Situationen beschränken.

FRAGE
Wann kann es zu einer **verlängerten Wirkdauer** von Succinylcholin kommen?

Antwort Durch einen **Pseudocholinesterasemangel** oder eine **atypische Cholinesterase** kann es zu einer prolongierten Wirkung von Succinylcholin kommen. Der Mangel kann angeboren sein, oder physiologisch auftreten, z. B. bei Neugeborenen, am Ende der Schwangerschaft und bei Leber- und Nierenerkrankungen.

FRAGE
Was sind **Kontraindikationen** für Succinylcholin?

Antwort Succinylcholin ist ein Trigger der **malignen Hyperthermie**. Weitere Kontraindikationen stellen die **Hyperkaliämie**, **Verbrennungen**, **Bettlägrigkeit**, **Myasthenia gravis** und perforierende **Augenverletzungen** dar.

FRAGE
Was verstehen Sie unter **Präkurarisierung**?

Antwort Succinylcholin löst typische Muskelfaszikulationen aus, beginnend in den kleinen Muskeln von Hand und Fuß, tritt dann an den Extremitäten und zuletzt am Stamm auf. Durch die vorherige Gabe einer kleinen Menge eines nichtdepolarisierenden Muskelrelaxans kann man diese Muskelfaszikulationen abschwächen. Inzwischen ist das Präkurarisieren nicht mehr sehr verbreitet, da es bereits durch diese geringen Dosen von Relaxanzien zu einer klinisch relevanten Relaxierung mit entsprechenden Problemen kommen kann.

FRAGE
Welche **nichtdepolarisierenden Muskelrelaxanzien** kennen Sie? Ordnen Sie diese nach ihrer **Wirkdauer**!

Antwort
- Mivacurium ist ein kurz wirksames nichtdepolarisierendes Muskelrelaxans.
- Mittellang wirksame Substanzen sind Atracurium, cis-Atracurium, Rocuronium sowie Vecuronium.
- Pancuronium ist lang wirksam.

FRAGE
Was ist die **Hofmann-Elimination**?

Antwort **Cis-Atracurium** zerfällt zu 70–80 % organunabhängig in **unwirksame Abbauprodukte**, die sog. Hofmann-Elimination. Nur ein geringer Teil des cis-Atracuriums wird durch unspezifische Esterasen im Plasma abgebaut.

FRAGE
Wie werden die anderen nichtdepolarisierenden Muskelrelaxanzien abgebaut? Welches Problem ergibt sich daraus?

Antwort Die meisten Muskelrelaxanzien werden **renal** und/oder **hepatisch/biliär** ausgeschieden. Das Problem ist dabei eine verlängerte Wirkdauer bei Niereninsuffizienz oder Lebererkrankungen.

FRAGE
Welche anderen **Ursachen** kann eine **verlängerte Wirkdauer** von Muskelrelaxanzien haben?

Antwort Eine verlängerte Wirkdauer kann neben Nieren- und Leberinsuffizienz durch eine Störung des Elektrolythaushalts, ein hohes Patientenalter, eine Hypothermie, Arzneimittelinteraktionen sowie eine Überdosierung hervorgerufen werden.

FRAGE
Wie wird **Mivacurium** abgebaut?

Antwort Mivacurium als kurz wirksames nichtdepolarisierendes Muskelrelaxans wird durch die **Pseudocholinesterase** abgebaut. Durch verminderte Pseudocholinesteraseaktivität ist die Wirkdauer bei Nieren- und Leberinsuffizienz verlängert.

FRAGE
Vergleichen Sie **Atracurium** und **cis-Atracurium**!

PLUS Intubationsdosis von cis-Atracurium: 0,1 mg/kg.

Antwort Cis-Atracurium ist das cis-cis-Isomer des Razemats Atracurium und ist 3- bis 4-mal stärker wirksam als Atracurium. Im Vergleich zum Atracurium kommt es durch die Gabe von cis-Atracurium nicht zu einer Histaminausschüttung.

FRAGE
Sie haben einen nicht nüchternen Patienten mit einer **perforierenden Augenverletzung**. Welches Muskelrelaxans verwenden Sie?

Antwort Bei perforierenden Augenverletzungen ist Succinylcholin wegen einer Erhöhung des Augeninnendrucks kontraindiziert. Für eine Ileuseinleitung wird bei diesem Patienten **Rocuronium** (1–1,5 mg/kg KG) verwendet, wobei durch die hohe Dosis eine verlängerte Wirkdauer zu beachten ist.

PLUS Initiale Intubationsdosierung von Rocuronium bei einer elektiven Narkoseeinleitung: 0,6 mg/kg; bei Ileuseinleitung: 1,5 mg/kg.

FALLBEISPIEL

Sie haben einen Patienten mit einer Schulterluxation für eine Kurznarkose. Anamnestisch ist der Patient nüchtern, hat in der Familie jedoch eine unbekannte Muskeldystrophie.

FRAGE

Welches Muskelrelaxans verwenden Sie?

Antwort Für die Kurznarkose würde ich **Mivacurium** als kurz wirksames Muskelrelaxans nehmen. Succinylcholin ist in diesem Fall wegen der Gefahr einer malignen Hyperthermie kontraindiziert.

FRAGE

Definieren Sie den Begriff **Anschlagszeit** eines Muskelrelaxans!

Antwort Die Anschlagszeit ist die Zeit von der Injektion bis zur maximalen Wirkung eines Muskelrelaxans.

FRAGE

Wie können Sie überprüfen ob ein Patient noch relaxiert ist?

Antwort Durch die Anwendung der **Relaxometrie** kann man abschätzen, ob und wie stark ein Patient noch relaxiert ist.

FRAGE

Welches **Stimulationsmuster** bei der Relaxometrie kennen Sie und wie wird es durchgeführt?

Antwort Der **TOF** (train-of-four) ist ein Reizmuster bestehend aus 4 Reizen mit einer Frequenz von 2 Hz. Dabei wird der TOF-Quotient, d. h. das Verhältnis der vierten zur ersten Reizantwort, bewertet. Er sinkt mit zunehmender Relaxierung.

Ein häufig verwendeter Muskel ist der M. adductor pollicis wobei der N. ulnaris stimuliert wird. Dazu werden die Elektroden am Unterarm aufgeklebt und die Bewegung des Daumens als Reizantwort beurteilt.

FRAGE

Mit welchen Medikamenten können Sie nichtdepolarisierende Muskelrelaxanzien antagonisieren?

Antwort Durch eine Hemmung der Cholinesterase und einer damit verbundenen Erhöhung der Acetylcholinkonzentration lassen sich nichtdepolarisierende Muskelrelaxanzien antagonisieren. Als Medikamente sind dazu **Pyridostigmin** und **Neostigmin** geeignet. Seit Kurzem gibt es noch ein weiteres Medikament, das **Sugammadex**, mit dem Rocuronium und Vecuronium sehr wirksam antagonisiert werden können. Es handelt sich dabei um ein Zuckermolekül, das das Relaxans im Plasma einkapselt und dadurch unwirksam macht.

FRAGE
Kann man kurz nach der Gabe des Muskelrelaxans bereits antagonisieren?

Antwort Bei der Verwendung von Acetylcholinesterasehemmern sollte eine Spontanerholung von ca. 25 % vorliegen, das entspricht etwa **3–4 TOF-Impulsen**. Mit **Sugammadex** lässt sich die Wirkung von Rocuronium und Vecuronium bei Verwendung einer entsprechend hohen Dosis sofort antagonisieren. Damit ist es also möglich, z. B. die Intubationsdosis von Rocuronium bei einer Ileuseinleitung unmittelbar nach Gabe wieder aufzuheben. Allerdings ist Sugammadex sehr teuer, sodass es in der Regel für eine postoperative Antagonisierung eines Relaxansüberhangs nicht zur Anwendung kommt. Dazu werden immer noch die klassischen Cholinesterasehemmer verwendet.

FRAGE
Welche **Nebenwirkungen** haben die **Cholinesterasehemmer** und wie kann man dem entgegenwirken?

PLUS Dosierung: Atropin 0,5 mg + Neostigmin 1(–2) mg in einer Mischspritze.

Antwort Cholinesterasehemmer wirken als indirekte Parasympathikomimetika an den nikotinischen und muskarinischen Rezeptoren. Dadurch kommt es zu **Bradykardie**, erhöhter **Speichelsekretion, erhöhter Darmmotilität** und **Bronchokonstriktion**. Die muskarinartigen parasympathischen Nebenwirkungen kann man durch **Atropin** abschwächen.

FRAGE
Welche **Kontraindikationen** kennen Sie und wie gehen Sie bei einem Patienten mit Muskelrelaxansüberhang vor, den Sie nicht antagonisieren können?

Antwort Patienten die aufgrund der Kontraindikationen wie Asthma bronchiale, Bradyarrhythmie, AV-Block und nach gastrointestinalen Eingriffen nicht antagonisiert werden können, müssen nachbeatmet werden, bis die Wirkung des Muskelrelexans beendet ist.

1.2.5 Neuroleptika

FRAGE
Welche **Eigenschaften** haben Neuroleptika?

Antwort Neuroleptika wirken antiemetisch, antipsychotisch, anxiolytisch und sedierend.

FRAGE
Welche **Indikationen** in der Anästhesie kennen Sie für Neuroleptika?

Antwort Neuroleptika wurden früher in Kombination mit einem Opioid und Lachgas für die **Neuroleptanästhesie** eingesetzt. Dieses Anästhesieverfahren ist inzwischen durch die modernen intravenösen und balancierten Anästhesieverfahren verdrängt worden und hat nur noch historischen Charakter.

Die antiemetische Wirkung der Neuroleptika nutzt man zur Behandlung des **postoperativen Erbrechens**.

FRAGE
Welches Neuroleptikum wenden Sie für die **antiemetische Therapie** an?

Antwort **DHBP** (Dehydrobenzperidol) wirkt hoch potent antiemetisch und wird zur Therapie und Prophylaxe eingesetzt.

FRAGE
Welche **Nebenwirkungen** hat DHBP?

Antwort DHPB hat eine α-antagonistische Wirkung und kann daher aufgrund einer Vasodilatation zu **Blutdruckabfällen** führen. Die Gabe von DHBP kann ein **Parkinsonoid** – basierend auf der antidopaminergen Aktivität – auslösen. Außerdem kann eine deutliche **Sedierung** auftreten. Alle diese Nebenwirkungen kommen in der Regel erst bei höheren Dosierungen vor, als man sie in der PONV-Prophylaxe verwendet.

1.3 Allgemeinanästhesie

1.3.1 Narkosesysteme

FRAGE
Welche Narkosesysteme kennen Sie?

Antwort Es gibt Systeme mit und Systeme ohne Rückatmung. Früher gebräuchlich war auch die Bezeichnung offen, halboffen, halbgeschlossen und geschlossen.

FRAGE
Wie funktionieren **offene Systeme** und wann verwendet man diese?

Antwort Offene Systeme haben eine historische Bedeutung und finden heute keine Anwendung mehr. Die Schimmelbusch-Maske stellt ein offenes System dar. Bei offenen Systemen ist keine exakte Dosierung möglich und es besteht eine erhebliche Umgebungskontamination mit Belastung des Personals.

FRAGE
Was ist der Unterschied zwischen Nichtrückatmungssystemen und Rückatmungssystemen?

Antwort In **Nichtrückatmungssystemen** (halboffene Systeme) atmet der Patient ausschließlich Frischgas. Der Frischgasflow muss dabei das 2- bis 3-Fache des Atemminutenvolumens betragen. Nachteil eines Nichtrückatmungssystems ist die hohe Umweltbelastung und ein hoher Narkosegasverbrauch. Bei Kindern wurde dieses System häufig wegen des geringen Atemwiderstandes eingesetzt.

In **Rückatmungssystemen** (halbgeschlossene Systeme) wird dem Patienten nach der Elimination von CO_2 ein Teil des ausgeatmeten Gasgemischs wieder zugeführt. Das Ausmaß der Rückatmung ist von dem gewählten Frischgasflow abhängig.

Notwendig für ein Nichtrückatmungssystem ist ein CO_2-Absorber, wobei meist Mischungen aus NaOH, $Ca(OH)_2$ und KOH verwendet werden.

Die Rückatmungssysteme sind heutzutage Standard. Sie verbrauchen weniger Narkosegas, sind kostensparend und reduzieren die Umweltbelastung.

FRAGE
Was sind dann **Minimal-Flow-Systeme**?

PLUS Bei Minimal-Flow-Narkosen muss dem inspiratorischen Sauerstoff eine besondere Beachtung geschenkt werden.

Antwort Die Minimal-Flow-Systeme gehören zu den Niedrigflusstechniken und sind Rückatmungssysteme, die mit einem geringen Frischgasfluss arbeiten. Zu den Niedrigflusstechniken zählt auch das **Low-Flow-System**.

Ein Minimal-Flow-System arbeitet mit einem Frischgasfluss von ca. 0,5 l/min, ein Low-Flow-System mit einem Frischgasflus von ca. 1 l/min.

Der Rückatemanteil beträgt bei den Niedrigflusstechniken über 50 %. Dadurch kann Narkosegas eingespart, die Umweltbelastung reduziert und die Atemgase optimal klimatisiert werden.

FRAGE
Gibt es auch **geschlossene** Systeme?

Antwort Ein geschlossenes System (Gleichgewichtssystem) liegt vor wenn die komplette Exspirationsluft rückgeatmet wird. Außer dem CO_2 verlässt kein Gas das Narkosesystem und der Frischgas-Flow entspricht der Gasaufnahme durch den Patienten.

FRAGE
Was ist neben der Narkosegaseinsparung ein weiterer **Vorteil der Rückatmungssysteme**?

Antwort Durch die geringe Frischgaszufuhr wird weniger Feuchtigkeit und Wärme an die Umwelt abgegeben und bleibt dem Patienten erhalten.

FRAGE
Wofür braucht man bei den Rückatmungssystemen einen **CO_2-Absorber** und muss man diesen nach jeder Narkose austauschen?

Antwort Da bei den Rückatmungssystemen die Exspirationsluft dem Patienten teilweise wieder zugeführt wird, muss das CO_2 herausgefiltert werden, um einen kontinuierlichen CO_2-Anstieg zu vermeiden. Es wird dazu meist ein Gemisch aus NaOH, $Ca(OH)_2$ und KOH verwendet. Dem Gemisch ist ein Indikatorfarbstoff beigemischt, der durch einen Farbumschlag von farblos in violett die Erschöpfung der CO_2-Bindungskapazität anzeigt. Erst dann muss der Absorber gewechselt werden.

FRAGE
Wohin wird das Exspirationsgemisch geleitet?

Antwort Wird ein Rückatmungssystem verwendet, wird ein Teil dem Patienten wieder zugeführt. Das restliche Gemisch wird über eine Absaugung am Narkosegerät abgeleitet und belastet damit nicht das Personal.

FRAGE
Wie werden die **volatilen Anästhetika** beigemischt?

Antwort Die volatilen Anästhetika werden mithilfe spezieller **Verdampfer** dem System zugeführt. Durch die Verdampfer werden die Anästhetika von flüssig in den gasförmigen Zustand überführt. Mittels einer Skala am Verdampfer lässt sich die Gaskonzentration einstellen. Im System werden die inspiratorische und die exspiratorische Gaskonzentration gemessen. Da die exspiratorische Konzentration näherungsweise der Konzentration im Blut entspricht, wird diese als Zielgröße angesehen.

FRAGE

Was für **Sicherheitsvorschriften** für Narkosegeräte gibt es?

Antwort Zu den Sicherheitsvorschriften zählt eine inspiratorische O_2-Messung, ein O_2-Mangelsignal und eine Lachgassperre sowie ein O_2-Flush unter Umgehung des Verdampfers.

FRAGE

Welche Teile des Narkosesystems müssen vor jeder neuen Narkose **ausgetauscht** werden?

TIPP Hier gibt es verschiedene klinikinterne Besonderheiten.

Antwort Vor jeder neuen Narkose wird der Filter, der zwischen Tubus und Beatmungsschläuchen angebracht ist, ausgetauscht. Jeder Patient erhält eine neue Beatmungsmaske.

FRAGE

Wie prüfen Sie das Narkosegerät vor einer Narkose? Was prüfen Sie noch vor einer Narkose?

Antwort Nach jedem Einschalten eines Narkosegeräts und jedem Wechsel der Beatmungsschläuche muss ein Narkosegerät auf **Funktionsfähigkeit** und **Dichtigkeit** geprüft werden. An den modernen Geräten gibt es hierfür einen Testmodus, den man anwählen kann. Die Sauerstoffmessung und der Flowsensor werden kalibriert. Der Atemkalk muss eine ausreichende Absorptionsfähigkeit aufweisen, es sollten Beatmungsmaske und Filter bereitliegen. Weiterhin muss ein Ambu-Beutel vorhanden sein. Auch die Absaugeinrichtung muss auf ihre Funktionsfähigkeit überprüft werden.

1.3.2 Beatmung

FRAGE

Welche **Beatmungsformen** kennen Sie?

Antwort Man unterscheidet die kontrollierte Beatmung und assistierte Beatmung. Die kontrollierte Beatmung kann volumen- oder druckgesteuert sein. Die assistierte Beatmung ist in der Regel mit der Spontanatmung des Patienten synchronisiert.

FRAGE

Mit welchen Beatmungsformen können Sie die **Spontanatmung unterstützen** und welchen Effekt haben sie?

Antwort Die Spontanatmung lässt sich zur Verbesserung des Gasaustauschs und zur Verringerung der Atemarbeit mit **CPAP** (continous positive airway pressure) oder **ASB** (augmented spontaneous breathing) unterstützen.

Bei CPAP stellt man einen kontinuierlichen positiven Atemwegsdruck ein, der nach der Exspiration einen Kollaps der Alveolen verhindert und dadurch die Oxygenierung verbessert. Im Gegensatz dazu wird bei der Inspirationsunterstützung (ASB) bei einer spontanen Inspiration des Patienten der Atemwegsdruck bis auf ein voreingestelltes Niveau angehoben. Dadurch wird die Atemarbeit des Patienten reduziert.

FRAGE
Was können Sie zur **kontrollierten Beatmung** sagen?

Antwort Bei einer kontrollierten Beatmung übernimmt der **Respirator** die volle Atemarbeit. Dabei gibt es die Möglichkeit der volumen- oder druckkontrollierten Beatmungsmodi. Bei der **volumenkontrollierten** Beatmung ist das Tidalvolumen die am Respirator eingestellte Zielgröße. Die aus den Lungeneigenschaften resultierenden Beatmungsdrücke können dabei variieren. Bei der **druckkontrollierten** Beatmung ist der Inspirationsdruck die am Respirator eingestellte Zielgröße. Das Tidalvolumen kann aufgrund der Lungenmechanik variieren.

FRAGE
Gibt es auch kontrollierte Beatmungsformen, bei denen der Patient mitatmen kann?

Antwort Ja, es gibt die sog. **intermittent mandatory ventilation** (IMV). Mit einer vorgewählten Frequenz wird ein maschineller Beatmungszug in die Spontanatmung gegeben. Diese wurde durch eine Synchronisation erweitert (S-IMV). Eine Inspiration des Patienten erzeugt einen negativen Druck, übersteigt dieser die eingestellte Triggerschwelle wird ein assistierter maschineller Atemzug ausgelöst. Erfolgt die spontane Inspiration des Patienten nicht in einem Erwartungsfenster, erfolgt die kontrollierte Beatmung.

PLUS Neben der druckgesteuerten Triggerung ist auch ein volumengesteuerter Trigger möglich.

FRAGE
Was ist der **PEEP** und warum setzt man ihn ein?

Antwort Der PEEP ist der positiv endexspiratorische Druck im Rahmen einer kontrollierten oder assistierten Beatmung. Durch diesen positiven Druck werden die **funktionelle Residualkapazität** und der **Atemwegsmitteldruck erhöht**. Weiterhin verhindert der positive Druck einen Kollaps der kleinen Alveolen, beugt damit der Atelektasenbildung vor und verbessert die Oxygenierung.

FRAGE
Welche **Effekte** hat der PEEP auf den **Kreislauf**?

Antwort Durch den positiven intrathorakalen Druck wird der venöse Rückstrom zum Herzen vermindert. Die Folge kann ein **vermindertes Herzzeitvolumen** und eine Stauung in der oberen und unteren Hohlvene mit einer resultierenden **Druckerhöhung** in den dem Herzen vorgeschalteten Organen sein.

FRAGE
Warum vermeidet man eine **100-Prozent-Beatmung**?

Antwort Eine Beatmung mit 100 % Sauerstoff führt zu unerwünschten **Resorptionsatelektasen**. Außerdem kommt es zur Bildung von freien Radikalen mit negativen Effekten.

FRAGE
Welche der genannten **Beatmungsformen** verwenden Sie in einer **Narkose**?

Antwort In einer tiefen Narkose wird der Patient **kontrolliert** beatmet. Die druckkontrollierte Beatmung ist dabei die am häufigsten gewählte, da sie schonender ist. Jedoch muss man auf das **variable Tidalvolumen** achten, sodass sie z. B. bei laparoskopischen Eingriffen aufgrund der großen intraabdominellen Druckveränderungen eher ungeeignet ist.

FRAGE
Welche Beatmungsform würden Sie für die **Narkoseausleitung** wählen?

Antwort Für die Narkoseausleitung bietet sich die **S-IMV-Beatmung** an. Dabei kann der Patient selbst mitatmen, wird jedoch in seinen Atemzügen unterstützt. Da bei einer zu geringen Anzahl an Atemzügen die kontrollierte Beatmung wieder einsetzt, ist für den Patienten die ausreichende Versorgung mit Sauerstoff sichergestellt.

FRAGE
Nennen Sie eine typische **Standardeinstellung** am Narkosegerät für eine **volumenkontrollierte Beatmung**.

Antwort Eingestellt werden müssen:
- das Atemzugvolumen mit 6–10 ml/kg KG
- die Atemfrequenz mit 10–12/min
- das I : E Verhältnis mit physiologisch 1 : 2
- der maximale Arbeitsdruck von 30 mbar
- der FiO_2 und der Flow

FRAGE
Während einer Narkose fällt aus Ihnen unbekannten Gründen das Narkosegerät aus. Wie reagieren Sie darauf?

Antwort Wichtig ist es den Patienten adäquat zu beatmen. Man kann zunächst auf die manuelle Beatmung am Narkosegerät umstellen. Ist damit auch keine Beatmung möglich, muss der Patient mit dem Ambu-Beutel beatmet werden. Da der Patient darüber aber keine volatilen Anästhetika mehr erhält, ist es notwendig, die Narkose durch intravenöse Anästhetika aufrechtzuerhalten. Ist der Patient stabil, kann nach dem Fehler des Narkosegeräts gesucht werden und es ggf. ausgetauscht werden.

1.3.3 Monitoring

FRAGE
Was gehört zum **Standardmonitoring** bei der Narkose eines jungen gesunden Erwachsenen?

Antwort Während einer Narkose werden immer der Blutdruck, die Herzfrequenz/der Herzrhythmus mittels Dreikanal-EKG, die Sauerstoffsättigung mit einem Pulsoxymeter und das endtidale CO_2 überwacht.

FRAGE
Welche Möglichkeiten haben Sie, den **Blutdruck** zu überwachen?

Antwort Der Blutdruck kann **nichtinvasiv** durch eine regelmäßige oszillometrische Messung mittels Blutdruckmanschette oder **invasiv** durch eine arterielle Punktion bestimmt werden.

FRAGE
Wie groß soll eine Blutdruckmanschette sein und was ist, wenn Sie eine zu kleine Manschette anlegen?

Antwort Die Manschettenbreite sollte ca. 40 % des Oberarmumfangs entsprechen. Bei zu kleinen Manschetten erhält man falsch hohe Werte.

FRAGE
Wissen Sie wie ein **Pulsoxymeter** funktioniert?

Antwort Ein Pulsoxymeter zeigt die **Sauerstoffsättigung** an. Es misst die Absorption von Licht mit 2 Wellenlängen. Gemessen wird die Differenz zwischen der Absorption während der Diastole und während der Systole. Das Messprinzip beruht darauf, dass desoxygeniertes Hämoglobin im Infrarotbereich (940 nm) weniger Licht absorbiert als oxygeniertes Hämoglobin und dann oxygeniertes Hämoglobin im Rotbereich (660 nm) weniger Licht absorbiert als desoxygeniertes Hämoglobin.

FRAGE

Wann würden Sie einem Patienten einen **Blasenkatheter** legen und welche Komplikationen gibt es?

Antwort Eine Blasenkatheteranlage erfolgt bei **lang dauernden Operationen**. Weitere Indikationen sind die Überwachung der Nierenfunktion und des HZV sowie die **Bilanzierung** z. B. bei Patienten mit Herzinsuffizienz.

Kontraindikationen für eine transurethrale Katheterisierung sind bestehende Infektionen (Prostatitis, Urethritis) und relativ kontraindiziert ist die Katheteranlage bei bestehenden Engen (Striktur, Prostatavergrößerung). Die Gefahren sind Strikturenbildung, Harnröhreneinrisse und Infektionen.

FRAGE

Kennen Sie ein Verfahren, um die **Narkosetiefe** einzuschätzen?

Antwort Mittels EEG lässt sich die Narkosetiefe überwachen. Das EEG erfasst die Summe elektrischer Aktivitäten kortikaler Schichten. Die abgeleiteten EEG-Werte werden in einen Bispektralindex (BIS) von 100 (wach) bis 0 (keine Aktivität) umgerechnet. Für die Narkose gilt ein Wert zwischen 40 und 60 als erstrebenswert.

FRAGE

Welche Werte gehören zu dem **Gasmonitoring** eines beatmeten Patienten?

Antwort Die Messung der **inspiratorischen O_2-Konzentration** ist gerade bei Niedrigflussnarkosen unverzichtbar. Heutzutage gehört auch die Kapnometrie, d. h. die Messung des **endexspiratorischen CO_2** zum Standardmonitoring. Für Inhalationsnarkosen ist die Messung der Anästhetikakonzentration ebenfalls unverzichtbar.

1.3.4 Narkoseverfahren

FRAGE

Was soll eine **Allgemeinanästhesie** bewirken?

Antwort Eine Allgemeinanästhesie soll einen **Schlaf** herbeiführen, eine **Schmerzfreiheit** erzeugen und wenn notwendig eine **Relaxation** der Muskulatur bewirken.

FRAGE

Welche 3 **Substanzklassen** braucht man dafür? Nennen Sie jeweils 2 Beispiele.

Antwort Notwendig ist ein Sedativum wie z. B. Propofol oder Thiopental, ein starkes Schmerzmittel, wie die Opiate Fentanyl oder Sufentanil und ein Muskelrelaxans z. B. Rocuronium oder Cisatracurium.

FRAGE
Welche **Formen der Allgemeinanästhesie** unterscheidet man?

Antwort Es gibt die **Inhalationsnarkose** bei der die Narkose durch volatile Anästhetika induziert und aufrechterhalten wird, die totale intravenöse Anästhesie (**TIVA**) bei der die Narkose durch intravenöse Anästhetika geführt wird und die **balancierte Anästhesie** bei der volatile und intravenöse Anästhetika verwendet werden. Eine eher historische Form der Narkose ist die Neuroleptanästhesie (NLA).

FRAGE
Was verstehen Sie unter einer **Neuroleptanästhesie**?

Antwort Bei der Neuroleptanästhesie werden ein Neuroleptikum, meist Droperidol, ein Opiat, meist Fentanyl, und Lachgas verwendet. Die Neuroleptanästhesie ist weitestgehend von der intravenösen Anästhesie verdrängt worden. Nachteil der Neuroleptanästhesie war eine häufige intraoperative Wachheit und schlechte Steuerbarkeit.

FRAGE
Wann dürfen Sie keine Narkose mit volatilen Anästhetika durchführen?

Antwort **Inhalationsnarkosen** sind kontraindiziert bei Patienten mit **maligner Hyperthermie** in der Eigen- oder Familienanamnese sowie bei Patienten mit einem bekannten **Leberschaden** durch frühere Inhalationsnarkosen. Bei **intrakraniellen Eingriffen** sind volatile Anästhetika relativ kontraindiziert. Natürlich müssen die speziellen Kontraindikationen der einzelnen Inhalationsanästhetika berücksichtigt werden.

FRAGE
Welche **Medikamente** verwenden Sie für eine **balancierte Anästhesie**?

Antwort Bei der balancierten Anästhesie erfolgt die Narkoseinduktion durch intravenös applizierte Anästhetika, häufig **Propofol**. Dazu würde ich **Fentanyl** als Opiat und ein Muskelrelexans z. B. **Rocuronium** geben.

Die Aufrechterhaltung der Narkose erfolgt durch volatile Anästhetika und, wenn notwendig, intermittierende Gaben des Opiats und des Muskelrelaxans.

FRAGE
Nennen Sie **Indikationen** für die Durchführung einer **TIVA**.

Antwort Für **kurze Eingriffe** eignet sich eine Allgemeinanästhesie mit intravenösen Anästhetika, da diese gut steuerbar sind und eine kurze Halbwertszeit besitzen. Eine häufige Indikation für eine TIVA ist auch das Auftreten von **postoperativer Übelkeit** und Erbrechen (PONV) in der Anamnese des Patienten. Gerne verwendet man diese Form der Anästhesie auch für **intrakranielle Eingriffe**. Weiterhin ist eine TIVA bei undichten Beatmungssystemen z. B. im Rahmen einer Bronchoskopie indiziert.

1.3.5 Atemwegsmanagement

FRAGE
Nennen Sie Beispiele, warum ein Patient intubiert werden muss.

Antwort Die Intubation dient dem sicheren Schutz der Atemwege und ermöglicht eine kontrollierte Beatmung bei einer fehlenden Eigenatmung. Alle **nicht nüchternen** und **aspirationsgefährdeten** Patienten müssen intubiert werden. Darunter fallen z. B. Notfallpatienten, Patienten im Schock, Schwangere ab der 12. SSW oder Patienten mit Ileussymptomatik. Auch bestimmte Operationen machen eine Intubation notwendig. Dazu zählen Eingriffe bei Pneumoperitoneum, Eingriffe im Kopf- und Halsbereich, abdominelle und thorakale Eingriffe oder Eingriffe in Bauchlage.

FRAGE
Kennen Sie verschiedene **Tubusarten**?

Antwort
- Als Standardtubus wird der **Magill**-Tubus verwendet.
- Mit einem seitlichen Auge versehen ist der **Murphy**-Tubus. Über dieses Auge kann der Patient beatmet werden, wenn die Tubusspitze an der Trachealwand anliegt.
- **Woodbridge**-Tuben sind Spiraltuben. Sie sind sehr flexibel und können nicht abknicken.
- **RAE**-Tuben sind speziell geformte Tuben, die in der Mitte der Unterlippe in Richtung Kinn ausgeleitet werden und z. B. in der HNO-Anästhesie angewendet werden.

FRAGE
Was sind **sichere Intubationszeichen**?

PLUS Die Thoraxexkursion, ein Beschlagen des Tubus und die Auskultation eines Atemgeräuschs (vor allem bei Kindern) sind **unsichere** Intubationszeichen.

Antwort Als sichere Intubationszeichen gelten der Nachweis von CO_2 durch die **Kapnometrie** oder präklinisch einen Farbumschlag am Detektor, die **direkte Inspektion** des Tubusverlaufs durch die Stimmbänder und die **bronchoskopische** Darstellung der intratrachealen Tubuslage.

FRAGE
Welche Möglichkeiten neben der Intubation haben Sie zur Beatmung eines Patienten?

Antwort Man kann einen Patienten über eine **Maske** beatmen. Weiterhin gibt es die Möglichkeit eine Larynxmaske einzulegen.

PLUS Um eine Insufflation des Magens zu vermeiden, darf bei der Maskenbeatmung ein maximaler Beatmungsdruck von 20 mbar nicht überschritten werden.

FRAGE
Was sind die Vorteile und die Nachteile einer **Larynxmaske**?

Antwort **Vorteile** der Larynxmaske sind die einfache Handhabung und schnelle Erlernbarkeit, die Schonung der Stimmbänder und die Tatsache, dass keine Muskelrelaxierung notwendig ist. **Nachteilig** ist vor allem der fehlende Aspirationsschutz.

FRAGE
Haben Sie schon einmal von einem **Larynxtubus** gehört?

Antwort Ein Larynxtubus ist ein Tubus mit einem großen pharyngealen und einem kleinem ösophagealen Cuff. Er lässt sich blind leicht einführen. Wie die Larynxmaske bietet er ebenfalls keinen sicheren Aspirationsschutz. Im Vergleich zur Larynxmaske hat er jedoch eine höhere Systemdichtigkeit bei höheren Beatmungsdrücken. Beim Larynxtubus besteht die Gefahr der direkten Ösophagus- oder Pharynxverletzung. Meist wird er im Rettungsdienst verwendet.

FRAGE
Was ist die **Einteilung nach Cormack und Lehane**?

Antwort Die Einteilung beschreibt das **laryngoskopische Bild des Larynxeingangs**. Der zunehmende Grad zeigt die kleiner werdende Anzahl der sichtbaren Strukturen (➢ Tab. 1.3, ➢ Abb. 1.2).

Tab. 1.3 Cormack-Lehane-Einteilung des Larynxeingangs

Grad	Definition
Grad I	Stimmbänder komplett einsehbar
Grad II	Nur Aryknorpel und hintere Abschnitte der Stimmbänder sichtbar
Grad III	Nur Epiglottis sichtbar
Grad IV	Nur weicher Gaumen einsehbar (Epiglottis nicht sichtbar)

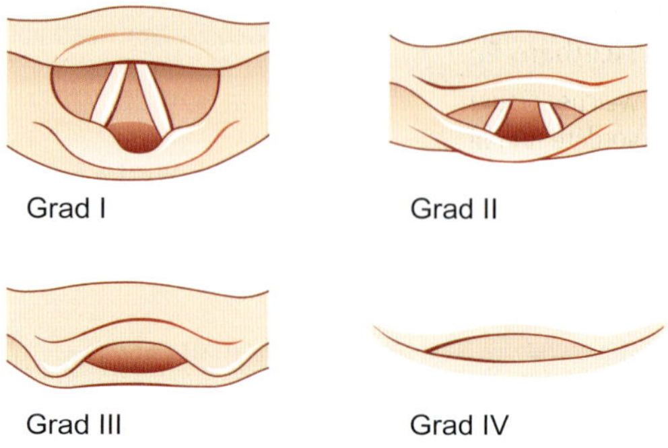

Abb. 1.2 Einteilung des Larynxeingangs nach Cormack und Lehane [L126]

FRAGE

Welche Zeichen gibt es für eine **schwierige Intubation** eines Patienten und welche Kriterien erheben Sie?

TIPP Der Arne-Index enthält alle Einzelfaktoren zur Einschätzung der Schwierigkeit der Intubation. Die Ermittlung der Score-Punkte ist für eine Prüfung nicht relevant, jedoch sollten Sie die einzelnen Faktoren kennen.

Antwort Ein Index zur Beurteilung der Intubationsmöglichkeit ist der **Multifaktor-Risikoindex nach Arne**. Er beinhaltet sieben zu beurteilende Einzelfaktoren und es lässt sich daraus ein Scorewert, verbunden mit einer Einschätzung der Schwierigkeit der Intubation, ermitteln. Erfasst werden in dem multifaktoriellen Risikoindex nach Arne folgende **Kriterien**:

- Mallampati (➤ Tab. 1.4, ➤ Kap. 1.1.1)
- thyreomentaler Abstand, Test nach Patil in maximaler Flexionsstellung des Halses (➤ Tab. 1.5)
- Mundöffnung und Fähigkeit zur Protrusion (➤ Tab. 1.6)
- schwierige Intubation in der Anamnese (➤ Tab. 1.7)
- pathologische Veränderungen bzgl. einer schweren Intubation (➤ Tab. 1.8)
- klinische Symptome pathologischer Atemwegsveränderungen (➤ Tab. 1.9)
- maximal mögliche Kopf- und Halsbeweglichkeit (➤ Tab. 1.10)

Die einzeln ermittelten Score-Werte werden am Ende addiert. Bei Punktwerten ab 11 ist mit einer erschwerten Intubation zu rechnen.

FRAGE

Wie verfahren Sie bei einem Patienten, den Sie unerwartet **nicht intubieren** können?

Antwort Das Vorgehen bei einer unerwarteten schwierigen Intubation variiert unter Berücksichtigung des verfügbaren Equipments und ist abteilungsintern festgelegt. Grundsätzlich gilt Folgendes:

- Der narkoseeinleitende Anästhesist soll sich auf 2–3 Intubationsversuche beschränken, da es zu Schleimhautschwellungen und Blutungen kommen kann.
- Ist ein Patient nicht zu intubieren, hole ich sofortige personelle Unterstützung (Ober- oder Facharzt) und oxygeniere den Patienten weiter über die Maskenbeatmung.

Tab. 1.4 Mallampati-Klassifikation

Mallampati	Sichtbare Strukturen	Score Arne-Index
1	weicher Gaumen, Pharynxhinterwand, Uvula, vordere und hintere Gaumenbögen	0
2	weicher Gaumen, Pharynxhinterwand, Uvula	2
3	weicher Gaumen, Uvulabasis	6
4	harter Gaumen	8

Tab. 1.5 Thyreomentaler Abstand, Test nach Patil in maximaler Flexionsstellung des Halses

Thyreomentaler Abstand	Score Arne-Index
$> 6{,}5$ cm	0
$< 6{,}5$ cm	4

Tab. 1.6 Mundöffnung und Fähigkeit zur Protrusion. Zur Beurteilung der Mundöffnung wird die Schneidekantendistanz bzw. die Alveolarkantendistanz gemessen.

Mundöffnung und Protrusion	Score Arne-Index
Mundöffnung > 5 cm oder Protrusion > 0 cm	0
$3{,}5$ cm $>$ Mundöffnung < 5 cm und Protrusion $= 0$	3
Mundöffnung $< 3{,}5$ cm und Protrusion < 0	13

Tab. 1.7 Schwierige Intubation in der Anamnese

Schwierige Intubation	Score Arne-Index
ja	0
nein	10

Tab. 1.8 Pathologische Veränderungen bezüglich einer schweren Intubation

Pathologische Veränderungen	Score Arne-Index
ja	0
nein	5

Tab. 1.9 Klinische Symptome pathologischer Atemwegsveränderungen

Klinische Symptome	Score Arne-Index
ja	0
nein	3

Tab. 1.10 Maximal mögliche Kopf- und Halsbeweglichkeit

Kopf- und Halsbeweglichkeit	Score Arne-Index
über 100°	0
um 90°	2
unter 80°	3

FRAGE

Durch welche einfachen Manöver am Patienten können Sie die **Intubationsbedingungen verbessern**?

Antwort Helfen kann bei der Intubation die Lageoptimierung in die verbesserte **Jackson-Position** durch Unterpolsterung des Kopfes und mäßige Überstreckung im Atlantookzipital-Gelenk (Schnüffelposition). Ein **BURP-Manöver** nach Knill (backward, upward, right-sided pressure) durch die anwesende Pflege, d.h. Verschiebung des Kehlkopfes von außen, kann die Intubation erleichtern.

FRAGE

Welche **apparativen Mittel** kennen Sie, die Sie bei einer erschwerten Intubation anwenden können?

Antwort Zunächst kann ich den **Laryngoskopspatel wechseln** und z.B. einen längeren Spatel verwenden. Mithilfe eines McCoy-Spatels kann ich die Epiglottis weiter anheben. Es gibt auch Laryngoskope mit endoskopischer Optik wie das Bullard-Laryngoskop oder das Glidescope, die oft hilfreich sein können. Eine fiberoptische Intubation als klassische Methode wäre auch möglich.

Als weitere Systeme kenne ich noch das Einführen eines Tubus über eine sog. **Fastrach-Larynxmaske** oder den **Kombitubus nach Fass**, der blind eingelegt wird und je nach Lage in Ösophagus oder Trachea 2 Lumen zur Beatmung hat.

FRAGE

Was tun Sie wenn der Patient weiterhin nicht intubierbar ist, Sie aber eine gute Ventilationsmöglichkeit haben?

Antwort Ist der Patient gut ventilierbar und die Operation muss nicht sofort stattfinden, kann man den Patienten aufwachen lassen und die Operation verschieben. Die Ventilation des Patienten kann bis zum Aufwachen über eine Maske oder Larynxmaske erfolgen.

FRAGE

Welche Möglichkeit haben Sie bei der Situation: **cannot intubate**, **cannot ventilate**?

PLUS Eine Koniotomie ist als Ultima Ratio Notfallsituationen vorbehalten.

Antwort Ich kann notfallmäßig eine **Koniotomie** oder **Nottracheotomie** durchführen (➤ Abb. 1.3).

FRAGE

Welche Vorkehrungen treffen Sie, wenn Ihr Patient erwartet schwer zu intubieren ist?

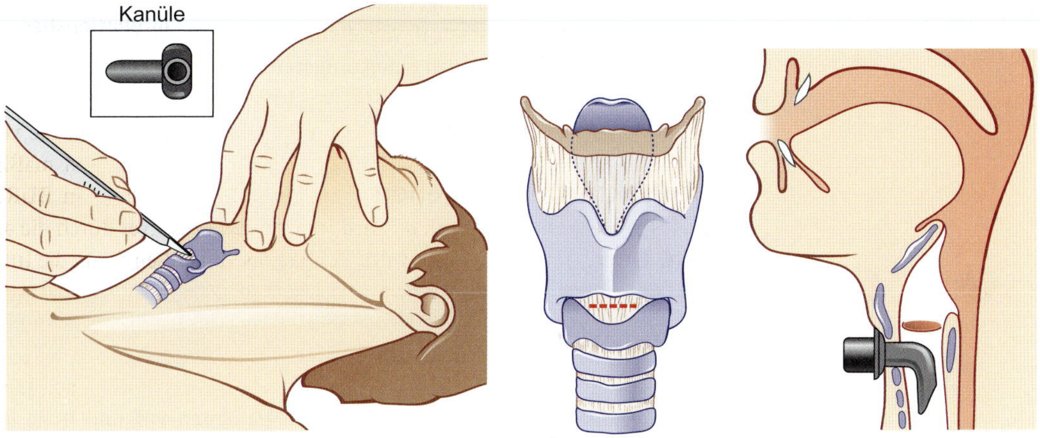

a b

Abb. 1.3 Koniotomie [L126]
a) Inzision der Membrana cricothyroidea
b) durch die Inzision vorgeschobene Kanüle

Antwort Bei einer zu erwartenden schwierigen Intubation hole ich mir immer einen erfahrenen Kollegen (Facharzt) dazu. Je nach Patient kann unter optimalen Bedingungen ein konventioneller Intubationsversuch unternommen werden. Scheint eine konventionelle Intubation gar nicht möglich, kann der Patient fiberoptisch wach unter Lokalanästhetika und Sedierung intubiert werden.

FRAGE
Wenn Sie einen Patienten mit wahrscheinlich schwieriger Intubation konservativ intubieren, welche **Medikamente** verwenden Sie?

Antwort Bei Patienten mit schwierigen Intubationsverhältnissen sollten kurz wirksame Medikamente verwendet werden, so z. B. Propofol, wenig Opiat und Succinylcholin als Relaxans, sodass der Patient beim Misslingen der Intubation schnell wieder erweckbar ist.

PLUS Ein konservativ nicht zu intubierender Patient erhält vom betreuenden Anästhesisten postoperativ einen Anästhesieausweis.

FRAGE
Wie **präoxygenieren** Sie einen Patienten?

Antwort Die Präoxygenierung erfolgt direkt vor der Narkoseeinleitung bei einer dicht sitzenden Maske mit reinem Sauerstoff, einem Frischgasflow von mehr als 6 l/min und über einen Zeitraum von mindestens 3 Minuten.

FRAGE
Welche **Effekte** erzielen Sie durch eine Präoxygenierung?

PLUS Die sichere Apnoezeit für eine Intubation erhöht sich durch Präoxygenierung auf 10 Minuten.

Antwort Ziel ist die **Denitrogenisierung**, d.h. Auswaschen des Stickstoffs und Anreicherung von Sauerstoff, vor allem die funktionelle Residualkapazität betreffend. Dadurch hat man einen längeren Zeitraum, während dem der Patient nicht beatmet werden muss.

1.3.6 Praktisches Vorgehen

FRAGE

Stellen Sie sich vor, Ihr nächster Patient, ein junger gesunder Mann zur elektiven Operation, wird gerade in den Operationssaal gefahren. Was machen Sie alles **vor der Narkoseeinleitung**?

Antwort Zunächst stelle ich mich bei dem Patienten vor und frage ihn nach seinen **Personalien**, damit es nicht zu Verwechslungen kommt. Weiterhin frage ich ihn, ob er seine **Nüchternheit** eingehalten hat. Danach überprüfe ich die **Einwilligung** und welche Operation geplant ist. Weiterhin kontrolliere ich die **Laborwerte** und lese relevante Befunde. Anschließend erläutere ich dem Patienten das weitere Vorgehen und gebe ihm die Möglichkeit offene Fragen zu stellen.

Nach dem Anlegen des EKG, der Blutdruckmessung und der Pulsoxymetrie wird der venöse Zugang gelegt und mit der Infusion einer kristalloiden Lösung begonnen. Dann kann die Narkoseeinleitung erfolgen.

FRAGE

Was **prüfen** Sie alles vor der Narkoseeinleitung?

Antwort Vor der Narkoseeinleitung sollten das Beatmungsgerät auf Dichtigkeit und Funktion sowie die Funktionsfähigkeit der Absaugung geprüft sein. Mit der Pflegekraft muss besprochen werden, ob für die Narkoseeinleitung alles vorbereitet ist.

FRAGE

Was lassen Sie sich für die Narkoseeinleitung des jungen gesunden Mannes vorbereiten?

Antwort Für die Einleitung der Narkose lasse ich mir Propofol, Fentanyl und Rocuronium aufziehen. Weiterhin brauche ich ein Laryngoskop und einen Tubus, dessen Cuff ich auf Dichtigkeit prüfe. Eine Maske für die Präoxygenierung und die Maskenbeatmung vor der Intubation muss bereit liegen.

FRAGE

Beschreiben Sie, wie Sie die Narkose nun einleiten würden!

Antwort Nachdem das Monitoring angebracht ist und funktioniert, wird mit der Präoxygenierung des Patienten begonnen. Dabei wird die Maske für mindestens 3 Minuten bei einem Frischgasfluss von 6 l/min mit reinem Sauerstoff dicht auf den Patienten gehalten. Dann werden das Fentanyl und dann das Propofol gegeben. Nach dem Erlöschen des Lidreflexes wird mit der Maskenbeatmung begonnen. Ist die Maskenbeatmung gut möglich, wird Rocuronium verabreicht. Nach der Anschlagszeit von 1,5–3 Minuten erfolgt die Intubation des Patienten. Die Tubuslage sollte sofort durch Auskultation kontrolliert und ggf. die Tiefe korrigiert werden. Der Tubus wird dann fixiert und die maschinelle Beatmung eingestellt. Die Narkose kann durch ein volatiles Anästhetikum oder die kontinuierliche i. v. Gabe aufrechterhalten werden.

PLUS Eine Verbesserung der Maskenbeatmung kann bei ausreichender Narkosetiefe durch einen Guedeltubus erreicht werden.

FRAGE
Welche **Lungenseite** wird bei der **einseitigen Intubation** in der Regel beatmet?

Antwort Bei der einseitigen Intubation geht der Tubus in der Regel in die **rechte Lunge**, da der rechte Hauptbronchus im Gegensatz zum linken Hauptbronchus kaum von der Trachealachse abweicht.

FRAGE
Wie können Sie eine **ösophageale Intubation** erkennen?

Antwort Auskultatorisch ist bei der ösophagealen Intubation kein Atemgeräusch über den Lungen, sondern ein Geräusch über dem oberen Epigastrium zu hören und die CO_2-Kurve ist nicht vorhanden.

PLUS Durch das Trinken karbonesierter Süßstoffgetränke kann fälschlicher Weise CO_2 bei einer ösophagealen Intubation gemessen werden.

FRAGE
Anhand welcher Kriterien beurteilen Sie die **Narkosetiefe** Ihres Patienten?

Antwort Die Tiefe der Narkose kann anhand der Herzfrequenz und des Blutdrucks, des Muskeltonus und der Reflexe beurteilt werden. Tränen und Schwitzen des Patienten können auch ein Hinweis auf eine nicht ausreichende Narkosetiefe sein. Hat ein Patient durch eine unzureichend tiefe Narkose Stress, so sind seine Pupillen geweitet.

PLUS Achtung: Patienten mit einer β-Blockade können nur bedingt mit einem Anstieg der Herzfrequenz reagieren.

FRAGE
Warum sollte ein Anästhesist theoretische **Kenntnisse über die geplante Operation** haben?

Antwort Neben den Vorerkrankungen des Patienten bestimmt die Operationsmethode die **Wahl der Narkoseart** und das nötige **Monitoring** des Patienten. Bei manchen Operationen kommt es durch eine chirurgische Manipulation zu typischen **vegetativen Reaktionen**, so z. B. bei Augenoperationen zu Bradykardien bis hin zur Asystolie.

Kenntnisse über die geplante Operation sind auch für die Narkoseführung wichtig, damit z. B. schmerzhafte Phasen während der Operation bekannt sind oder die ungefähre Operationsdauer abgeschätzt werden kann.

FRAGE

Intraoperativ tritt plötzlich eine **Tachykardie** auf, an welche Ursachen denken Sie dabei?

Antwort Eine intraoperative Tachykardie kann verschiedene Ursachen haben. Eine Tachykardie kombiniert mit einer Hypertonie ist oft ein Hinweis auf **Stress und Schmerzen** des Patienten, sodass die Narkose vertieft werden muss. Treten eine Tachykardie und eine Hypotonie auf, so kann ein **Volumenmangel** die Ursache sein. Kommt es zur Tachykardie nach der Gabe von Medikamenten, muss auch an eine **allergische Reaktion** gedacht werden, vor allem, wenn sie von Hauterscheinungen wie einer Urtikaria begleitet ist. Andere Ursachen können **kardiale Probleme** sein, z. B. eine myokardiale Ischämie, Stoffwechsel- und Elektrolytentgleisungen oder auch eine maligne Hyperthermie.

FRAGE

Beschreiben Sie Ihr Vorgehen bei der **Narkoseausleitung**!

PLUS Ebenso wie bei der Narkoseeinleitung besteht auch nach der Extubation die Gefahr der Aspiration sowie der Hypoxie

Antwort Die letzte Opioid- und Relaxansgabe sollte ausreichend lang zurückliegen, sodass kein Überhang zu erwarten ist. Vor der Narkoseausleitung wird die inspiratorische Sauerstoffkonzentration wieder erhöht. Meist verwendet man 80 % Sauerstoff, weil dadurch das Risiko für Resorptionsatelektasen geringer ist als unter 100 %. Vor der Extubation werden Mund- und Rachenraum sorgfältig abgesaugt und die Beatmungsmaske sowie eine Spritze zum Entblocken des Cuffs griffbereit gelegt.

Beim Einsetzen der Spontanatmung wird die Beatmung auf eine assistierte Beatmung umgestellt. Sobald eine ausreichende Spontanatmung und Schutzreflexe vorhanden sind, kann der Patient extubiert werden.

FRAGE

Warum beatmen Sie einen Patienten am Ende einer Narkose mit **80 % Sauerstoff**?

Antwort Ziel ist hier wie bei der Präoxygenierung die **Denitrogenisierung**. Damit erreicht man eine größere Sauerstoffreserve und damit mehr Zeit für den Fall postoperativer Atemwegsprobleme.

FRAGE

Was tun Sie, wenn der Patient nach der Extubation nicht ausreichend spontan atmet?

Antwort Eine häufige Ursache ist eine **Atemwegsverlegung** durch die zurückfallende Zunge, wenn der Patient noch nicht ganz wach ist. In diesem

Fall hilft es, die Atemwege mithilfe des **Esmarch-Handgriffs**, d.h. durch ein Anheben des Kinns, wieder freizumachen. Ist der Patient noch tief sediert, kann man die Atemwege auch mit einem Guedel-Tubus oder einem **Wendel-Tubus**, der nasal eingeführt wird, und daher in der postoperativen Phase besser toleriert wird, freihalten.

Lässt sich der Patient auch mit Maske und Guedel- oder Wendeltubus nicht beatmen, könnte auch ein **Laryngospasmus** vorliegen. So etwas kann z.B. bei Kindern nach HNO-Eingriffen vorkommen. Hilfreich kann eine Vertiefung der Narkose durch **Propofol**-Boli sein. Notfalls muss der Patient mit **Succinylcholin** relaxiert und **reintubiert** werden.

Andere Ursachen sind ein Opiat- oder Relaxansüberhang. Atmet der Patient schnell und flach und wirkt gestresst, spricht das für einen **Relaxansüberhang**. In diesem Fall sollte die Narkose noch einmal vertieft werden, um den Patienten abzuschirmen. Man kann versuchen zu antagonisieren oder den Patienten nachzubeatmen, bis die Relaxierung abgeklungen ist. Ein **Opiatüberhang** ist durch sehr wenige, aber dafür sehr tiefe Atemzüge gekennzeichnet. Manchmal reicht es, den Patienten zum Atmen aufzufordern (**Kommandoatmung**), man kann auch hier sehr vorsichtig antagonisieren oder der Patient muss nachbeatmet werden.

1.4 Regionalanästhesie

1.4.1 Anatomische und physiologische Grundlagen

FRAGE

Können Sie beschreiben, wie ein **peripherer Nerv** aufgebaut ist?

Antwort Periphere Nerven sind gemischte Nerven. Sie enthalten sensible, motorische und vegetative Fasern. In einem peripheren Nerv liegen viele Axone gebündelt vor. Ihre Zellkörper befinden sich entweder in den Hinterhörnern des Rückenmarks oder in den sensiblen und vegetativen Ganglien. Die Axone der meisten Nervenfasertypen sind vom Zytoplasma der **Schwann-Zellen** umgeben und bilden gemeinsam eine Nervenfaser. Eine Schwann-Zelle umhüllt das Axon auf ca. einer Länge von 1–2 mm, sodass eine perlenschnurartige Kette mit den sog. **Ranvier-Schnürringen** entsteht. An diesen Schnürringen ist der Widerstand über die Schnürringmembran relativ klein. Die Erregungsfortpflanzung erfolgt saltatorisch von Schnürring zu Schnürring. Je nach Leitungsgeschwindigkeit und Durchmesser werden Nervenfasern in verschiedene Gruppen eingeteilt (➤ Tab. 1.11).

Die Nervenfasern sind von lockerem Bindegewebe, dem Endoneurium umgeben. Mehrere Nervenfasern werden durch das Perineurium zu Faszikeln oder Bündeln zusammengefasst. An das Perineurium schließt sich das Epineurium an, das mehrere Faszikel schließlich zum peripheren Nerv zusammenfasst. Das Epineurium geht meist über in ein lockeres Bindegewebe, das Fettzellen, Blut- und Lymphgefäße beinhaltet (➤ Abb. 1.4).

Tab. 1.11 Einteilung und Funktion von Nervenfasern

Fasertyp	Anatomische Lokalisation	Durchmesser (µm)	Leitungsgeschwindigkeit (m/s)	Funktion	Empfindlichkeit für Blockade
A-Fasern (myelinisiert)					
Aα	Afferenzen und Efferenzen zu Muskelspindeln, Skelettmuskeln	1–20	7–120	Motorik, Propriozeption	+
Aβ	Sehnenorgan	6–12 9	30–70 25–70	Propriozeption, SAI, SAII, RA-Rezeptor, Haarfollikelsensor, Vibration	++
Aγ	Efferenzen zu Muskelspindeln	5	15–30	Muskeltonus	++
Aδ	sensorische Wurzeln und Afferenzen peripherer Nerven	1–3	12–30	Schmerz, Temperatur	+++
B-Fasern (myelinisiert)	präganglionär, sympathisch	3	3–15	Vaso-, Viszero-, Sudo- und Pilomotorik	++++
C-Fasern (nichtmyelinisiert)	postganglionär, sympathisch	0,3–1,3	0,7–1,3	Vaso-, Viszero-, Sudo- und Pilomotorik	++++
Hinterwurzel	sensorische Wurzel und Afferenzen peripherer Nerven	0,4–1,2	0,1–2	Schmerz, Temperatur, Berührung	++++

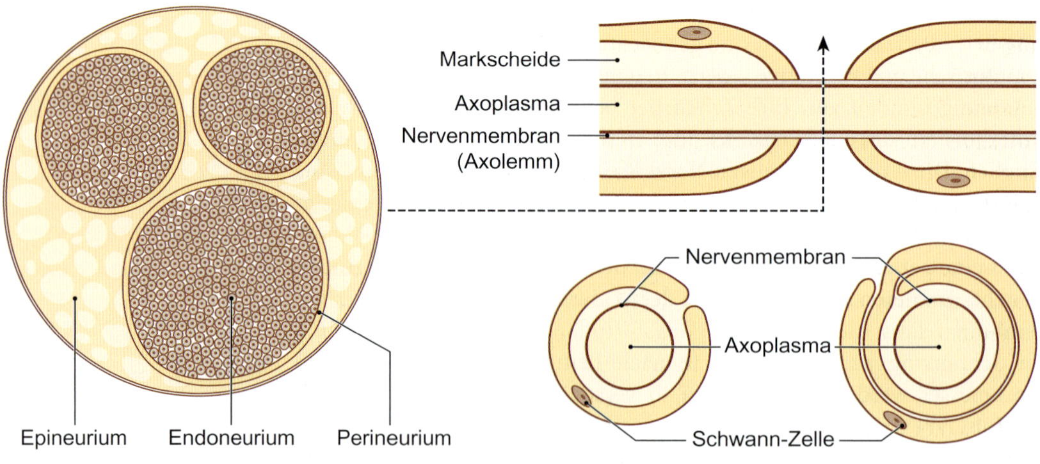

Abb. 1.4 Aufbau peripherer Nerven; links: Querschnitt durch den Nerv mit seinen verschiedenen Hüllen; rechts oben: Längsschnitt durch eine myelinisierte Nervenfaser; rechts unten: Querschnitt durch eine nichtmyelinisierte (links) und eine myelinisierte Nervenfaser (rechts) [L126]

FRAGE
Wie funktioniert die **Fortleitung der Nervenimpulse**?

Antwort Grundlage für die Reizweiterleitung bildet ein Ionengradient, der durch die Na/K-ATPase an der Zellmembran der Neuronen aufrechterhalten wird und zu einem **negativen Ruhemembranpotenzial** führt (−70 bis −90 mV). Eine Erregung der Zelle führt zur Öffnung von spannungsabhängigen Natriumkanälen. Dadurch strömt Natrium in die Zelle ein und es kommt zur **Depolarisation** der Zellmembran. Durch die Depolarisation wird die Leitfähigkeit von Kaliumkanälen erhöht und es kommt durch den Ausstrom von Kaliumionen zur **Repolarisation**. Die so entstandenen Aktionspotenziale werden aufgrund der Myelinscheiden nicht kontinuierlich weitergeleitet. Durch die Isolation der Schwann-Zelle ist das Aktionspotenzial an die Ranvier-Schnürringe gebunden. Die Erregung wird also „sprunghaft" oder **saltatorisch** von Schnürring zu Schnürring weitergeleitet. Die Leitungsgeschwindigkeit erfolgt somit wesentlich schneller als bei marklosen Fasern.

FRAGE
Kennen Sie eine **Klassifizierung** von Nervenfasern?

Antwort Die Klassifikation nach Erlanger und Gasser teilt in motorische und sensorische Fasern ein (➢ Tab. 1.11).

FRAGE
Welche **Komponenten** sind an der Schmerzentstehung, -weiterleitung und -verarbeitung beteiligt?

Antwort Eine Gewebeschädigung führt über die Freisetzung von Entzündungsmediatoren, Prostaglandinen, Zytokinen und Neuropeptiden zur Reizung von Nozizeptoren und zu einer Herabsetzung der Reizschwelle in Nervenfasern. Die Nervenfasern, die Schmerzinformationen leiten, werden in A-δ-Nervenfasern (schnell, markhaltig) und C-Fasern (langsam, marklos) unterteilt. Über das Hinterhorn gelangen die Fasern ins Rückenmark, wo die erste Umschaltung auf das 2. Neuron stattfindet. Hier erfolgt auch die erste Reflexverschaltung z. B. für Fluchtbewegungen. Nach Seitenkreuzung werden die nozizeptiven Afferenzen im Tractus spinothalamicus/Vorderseitenstrang zum Thalamus, dem limbischen System und zur Großhirnrinde weitergeleitet.

1.4.2 Lokalanästhetika

FRAGE
Kennen Sie verschiedene **Gruppen** von Lokalanästhetika? Bitte nennen Sie Beispiele.

Antwort Man unterscheidet Lokalanästhetika nach ihren chemischen Eigenschaften in Aminoester und Aminoamide. Beide bestehen aus einer lipophilen aromatischen Gruppe, die über eine Intermediärkette an eine Aminogruppe gebunden ist. Die Intermediärkette bestimmt über die Zugehörigkeit zur Ester- oder Amidgruppe.

Zu den **Aminoestern** gehören Kokain, Procain, Chlorprocain und Tetracain. Ihre Spaltung erfolgt im Serum, in Erythrozyten und in der Leber durch Pseudocholesterinesterasen. Ein wichtiger Metabolit der Ester-Typen ist die Paraaminobenzoesäure, die für allergische Reaktionen verantwortlich ist. Allergische Reaktionen sind bei Lokalanästhetika vom Ester-Typ häufiger, weshalb sie nur noch selten eingesetzt werden.

Die zweite Gruppe sind die **Aminoamide**, die aufgrund ihres niedrigeren allergischen Potenzials häufiger verwendet werden. Zu ihnen gehören Lidocain (Xylocain®), Prilocain (Xylonest®), Articain (Ultracain®), Meaverin (Scandicain®), Bupivacain (Carbostesin®) und Ropivacain (Naropin®). Ihr Abbau erfolgt in der Leber.

FRAGE
Können Sie kurz **Eigenschaften** verschiedener Lokalanästhetika skizzieren?

Antwort Die verschiedenen Lokalanästhetka unterscheiden sich u. a. in ihrem Wirkungseintritt, ihrer Wirkdauer und ihrer lokalen und systemischen Toxizität.

- **Lidocain** und **Scandicain®** sind durch einen schnellen Wirkungseintritt und eine kurze Wirkdauer gekennzeichnet und eignen sich daher besonders gut für kurze Eingriffe im ambulanten Bereich. Allerdings weist vor allem hoch konzentriertes Lidocain (>2 %) ein hohes neurotoxisches Potenzial auf und kommt daher kaum mehr für rückenmarksnahe Anästhesien oder Leitungsanästhesien zur Anwendung. Es wird vorwiegend zur Infiltrationsanästhesie verwendet.
- **Prilocain** ist aufgrund seiner pharmakokinetischen Eigenschaften das Lokalanästhetikum mit der größten therapeutischen Breite. Es kommt daher bevorzugt zum Einsatz, wenn große Volumina an Lokalanästhetika benötigt werden (z. B. bei der intravenösen Regionalanästhesie). Hohe Dosen können zur Methämoglobinbildung führen. Daher sollte diese Substanz vor allem in der Geburtshilfe eher zurückhaltend eingesetzt werden.
- **Bupivacain** und **Ropivacain** sind lang wirksame Lokalanästhetika. Sie kommen vorwiegend für rückenmarksnahe Anästhesien im stationären Bereich zur Anwendung. Ropivacain hat ein geringeres systemisch toxisches Potenzial und wird daher in der Regel für die PDA, bei der höhere Volumina benötigt werden, bevorzugt. Bupivacain wird vor allem für Spinalanästhesien verwendet.

FRAGE
Worauf beruht die **Wirksamkeit** der Lokalanästhetika?

Antwort Das perineural injizierte Lokalanästhetikum diffundiert in die Nervenfaser und dringt dann von intrazellulär in den geöffneten Natriumkanal ein. Dadurch kommt es zu einer **Blockade des Natriumeinstroms** in die Nervenzelle und damit einer **Hemmung der Erregungsfortleitung**.

Aufgrund ihrer basischen Eigenschaften können LA nur in undissoziierter Form die Lipidmembran durchdringen und in das Zellinnere eintreten. Das Kation ist dann die aktive Form des Lokalanästhetikums, das an die Natriumkanäle bindet. Dadurch wird die Depolarisation verhindert und es kommt zum **Nichtdepolarisationsblock**.

FRAGE
Haben Sie schon einmal etwas von einem **Differenzialblock** gehört?

Antwort Dieser Ausdruck bezieht sich auf die **sequenzielle Blockade verschiedener Nervenfasern** durch ein Lokalanästhetikum. Myelinisierungsgrad und Dicke der Nervenfasern bestimmen den unterschiedlichen Wirkungseintritt der Blockade. Je dünner sie sind und je höher ihr Myelinisierungsgrad, desto leichter werden die Fasern blockiert. Normalerweise erfolgt die Blockade in folgender Reihenfolge: B-, C-, A-, Aδ-, Aγ-, Aβ-, Aα-Fasern. Zuerst kommt es zur Sympathikusblockade dann zum Verlust der Kalt-Warm-Diskrimination, des Schmerz- und Berührungsempfindens, danach zur motorischen Blockade und zuletzt zum Erlöschen der Propriozeption.

FRAGE
Was bedeutet das für die Klinik?

Antwort In der Klinik bedeutet dies, dass ein Patient nach Anlage einer Regionalanästhesie zwar keine Schmerzen empfindet, da Aδ- und C-Fasern gehemmt sind, jedoch immer noch dazu in der Lage ist, die Muskeln anzuspannen und die Berührung und den Druck zu empfinden, da Aβ- und Aα-Fasern nicht blockiert sind. Je nach Anwendungsgebiet kann es in solchen Fällen notwendig sein, wenn möglich, Lokalanästhetika über einen Katheter nachzuinjizieren oder die Regionalanästhesie durch eine Allgemeinanästhesie zu supplementieren.

In vielen Situationen ist eine Differenzialblockade aber auch erwünscht. Dazu gehört die postoperative Schmerztherapie oder die PDA im Kreißsaal, wo die Mobilisation und motorische Funktionsfähigkeit wichtig sind.

Letztendlich ist auch die erhaltene motorische Funktion ein wichtiger diagnostischer Faktor beim Auftreten von Komplikationen, z. B. bei Hämatomen nach rückenmarksnahen Blockaden.

FRAGE

Gibt es Lokalanästhetika, die eine differenzielle **sensorische Blockade** hervorrufen?

Antwort Alle Lokalanästhetika bewirken dosis- und konzentrationsabhängig eine Differenzialblockade. Klinisch kommen vorwiegend niedrig dosiertes Bupivacain und Ropivacain z. B. zur postoperativen Schmerztherapie über Katheter zur Anwendung.

FRAGE

Welche Kriterien beziehen Sie zur **Auswahl des geeigneten LA** mit ein?

Antwort Wichtig für die Auswahl des Lokalanästhetikums sind Art und Dauer des Eingriffs sowie die Wahl der Anästhesietechnik. Von Bedeutung sind vor allem Wirkdauer und systemische sowie lokale Toxizität der Substanzen.

FRAGE

Manchmal werden Lokalanästhetika in **besonderer Aufbereitungsform** oder mit **Zusätzen** versehen eingesetzt. Wozu macht man das?

Antwort Damit verändert man die pharmakokinetischen und physikalischen Eigenschaften der Lokalanästhetika. Niedrig dosiertes Adrenalin dient u. a. zur Diagnostik einer intravenösen Fehllage.

FRAGE

Welche **Zusätze** kennen Sie?

Antwort

- **Vasopressoren** dienen zur Wirkungsverlängerung der Lokalanästhetika durch eine verminderte systemische Resorption. Allerdings wird dadurch auch ihre lokale Toxizität erhöht.
- Andere Zusätze senken durch **Karbonisierung** der Lokalanästhetika den intrazellulären pH. Hierdurch liegen vermehrt freie Kationen vor und die Blockadequalität wird erhöht. Gleichzeitig sinkt jedoch die Penetrationsfähigkeit des Lokalanästhetikums und die Anschlagszeit verlängert sich.
- Durch **Alkalisierung**, z. B. durch Bikarbonat, wird der Basenanteil erhöht. Dadurch kommt es zu einer erhöhten Penetrationsgeschwindigkeit – die Blockadequalität lässt jedoch nach.
- Durch Zugabe von **Zuckern** kann das spezifische Gewicht der Lokalanästhetika verändert werden. Dies spielt bei der Spinalanästhesie eine wichtige Rolle. Die so entstandenen hyperbaren Lösungen erlauben eine Steuerung der Anästhesieausbreitung durch Lageveränderung.

FRAGE
Wann sollte ein **Adrenalinzusatz vermieden** werden?

Antwort Bei **kardiovaskulären Risikopatienten** und **schwangeren** Patientinnen sollte auf den Zusatz von Adrenalin verzichtet werden. Bei Operationen in Gebieten mit **Endarterien** wie Finger, Zehen oder Penis ist er kontraindiziert, da es zu Nekrosen durch Mangeldurchblutung kommen kann.

PLUS Wegen der Gefahr von kardiovaskulären Komplikationen sollte eine Gesamtdosis von 0,25 mg Adrenalin nicht überschritten werden!

FRAGE
Wie kann es zu einer **Intoxikation** durch LA kommen?

Antwort Eine Intoxikation wird durch **erhöhte Plasmakonzentrationen** der LA herbeigeführt. Dies geschieht meist durch versehentliche intravenöse Injektion, die durch sorgfältiges Aspirieren vermieden werden kann. Weniger häufig liegt der Intoxikation eine **verstärkte Absorption** an der Injektionsstelle zugrunde. Die Resorptionsgeschwindigkeit hängt u. a. von den pharmakologischen Eigenschaften des LA, dem Injektionsort und evtl. zugefügten Adjuvanzien wie Adrenalin oder CO_2 ab. Weitere Gründe können ein **verminderter metabolischer Abbau** oder **herabgesetzte individuelle Toleranzgrenzen** sein. Eine absolute Überdosierung lässt sich durch Beachtung der zulässigen Höchstkonzentrationen vermeiden.

PLUS Systemisch toxische Wirkungen kommen meist durch versehentlich intravasale Applikation oder durch Überdosierung zustande!

FRAGE
Bei welchen Regionalänästhesien werden die **höchsten Plasmaspiegel** erreicht?

Antwort Da bei der **intravenösen** Regionalanästhesie, wie der Name schon sagt intravenös injiziert wird, liegt hier nach Ablassen des Manschettendrucks der Plasmaspiegel am höchsten. Je früher die Manschette geöffnet wird, desto höher der Spiegel. Die Blutsperre darf frühestens 20–30 Minuten nach Anlage der IVA aufgehoben werden.

Bei den übrigen Methoden werden bei der **Interkostalblockade** die höchsten Konzentrationen erreicht. Danach folgen in absteigender Reihenfolge die Kaudalanästhesie, die Peridualanästhesie, die Blockade des Plexus brachialis, die N.-ischiadicus/femoralis-Blockade und die Infiltrationsanästhesie. Bei der Spinalanästhesie werden die niedrigsten Plasmaspiegel erreicht.

FRAGE
Worin äußert sich eine Intoxikation durch LA?

Antwort Man unterscheidet zum einen die lokale Gewebetoxizität bzw. die Neurotoxizität und die systemische Toxizität. Bei der **Gewebetoxizität** kann es zur Schädigung der Schwann-Zellen mit einer folgenden Demyelinisierung kommen. Darüber hinaus kann das Axon selbst geschädigt werden und die periaxonale Blutversorgung gestört werden.

Die **systemische Toxizität** wirkt sich zunächt auf das ZNS aus (➤ Abb. 1.5). Durch die Dämpfung hemmender kortikaler Zentren kommt es zur unkontrollierten Aktivität untergeordneter Zentren. Meist kommt es initial zur Erregung, erst dann zur Dämpfung.

Kardiotoxische Effekte treten seltener auf, sind aber therapeutisch schwer angehbar und verlaufen häufig letal. Bei toxischen Blutkonzentrationen kommt es zu einer Membranstabilisierung am Herzen, zur Beeinträchtigung von Kalzium- und Kaliumkanälen sowie zur Störung der intrazellulären ATP-Synthese.

MERKE Präkonvulsive Warnzeichen, bei denen immer an eine Intoxikation mit LA gedacht werden muss, sind: Metallgeschmack im Mund, eine taube Zunge, verwaschene Sprache, Schwindelgefühl, Tinnitus, Verwirrtheit, Nystagmus, Muskelzittern sowie Seh- und Hörstörungen. Erst später treten tonisch-klonische Krämpfe auf, kommt es zur Bewusstlosigkeit, zum Koma und zur Atemlähmung.

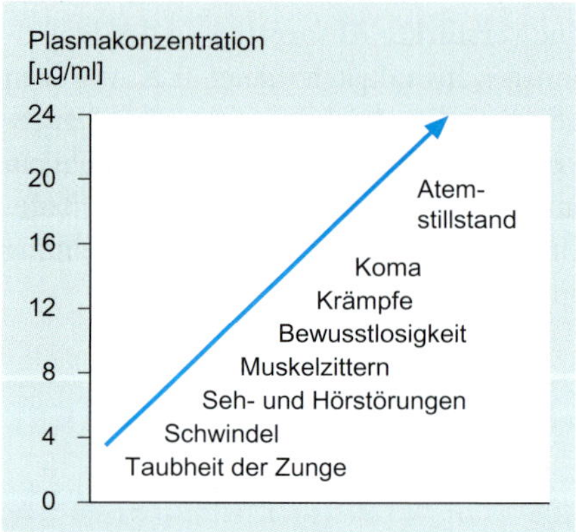

Abb. 1.5 Zeichen der LA-Intoxikation in Abhängigkeit von der Plasmakonzentration [L126]

FRAGE

Was tun Sie, wenn Zeichen einer Intoxikation auftreten?

PLUS Bupivacain darf wegen seiner starken Kardiotoxizität nie intravenös verabreicht werden!

Antwort Bei Warnzeichen sollten zunächst die **Vitalfunktionen** des Patienten gesichert werden und die **Krampfschwelle** heraufgesetzt werden. Dies kann durch Hyperventilation oder durch Gabe von Diazepam (0,1 mg/kg KG) oder Thiopental (1–3 mg/kg KG) erfolgen. **Sicherung der Atemwege** und **Sauerstoffgabe** sind unabdingbar.

Bei kardiovaskulärer Depression muss eine **symptomatische Therapie** erfolgen. Eine Hypotonie wird mit Volumen und vasoaktiven und positiv-inotropen Substanzen behandelt. Bei Bradykardien kann initial hoch dosiertes Atropin oder Orciprenalin verabreicht werden oder ein transvenöser Schrittmacher platziert werden. Falls kein Erfolg eintritt, ist nach den Richtlinien der kardiopulmonalen Reanimation vorzugehen.

Seit einigen Jahren wird die sofortige Gabe einer **20 %-Lipidlösung** (kein Propofol!) empfohlen. Die Dosierung ist zunächst 1,5 ml/kg KG, danach 0,1 ml/kg KG für 30 Minuten oder 0,5 ml/kg KG für 10 Minuten.

FRAGE
Welche Formen **klinischer Anwendung** von LA kennen Sie?

Antwort LA können an unterschiedlichen Stellen zur **Unterbrechung der Nervenleitung** eingesetzt werden und stellen somit eine Alternative zur Allgemeinanästhesie dar. Man unterscheidet die Lokalanästhesien (peripher, Hautquaddel, Oberflächenanästhesie) von Regionalanästhesien. Bei den Regionalanästhesien unterscheidet man rückenmarksnahe und periphere Blockaden.

1.4.3 Plexusanästhesien

FRAGE
Welche Möglichkeiten kennen Sie, einen **peripheren Nerv** oder **Plexus** zu finden?

Antwort Orientierungshilfen sind **anatomische Strukturen** wie knöcherne Fixpunkte, der Verlauf von Arterien und Muskeln. Für die genaue Lokalisation des Nervs kann man einen **Nervenstimulator** oder **Ultraschall** verwenden. Früher wurden die Nerven durch Auslösen von Parästhesien aufgesucht. Diese Methode kommt aber heutzutage nicht mehr zur Anwendung.

PLUS Bei der Injektion eines LA dürfen nie Schmerzen oder Parästhesien auftreten, da diese Zeichen einer intraneuralen Injektion sein können!

FRAGE
Welche **Plexusarten** gibt es?

Antwort Der **Armplexus** kann auf verschiedenen Etagen blockiert werden. Beispiele sind ein interskalenärer Plexus für Schulter- und Oberarm-Eingriffe, supraklavikuläre Plexusblockade, vertikale infraklavikuläre Plexusblockade und axilläre Plexusblockade für Eingriffe an Ellenbogen, Unterarm und Hand.

Auch für den **lumbosakralen Plexus** sind zahlreiche Blockadeverfahren beschrieben. Beispiele sind die inguinale paravaskuläre Blockade des Plexus lumbalis oder der Psoas-Kompartmentblock. Häufiger kommen für Eingriffe an der unteren Extremität jedoch einzelne **Nervenblockaden**, z. B. die N.-femoralis-Blockade in Kombination mit Ischiadikus-Blockade oder aber neuroaxiale Blockaden (Spinale, PDA), zur Anwendung.

Eher selten wird eine **zervikale Plexusblockade** für eine Karotis-TEA zur durchgeführt.

FRAGE
Sie erwähnten verschiedene Zugangswege zur Durchführung einer **Plexusanästhesie der oberen Extremität**. Können Sie diese genauer schildern?

Antwort Der **Plexus brachialis** wird aus den ventralen Ästen der Spinalverven C5–Th1 gebildet. Zunächst bilden sich der Truncus superior (Rr. ventrales, C5 und C6), der Truncus medialis (R. ventralis, C7), sowie der Truncus inferior (Rr. ventrales, C8 und Th1). Diese wiederum bilden den Fasciculus lateralis, medialis und posterior. Der Plexus erstreckt sich durch die obere Skalenuslücke oberhalb der 1. Rippe und unterhalb der Klavikula entlang der A. axillaris bzw. brachialis in die Axilla. Zur Blockade des Plexus brachialis gibt es folgende Zugangswege (➤ Tab. 1.12, ➤ Abb. 1.6):

Tab. 1.12 Zugangswege für die Plexus-brachialis-Blockade

Verfahren	Blockierte Nerven
axilläre Plexusblockade	N. radialis, N. medianus, N. ulnaris, N. cutaneus antebrachii post./med./lat., N. cutaneus brachii post./med.
vertikale infraklavikuläre Plexusblockade (VIP)	zusätzlich: N. musculocutaneus, N. radialis
interskalenäre Plexusblockade	zusätzlich N. intercostalis brachialis, Nn. supraclaviculares, Teile des Plexus cervicalis

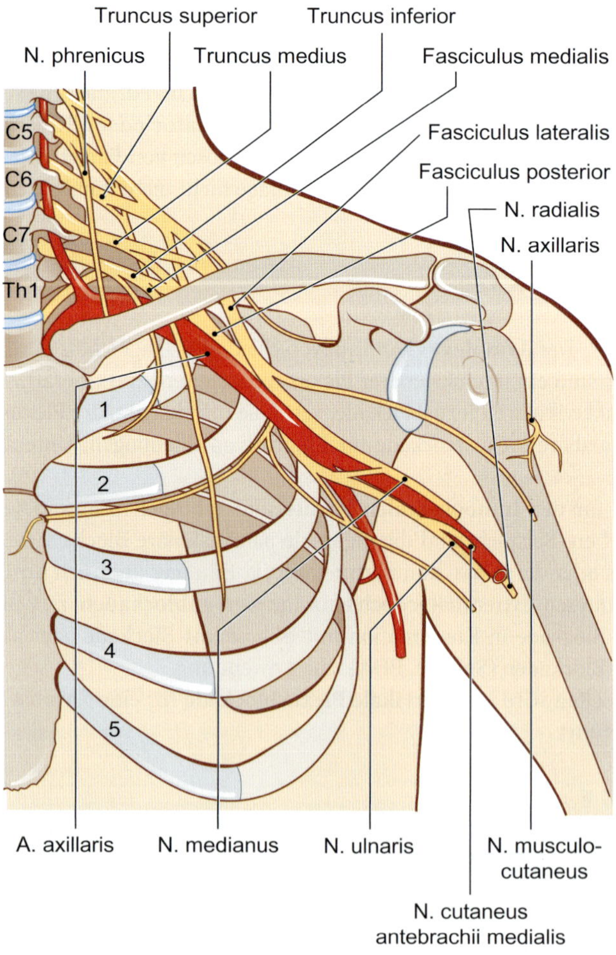

Abb. 1.6 Plexus brachialis [L126]
a) Anatomie

- Die **interskalenäre Blockade** eignet sich vor allem für Operationen am Schlüsselbein, dem Schultergelenk und am Oberarm. Leitstrukturen sind der Hinterrand des M. sternocleidomastoideus und die Skalenuslücke. Die Einstichstelle befindet sich in der Höhe der Incisura thyroidea am Hinterrand des M. sternocleidomastoideus.
- Am häufigsten wird der **axilläre Zugang** gewählt, da er technisch einfach ist und als komplikationsarm gilt. Die Nachteile der axillären Plexusblockade liegen unter anderem in der geringen Ausbreitung und der oft beobachteten radialen „Lücke" bzw. einer inkompletten Anästhesie im Bereich des N. musculocutaneus. Durch die zunehmende Verbreitung der ultraschallgesteuerten Punktion lassen sich jedoch auch diese beiden Nerven besser orten und blockieren.
- Der Vorteil der **vertikalen infraklavikulären Plexusblockade** liegt in der größeren Anästhesieausbreitung. Im Vergleich zum axillären Block ist die Rate an kompletten Blockaden höher (88 vs. 70 %) und der Oberarm wird mit eingeschlossen, was wichtig für die Anlage einer Blutleere ist. Ein weiterer Vorteil liegt darin, dass bei der Punktion der Arm schmerzfrei an der Seite des Körpers gelagert werden kann, was besonders bei frischen Frakturen vorteilhaft ist.

FRAGE

Welche speziellen **Nebenwirkungen** kennen Sie bei der **interskalenären Plexusblockade**?

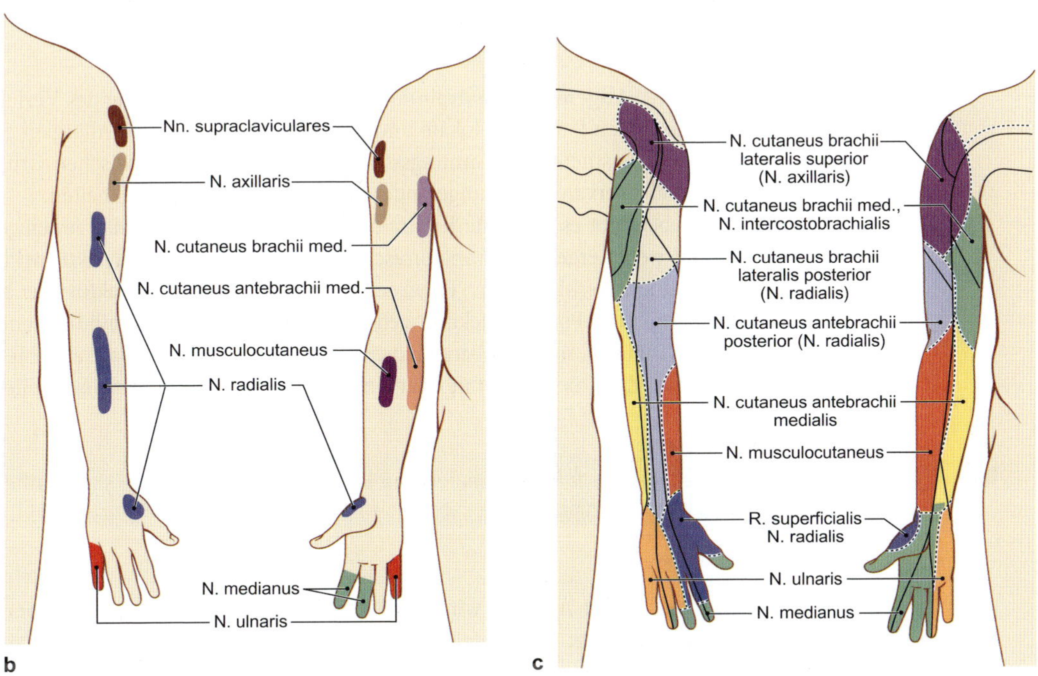

Abb. 1.6 Plexus brachialis [L126]
b) Autonomgebiete der Nerven von Arm und Hand
c) Versorgungsgebiete der Nerven von Arm und Hand

Antwort Hier ist zum einen die ipsilaterale Phrenikusparese (100 %), die Rekurrensparese (6,5 %) und das Horner-Syndrom (13 %) zu nennen. Daher darf nie beidseitig blockiert werden. Selten können Bradykardien und Blutdruckabfälle auftreten.

FRAGE

Sie erwähnten die Nervenstimulation. Welche **Muskelantwort** kennen Sie für den **interskalenären** bzw. den **axillären Plexus**?

Antwort Es kommt bei beiden Methoden natürlich auf die Nerven an, die stimuliert werden. Beim axillären Plexus sind dies der N. ulnaris, N. medianus, N. radialis, N. axillaris und N. musculocutaneus.

- Eine Ulnarflexion der Hand, eine Beugung der beiden ulnaren Finger oder ein Fingerspreizen zeigt die Stimulation des **N. ulnaris** an.
- Bei der Stimulation des **N. medianus** würde man vor allem eine Beugung im Handgelenk, eine Abspreizung des Daumens und eine Pronation des Unterarms erwarten.
- Für den **N. radialis** sind Streckungen im Radioulnargelenk sowie eine Supination und eine Streckung der Finger kennzeichnend.

FRAGE

Sie haben nun einen Patienten im Notdienst, bei dem Sie aufgrund einer Fraktur des Armes eine Plexusanästhesie in Betracht ziehen. Welche allgemeinen bzw. speziellen **Kontraindikationen** kennen Sie, die gegen einen Plexus sprechen?

Antwort **Allgemeine** Kontraindikationen sind die Ablehnung des Verfahrens durch den Patienten, lokale und systemische Infektionen, Allergien gegen Lokalanästhetika, Gerinnungsstörungen sowie, aus forensischen Gründen, lokale Nervenschädigungen oder systemische Nervenkrankheiten.

Daneben gibt es **spezielle** Kontraindikationen, die sich aus den jeweiligen Zugangswegen ergeben und anatomisch bedingt sind. Eine infraklavikuläre Plexusanästhesie verbietet sich z. B. bei einer dislozierten Klavikulafraktur oder bei einem liegenden Port im Injektionsgebiet. Weitere spezielle Kontraindikationen für Plexusanästhesien der oberen Extremität sind z. B. ein kontralateraler Pneumothorax, Z. n. Pneumektomie oder eine Phrenikusparese auf der Gegenseite.

FRAGE

Kennen Sie Gründe für **kontinuierliche Blockaden** bzw. die Einlage eines **Katheters** in das Injektionsgebiet?

Antwort Am häufigsten wird ein Katheter für die **postoperative Schmerztherapie** eingelegt. Ein Beispiel ist hier Erleichterung der postoperativen Mobilisation nach Schulteroperationen. Eine weitere Indikation ist die Notwendigkeit einer **Sympathikolyse**, z. B. bei Replantationen von Fingern oder bei Morbus Sudeck. Eher selten wird der Katheter für die Nachinjektion intraoperativ notwendig.

FRAGE
Warum werden denn Plexusanästhesien am **Bein** so selten durchgeführt?

Antwort Das liegt an der Anatomie des **Plexus lumbosacralis**. Die Nerven des Plexus brachialis treten gemeinsam auf den Arm über. Dies ist beim Plexus lumbosacralis jedoch nicht der Fall und somit besteht hier nicht die Möglichkeit, die Sensibilität durch eine einzige Injektion vollständig zu blockieren. Um eine komplette Anästhesie des Beines zu gewährleisten, wären mehrere Injektionen großer Mengen Lokalanästhetika notwendig. Durch die Kombination mehrerer Nervenblockaden besteht die Gefahr, die erlaubte LA-Höchstdosis zu überschreiten.

Als Alternative stehen mit den **rückenmarksnahen Anästhesien** einfache, schnellere und sicherere Möglichkeiten zur Verfügung.

FRAGE
Wissen Sie, was man unter einem 3-in-1-Block versteht?

Antwort Der Begriff wird synonym für die Blockade des N. femoralis verwendet. 3-in-1-Block deshalb, da durch die Injektion von LA unterhalb des Leistenbandes nicht nur der **N. femoralis**, sondern durch proximale Ausbreitung auch der **N. obturatorius** und der **N. cutaneus femoris lateralis** anästhesiert werden sollen. Die Punktionsstelle befindet sich ca. 2 cm unterhalb der Leistenfalte und lateral der Arterie (**IVAN**). Durch die Blockade der drei Nerven ergibt sich ein betäubtes Areal von medialem, anteriorem und lateralem Oberschenkel sowie an der Vorderseite des Oberschenkels. Die Methode kann prinzipiell als Ergänzung zu einer Ischiadikusblockade oder in Kombination mit einer Allgemeinanästhesie erfolgen. Sie eignet sich besonders zur postoperativen Schmerztherapie, z. B. nach Kniegelenksoperationen wie der vorderen Kreuzbandplastik.

MERKE
IVAN – **I**nnen **V**ene, **A**rterie, **N**erv

FALLBEISPIEL
Sie lösen einen Kollegen im Zuge der Mittagspause bei einer OP ab. Es handelt sich um einen jungen Patienten mit Plattenosteosynthese bei distaler Radiusfraktur. Der axilläre Plexus wurde vor 5 Minuten mit 40 ml Prilocain 1 % gestochen, laut Ihrem Kollegen ging alles problemlos. Der Patient hat keine Vorerkrankungen und ist auf seinen Wunsch mit Dormicum sediert. Die chirurgischen Kollegen legen soeben die Blutsperre an.

FRAGE
Womit rechnen Sie und weshalb?

Antwort Um die volle Wirkung zu erreichen benötigt Prilocain (wie die meisten LA) beim axillären Plexus 10–20 Minuten. Es ist also davon auszugehen, dass der Patient so kurz nach Injektion des LA die Blutsperre als schmerzhaft empfindet. Man sollte also die Kollegen der Chirurgie bitten noch ein wenig zu warten.

FRAGE

Sehr gut, nun haben Sie 10 Minuten gewartet, der Patient toleriert die Blutsperre gut, der Hautschnitt löste auch keine Reaktion bei Ihrem Patienten aus. Nach 10 weiteren Minuten wird Ihr Patient unruhig und der Blutdruck steigt. Was tun Sie nun?

Antwort Bei eindeutigen physiologischen Schmerzzeichen wie Anstieg der Herzfrequenz und des Blutdrucks, Unruhe des sedierten Patienten und Schweißabsonderung ist mit einer unzureichenden Wirkung des Plexus zu rechnen. Gründe hierfür können eine unzureichende Anästhesie einzelner Nerven sein. Der Patient benötigt also zusätzlich eine systemische Analgesie. Hierfür bietet sich der Einsatz von Ketamin S oder die langsame Titrierung von Fentanyl an.

1.4.4 Blockade peripherer Nerven

FRAGE

Kennen Sie **Indikationen** für die Blockade peripherer Nerven?

Antwort Die periphere Blockade einzelner Nerven dient meist der **Vervollständigung einer inkompletten Plexusanästhesie**. Eine andere Indikation kann sein, dass nur ein kleines Areal blockiert werden muss. Dieses Verfahren bietet sich z. B. bei **Operationen an einzelnen Fingern oder Zehen** an, insbesondere bei Patienten mit erhöhtem Risiko für eine Allgemeinanästhesie oder eine rückenmarksnahe Anästhesie, z. B. Amputation einzelner Zehen bei Patienten mit pAVK oder Diabetes mellitus in einem Fußblock. Eine andere Indikation ist z. B. eine **Zirkumzision** in Lokalanästhesie.

Daneben werden periphere Nervenblockaden auch in Kombination mit einer Allgemeinanästhesie durchgeführt, z. B. zur Schmerztherapie in der unmittelbar **postoperativen Phase**.

Außerhalb des operativen Bereichs werden solche Blockaden auch zur **Therapie chronischer Schmerzen** eingesetzt.

FRAGE

Nennen Sie bitte **Beispiele** für periphere Blockaden!

Antwort Durch Leitungsanästhesien können unter anderem folgende Nerven blockiert werden:

- **untere Extremität**:
  - N. femoralis
  - N. ischiadicus

- N. obturatorius
- N. pudendus
- **obere Extremität**:
  - N. medianus
  - N. ulnaris
  - N. radialis
  - N. musculocutaneus
- **Kopf**: Endäste des N. trigeminus
- **Thorax**: Interkostalnerven

1.4.5 Spinalanästhesie

FRAGE
Was verstehen Sie unter einer Spinalanästhesie?

Antwort Die Spinalanästhesie ist eine rückenmarksnahe Form der Regionalanästhesie. Durch Injektion von Lokalanästhetikum in den Subarachnoidalraum der unteren Lendenwirbelsäule wird eine Ausschaltung von sensorischen, motorischen und sympathischen Funktionen erreicht. Der anatomische Blockadeort sind die Nervenwurzeln, die sich im Foramen intervertebrale vereinen.

FRAGE
Nennen Sie bitte **Indikationen** für die Spinalanästhesie.

Antwort Eine zwingende Indikation für eine Spinalanästhesie gibt es nicht. Die Indikationsstellung ist vor allem vom Patienten (Akzeptanz, Vorerkrankungen), von der Art des Eingriffs und der Operationsdauer abhängig. Die Spinalanästhesie eignet sich als einfaches und sicheres Verfahren vor allem für Operationen an der unteren Extremität, im Genital- und Perianalbereich sowie bei Sectiones und anderen abdominellen Operationen.

FRAGE
Was sind die **Vorteile** einer Spinalanästhesie gegenüber einer Allgemeinanästhesie?

Antwort Vorteile hat die Spinalanästhesie vor allem bei Patienten mit erhöhtem Aspirationsrisiko oder bei Patienten mit erschwerten Intubationsbedingungen. Daher gilt sie als Verfahren der Wahl bei der **Sectio**. Von Vorteil ist sie auch, wenn **intraoperativ** eine **neurologische Überwachung** wünschenswert ist, z. B. zur Diagnostik eines TUR-Syndroms. Auch bei Diabetikern kann eine Spinale von Vorteil sein, da eine frühere Nahrungsaufnahme postoperativ möglich ist.

Insgesamt bekommt der Patient bei einer Spinalanästhesie weniger Medikamente, die Gabe von Muskelrelaxanzien oder volatilen Anästhetika wird vermieden. Dadurch gibt es keine Gefahr eines Relaxansüberhanges, einer Awareness oder einer malignen Hyperthermie.

Darüber hinaus ist die metabolische Stressreaktion bei einer Operation durch eine Spinalanästhesie geringer. Ein weiterer, oft vernachlässigter Punkt ist, dass Komplikationen durch Thrombembolien um fast die Hälfte reduziert sind. Des Weiteren ist der Blutverlust durch eine subarachnoidale Blockade geringer.

FRAGE
Nennen Sie mir bitte **absolute Kontraindikationen** für eine Spinalanästhesie.

Antwort Hier sind als absolute Kontraindikationen die folgenden Punkte zu nennen:
- Ablehnung durch den Patienten
- Gerinnungsstörungen durch Erkrankungen (Thrombopenie, Hämophilie, Koagulopathien) oder Medikamente (Clopidogrel, Heparin, Marcumar)
- Allergie gegen LA
- lokale Infektion im Bereich der Injektionsstelle
- schwere Hypovolämie
- hochgradige Klappenstenosen (v. a. Aortenklappenstenose)
- erhöhter Hirndruck

FRAGE
Kennen Sie auch **relative Kontraindikationen** für eine Spinalanästhesie?

Antwort Dazu gehören z. B. neurologische Erkrankungen. Auch bei chronischen Schmerzen im unteren Rücken, Bandscheibenvorfällen (v. a. aus forensischen Gründen), sowie bei Sepsis und pulmonaler Hypertonie müssen die Risiken gut abgewogen werden.

FRAGE
Welche **laborchemischen Grenzwerte** gibt es, die für die Spinalanästhesie gelten?

Antwort Als Grenzwerte bei Ausschluss **angeborener Gerinnungsstörungen** gelten:
- PTT > 45 s
- Quick < 60 %
- Thrombozyten < 100.000/µl
- Blutungszeit > 10 min

FRAGE
Erklären Sie mir bitte, welche **Strukturen** Sie bei der Spinalanästhesie penetrieren.

Antwort Nach der Penetration der Haut und des Unterhautfettgewebes wird das **Lig. supraspinale** durchdrungen. Darauf folgt das **Lig. interspinale**,

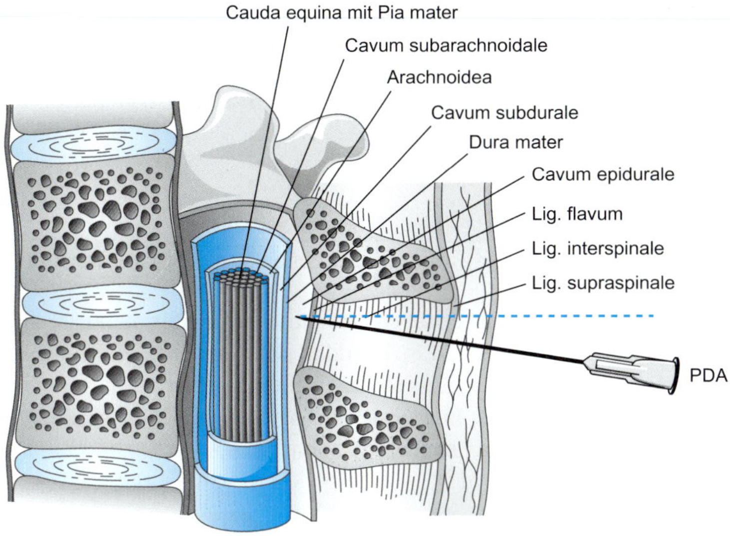

Abb. 1.7 Punktion des Liquorraumes [L106]

das direkt an das Lig. flavum angrenzt. Direkt ventral des Lig. flavum beginnt der Periduralraum, dessen ventrale Begrenzung durch die **Dura mater** gebildet wird. Diese wiederum liegt der Arachnoidea, nur durch einen kapillären Raum getrennt, direkt an (➤ Abb. 1.7).

PLUS Beim Durchdringen der Dura ist meist ein kleiner „Klick" zu spüren, der das Erreichen des Liquorraums kennzeichnet.

FRAGE
Wofür spricht **Liquor**, der **nicht wasserklar** ist?

Antwort Normalerweise ist Liquor, wie gesagt klar wie Wasser. Eine andere Farbe kann er annehmen, wenn er z. B. durch eine Gefäßverletzung mit Blut tangiert ist. **Xanthochromer** bzw. **gelblicher** Liquor kann für eine zurückliegende Subarachnoidalblutung, eine stattgehabte Massenblutung mit Ventrikeleinblutung oder einen massiv erhöhten Eiweißgehalt sprechen. **Trüber** Liquor spricht für eine Zellzahlerhöhung und eine massive Trübung für eine Bakteriämie. In diesem Fall sollte die Spinalanästhesie abgebrochen werden und der Liquor zur weiteren Labordiagnostik eingeschickt werden.

FRAGE
Erklären Sie mir bitte den Begriff **Dermatom** und geben Sie Beispiele.

Antwort Ein Hautbezirk, der von einem bestimmten Spinalnerv sensibel versorgt wird, wird als Dermatom bezeichnet. Die Grenzen der Dermatome sind jedoch nicht streng markiert, es gibt Überlappungen. Als wichtige Dermatome sollte man sich merken (➤ Abb. 1.8):

- C3–4–5: N. phrenicus
- C6: daumenseitiger Unterarm

- Th6: Brustwarzen
- Th10: Bauchnabel
- L5: äußeres Schambein, großer Zeh

MERKE C3–4–5 keeps the Phrenicus alive!

FRAGE
Warum sind die Dermatome bei den rückenmarksnahen Anästhesien wichtig?

Antwort Die Dermatome erlauben eine Einschätzung für die Ausbreitung der Spinalanästhesie (➤ Abb. 1.8). Es erklärt sich von selbst, dass vor Operationsbeginn getestet werden muss ob das Operationsgebiet im anästhesierten Areal liegt. Darüber hinaus muss eine aufsteigende, zu hohe Anästhesie erkannt werden, um präventiv handeln zu können.

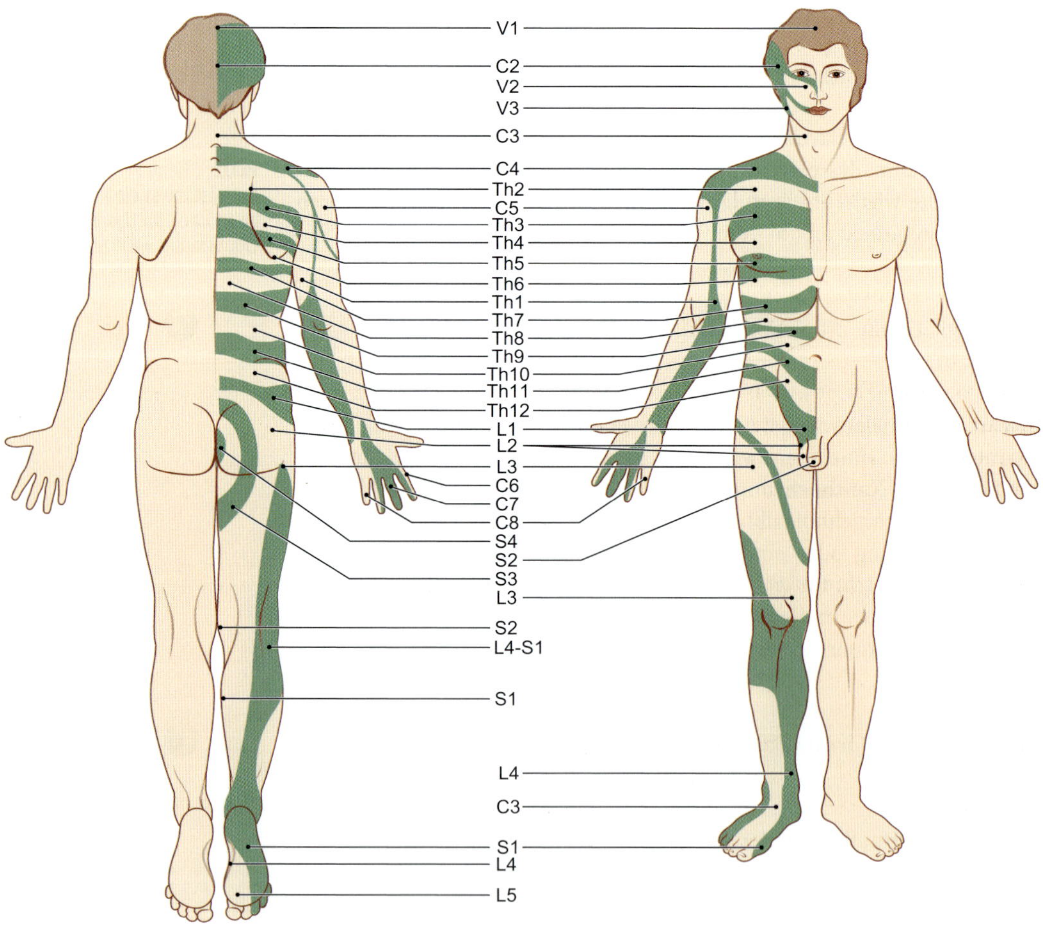

Abb. 1.8 Dermatome und ihre zugehörigen Rückenmarksegmente [L126]

FRAGE
Wie testen Sie die **Höhe einer Spinalanästhesie**?

PLUS Fixierungszeit: Eine sog. Fixierungszeit, in der das Lokalanästhetikum sich endgültig an die Nerven gebunden hat, existiert nicht! Selbst nach langem Warten kann die Anästhesieausdehnung bei Lageänderungen zunehmen!

Antwort Man kann z. B. durch ein Besprühen der Haut mit Desinfektionsmittel das Dermatom identifizieren, bei dem das Kaltempfinden verschwindet. Wichtig ist, dass die sympathische Blockade ca. 1–2 Segmente über der sensiblen, und diese wiederum 1–2 Segmente über der motorischen Blockade liegt.

FRAGE
Wissen Sie, was im Zuge der Spinalanästhesie eine **Barbotage** ist?

Antwort Bei der Verwendung von isobaren LA wird Liquor in die mit LA gefüllte Spritze aufgezogen. Das hierdurch entstandene Gemisch wird wieder in den Subarachnoidalraum injiziert. Man vermutet, dass durch Verwirbelung eine höhere Anästhesieausbreitung erreicht wird. Dieser Effekt ist aber wahrscheinlich nur gering ausgeprägt.

Durch eine Barbotage wird das LA verdünnt und die lokale Toxizität reduziert.

FRAGE
Was tun Sie nach der Injektion des LA?

Antwort Unmittelbar nach der Applikation des LA ist die Gefahr von **Frühkomplikationen** besonders groß. Eine engmaschige Überwachung des Patienten muss unbedingt erfolgen, um einen Blutdruckabfall mit Bradykardie, eine versehentliche intravasale Injektion und Intoxikation und eine totale Spinalanästhesie sofort zu erkennen. Das weitere Vorgehen nach der Injektion richtet sich nach der geplanten Anästhesieausdehnung, der Dichte der verwendeten Lösung und der Fixierungszeit des LA.

FRAGE
Welche **Risiken** und **Komplikationen** einer Spinalanästhesie kennen Sie?

Antwort Die häufigsten Komplikationen der Spinalanästhesie sind **Hypotonie**, **Bradykardie**, **Übelkeit** und **Erbrechen** (wahrscheinlich aufgrund des Blutdruckabfalls). Weitere häufige Komplikationen beinhalten den **postpunktionellen Kopfschmerz** sowie bleibende **Rückenschmerzen** und **Parästhesien**. Weniger häufig, aber gefürchtet sind Nervenschäden, Meningitis, totale Spinalanästhesie, Querschnitt sowie Abszesse und Blutungen.

FRAGE
Wie hoch ist die Wahrscheinlichkeit eines **Querschnitts** oder von **Nervenschädigungen** bei einer Spinalanästhesie?

Antwort Die Inzidenz für einen Querschnitt oder neurologische Defizite nach einer Spinalanästhesie lag in einer prospektiven Studie bei ungefähr **6 : 10.000**. Die meisten neurologischen Probleme waren jedoch passagerer Natur. Punktionsbedingte Hämatome traten mit einer Häufigkeit von 1 : 220.000 auf. Auf 500.000 Spinalanästhesien kommen ungefähr 2 Herzstillstände und 4 bakterielle Infektionen.

FRAGE
Erklären Sie kurz die **klinischen Zeichen einer totalen Spinalanästhesie**.

Antwort Eine totale Spinale ist die Folge einer inadäquat hohen subarachnoidal verabreichten LA-Menge. Sie ist gekennzeichnet durch eine komplette Sympathikusblockade mit **Bradykardie bis Asystolie** und ausgeprägte **Hypotonie** sowie eine **Lähmung der Atemmuskulatur** einschließlich Zwerchfelllähmung. Weitere klinische Zeichen sind Dyspnoe, Unruhe des Patienten, Bewusstseinsverlust und Pupillenerweiterung. Die **Sofortmaßnahmen** beinhalten eine Sicherung der Atemwege, Intubation, Beatmung mit 100 % O_2, rasche Volumengabe und die Gabe von Vasopressoren (Akrinor®, Noradrenalin oder Adrenalin).

FRAGE
Falls ein Patient während einer **Spinalanästhesie** einen Herzstillstand erleidet, wie würden sich Ihre **Wiederbelebungsmaßnahmen** von dem Standard-ALS unterscheiden?

Antwort Bei einem Patienten unter Spinalanästhesie muss von einem Verlust des Sympathikotonus und einem verminderten peripheren Gefäßwiderstand ausgegangen werden. Deshalb sind schneller **hohe Dosen Adrenalin** notwendig, um den peripheren Gefäßwiderstand sowie die Koronarperfusion zu erhöhen. Eine Möglichkeit wäre z. B., die Adrenalindosis nach jeder Injektion zu verdoppeln.

FRAGE
Wie kann es durch eine Regionalanästhesie zur **Hypotonie** kommen?

Antwort Sowohl die Spinal- als auch die Epiduralanästhesie können durch die Blockade von sympathischen Nervenfasern eine **Vasodilatation** hervorrufen. Blockaden unterhalb des Dermatoms Th5 rufen weniger ausgeprägte Blutdruckabfälle hervor, da die obere Extremität durch Vasokonstriktion noch entgegensteuern kann. Durch Blockaden **oberhalb des Dermatoms Th4** können die sog. Nn. accerelantes blockiert werden, was wiederum in Bradykardien und einem verminderten HZV führen kann.

FRAGE
Was sind die **Gefahren eines Blutdruckabfalls** bei einer Spinalanästhesie für eine **Sectio**?

Antwort Bereits kurz nach der Injektion des LA kommt es schlagartig zum Blutdruckabfall. Die Schwangere berichtet meist über ein „komisches Gefühl" oder Übelkeit. Wegen der Sympathikusblockade kommt es bei praktisch jeder Schwangeren zum Blutdruckabfall.

Die Gefahren liegen zum einen bei der **Schwangeren** in Übelkeit und Erbrechen, Bewusstseinsverlust, Aspiration, Apnoe und Herzstillstand. Für den **Fetus** kann die Hypotonie zu einer ungenügenden Plazentadurblutung mit folgender fetaler Hypoxie, Azidose und neurologischen Schädigungen kommen.

FRAGE
Was tun Sie **prophylaktisch** vor jeder Sectio in Spinalanästhesie?

Antwort Es sollte vor jedem Kaiserschnitt in Spinalanästhesie eine **prophylaktische Prähydrierung** erfolgen (ca. 1.000 ml Ringer). Der Blutdruckabfall lässt sich zwar dadurch nicht per se verhindern, jedoch wird möglicherweise die benötigte Vasopressorendosis vermindert. Die Hypotonie sollte titrierend mit einem Vasopressor, z. B. Caphedrin/Theoadrenalin (Akrinor®), behandelt werden (➤ Kap. 1.6.9).

1.4.6 Periduralanästhesie

FRAGE
Wo befindet sich der **Periduralraum**?

Antwort Der Periduralraum, klinisch auch Epiduralraum genannt, befindet sich, wie der Name schon sagt, außerhalb des Durasacks. Er erstreckt sich vom Foramen magnum bis zum 4. Sakralwirbel und liegt zwischen der Dura mater spinalis und dem äußeren Durablatt (Periost). Begrenzt wird er dorsal durch das Lig. flavum, seitlich kommuniziert er über die Foramina intervertebralia mit dem paravertebralen Raum. Die ventrale Begrenzung bildet das hintere Längsband/Lig. longitudinale anterius der Wirbelkörper. Er enthält Fettgewebe, einen dichten Venenplexus, Arterien, Lymphgefäße sowie die Spinalnervenwurzeln. Der Periduralraum ist unterschiedlich breit. Lumbal sind es ca. 5–6 mm, in der Thoraxmitte ca. 3–5 mm und zervikal nur 3 mm. Wichtig ist auch, dass er sich nach posterolateral verengt, d. h. dass der sicherste Zugang in der Mittellinie und in der mittleren Lumbalregion liegt.

FRAGE
Wie wird der Periduralraum bei der PDA identifiziert?

Antwort Es gibt zwei Methoden, die sich beide den leicht negativen Druck im Periduralraum zunutze machen.

Die Widerstandsverlustmethode oder „**loss of resistance**"-Methode wird zunächst eine Punktionsnadel bis in das Lig. interspinale vorgeschoben.

Hierbei spürt man einen „knirschenden Widerstand". Dann wird der Mandrin entfernt und eine mit NaCl gefüllte Spritze unter kontinuierlichem Stempeldrücken vorgeschoben. Wichtig ist, dass die Hand am Rücken des Patienten abgestützt wird. Nach Durchdringen des Lig. flavum lässt der Widerstand auf dem Spritzenstempel plötzlich nach und der Spritzeninhalt entleert sich. Dies ist das Zeichen, dass der Periduralraum erreicht ist.

Die **Methode des hängenden Tropfens** bedient sich ebenfalls des subathomsphärischen Drucks im Periduralraum. Hierbei wird nach dem Durchdringen des Lig. interspinale ein Tropfen NaCl 0,9 % an die Punktionskanüle gehängt. Diese wird nun (am besten bei Inspiration des Patienten) langsam vorgeschoben. Ist der Periduralraum erreicht, wird der hängende Tropfen in die Kanüle gezogen.

FRAGE

Was tun Sie, bevor Sie nach erfolgreicher Punktion die Gesamtmenge des LA einspritzen?

Antwort Wichtig ist der **Ausschluss** einer **intrathekalen** oder intravasalen **Lage** des Katheters. Dafür spritzt man – nach Aspiration – zunächst eine **Testdosis** (z. B. Bupivacain 3–5 ml) und wartet dann ca. 5 Minuten. Falls der Patient direkt nach Injektion der Testdosis ein Wärme- und Schweregefühl in den Beinen verspürt, muss von einer subarachnoidalen Lage des Katheters ausgegangen werden.

FRAGE

Falls Sie nun unbemerkt die **Dura verletzt** haben, was passiert dann?

Antwort Erfolgt eine Injektion der PDA-Gesamtdosis in den Liquorraum, kommt es zur **totalen Spinalanästhesie**. Das ist auch der Grund, weshalb vor jeder Repetitionsdosis zunächst eine Aspirationsprobe und anschließend eine Testdosis gegeben werden sollte.

FRAGE

Warum hat der **Katheter** für die PDA **Entfernungsmarkierungen**?

Antwort Nicht nur der Katheter, sondern auch die Punktionskanülen haben Entfernungsmarkierungen, um zu sehen, wie groß die **Entfernung der Nadelspitze zum Hautniveau** ist. Je nach Dicke des Unterhautfettgewebes liegt die Distanz zwischen Haut und Periduralraum bei ca. 3–7 cm. Für eine korrekte Lage des Katheters sollte dieser etwa 2–3 cm tief im Periduralraum liegen. Liegt er zu tief, besteht die Gefahr, dass er abknickt, sich aufrollt oder in einem Foramen intervertebrale zu liegen kommt. Die Folge wäre eine einseitige oder ungenügende Anästhesie oder, dass eine Injektion nicht möglich ist. Wichtig ist die exakte Dokumentation des Katheterhautniveaus und der Tiefe des Periduralraums, um eine Dislokation zu erkennen.

FRAGE

Warum wünschen sich die chirurgischen Kollegen oft eine **PDK-Anlage** bei größeren **Darmoperationen**?

Antwort Durch die Anlage eines thorakalen Periduralkatheters kommt es zu einer **Hemmung der sympathischen Darminnervation** und damit zu einem Überwiegen des Vagus. Dadurch vermindert sich das Ausmaß der postoperativen Darmatonie, die Verdauung kommt schneller wieder in Gang und die Patienten erholen sich früher.

FRAGE

Wie würden Sie ein Lokalanästhetikum für eine PDA **dosieren**?

Antwort Die Dosierung hängt vom verwendeten Lokalanästhetikum, der geplanten Qualität der Blockade und der gewünschten Anästhesieausbreitung ab. Die Blockadequalität lässt sich durch die Konzentration des Lokalanästhetikums steuern. Die Ausdehnung wird durch das Volumen der Lösung beeinflusst.

Das zu injizierende Volumen richtet sich vor allem nach der Körpergröße, dem Alter und den zu betäubenden Segmenten. Als grobe Formel kann bei **Erwachsenen 1–1,5 ml pro Segment** gerechnet werden. Wichtig ist hierbei, dass **alte Patienten** bis zu **50 % weniger** Volumen benötigen! Wären z. B. für einen 20-Jährigen ca. 1,5 ml/Segment notwendig, benötigt man für einen 80-Jährigen nur noch 0,8 ml/Segment.

FRAGE

Würden Sie bei einem **heparinisierten** Patienten eine PDA durchführen?

Antwort Vor und nach Anlage einer rückenmarksnahen Anästhesie sowie vor und nach Entfernung von rückenmarksnahen Kathetern müssen bestimmte Zeitintervalle eingehalten werden, die sich je nach verwendetem Heparin unterscheiden (➤ Tab. 1.13).

- So ist bei **unfraktioniertem Heparin** in prophylaktischer Dosierung ein Zeitintervall von **1–2 Stunden** zwischen Heparingabe und Punktion bzw. Entfernung eines Katheters notwendig. Bei therapeutischer Antikoagulation beträgt der Abstand **4 Stunden**.
- Für **niedermolekulare Heparine** wie z. B. Enoxaparin müssen längere Zeitabstände eingehalten werden, mindestens **12 Stunden** für eine prophylaktische Antikoagulation und mindestens **24 Stunden** für eine therapeutische Antikoagulation.
- Bei der gleichzeitigen Therapie mit **niedermolekularen Heparinen und ASS** müssen vor der Katheteranlage und -entfernung die niedermolekularen Heparine **36–42 Stunden** pausiert werden.

Werden diese Abstände eingehalten, ist die Anlage eines Periduralkatheters möglich.

Tab. 1.13 Empfohlene Zeitintervalle vor und nach rückenmarksnaher Punktion/Katheterentfernung bei heparinisierten Patienten

	Vor Punktion/Katheterentfernung	**Nach Punktion/Katheterentfernug**
unfraktionierte Heparine (Prophylaxe < 15.000 ID/d)	4 h	1 h
unfraktionierte Heparine (Therapie)	4–6 h	1 h
niedermolekulare Heparine (Prophylaxe)	12 h	2–4 h
niedermolekulare Heparine (Therapie)	24 h	2–4 h
Clopidogrel	7 Tage	nach Katheterentfernung
ASS	keine	keine
Rivaroxaban	18 h	6 h
Vitamin-K-Antagonisten	INR < 1,4	nach Katheterentfernung

FRAGE

Können Sie mir die Unterschiede zwischen einer **Spinalanästhesie** und einer **PDA** beschreiben?

Antwort Bei einer **Spinalanästhesie** wird eine kleine Menge LA direkt in den Liquorraum injiziert und damit eine schnelle, vorhersehbare Blockade ausgelöst. Dadurch wird eine ausgeprägte sensorische und motorische Blockade erreicht. Darüber hinaus ist sie technisch relativ einfach und leicht zu erlernen. Die Gefahr für systemisch-toxische Wirkungen ist eher gering.

Für eine **PDA** sind viel höhere Dosen an LA notwendig, um den Periduralraum zu füllen und um die Nervenhüllen zu durchdringen. Des Weiteren tritt hier die Wirkung auch viel langsamer ein. Es wird eine differenzierte segmentale Blockade sympathischer, sensorischer und motorischer Funktionen erreicht. Die Blockade kann durch einen Katheter kontinuierlich erfolgen. Die Technik ist schwerer zu erlernen, da das Auffinden des Periduralraums Geschick und Erfahrung benötigt.

FRAGE

Wann werden **Opiate** bei der PDA benutzt?

Antwort Inzwischen ist die Kombination von periduralen Opioiden mit niedrig dosierten Lokalanästhetika die Regel für die perioperative Schmerztherapie. Nur bei sehr alten Patienten (> 80 Jahre) oder Patienten, bei denen aufgrund von Begleiterkrankungen (z. B. obstruktives Schlafapnoesyndrom) oder einer Begleitmedikation von einem erhöhten Risiko für eine Atemdepression ausgegangen werden muss, verzichtet man auf eine Opiatzugabe. Opiate bewirken eine **supplementäre, lang anhaltende Analgesie** und erlauben die Anwendung von **geringeren Konzentrationen der Lokalanästhetika**. Dadurch kommt es zu geringeren Auswirkungen auf das Kreislaufsystem bei gleicher oder sogar besserer Analgesie und die Patienten lassen sich leichter mobilisieren. **Nebenwirkungen** einer periduralen Opiatgabe sind eine frühe oder späte Atemdepression, Übelkeit, Erbrechen und Juckreiz. Das Ausmaß dieser Nebenwirkungen ist aber deutlich geringer als bei einer systemischen Opiatgabe.

FRAGE
Was sind die **Nachteile** einer Spinalanästhesie gegenüber einer PDA bei einer Sectio cesarea?

Antwort Die Vorteile der Spinalanästhesie gegenüber der PDA liegen in der einfachen Technik, einem schnellen Wirkungseintritt und einer guten Analgesie. Die wesentlichen Nachteile gegenüber der PDA sind das größere Risiko für rasante **Blutdruckabfälle** wegen der schnellen Sympathikolyse sowie eine nicht vorhersehbare **Ausbreitung der Anästhesie nach thorakal**. Als weitere Nachteile gelten ein **niedrigerer fetaler base excess** (BE) als bei PDA oder Allgemeinanästhesie. Darüber hinaus sind Bradykardien und postspinale Kopfschmerzen bei der Spinalanästhesie häufiger zu erwarten.

1.4.7 Intravenöse Regionalanästhesie

FRAGE
Können Sie kurz die **Technik** einer intravenösen Regionalanästhesie IVRA beschreiben?

Antwort IVRAs eignen sich gut für die Betäubung einer Extremität und sind bei Beachtung von ein paar Besonderheiten ein einfaches und sicheres Verfahren. Hierfür wird nach der Platzierung eines peripheren Zugangs eine Blutleere mit Doppelmanschette angelegt. Die Extremität wird zunächst angehoben und ausgewickelt, dann der **Tourniquet** angelegt. In der Doppelmanschette wird zuerst die **proximale Kammer gefüllt**. Nun kann das LA injiziert werden. Hierfür bieten sich Prilocain 0,2 % oder Mepivacain an. Nach ca. 5–10 Minuten tritt eine Anästhesie ein. Nun wird die **distale Kammer gefüllt** und die **proximale Kammer abgelassen**. Die maximale Dauer der Blutsperre sollte 120 Minuten nicht überschreiten, um ischämische Schäden zu vermeiden. Des Weiteren ist zu beachten, dass die Manschette frühestens nach 30 Minuten geöffnet werden darf, um systemische Reaktionen des LA zu vermeiden.

MERKE
Wegen der Gefahr von kardiotoxischen Nebenwirkungen sollten Bupivacain, Ropivacain, Levobupivacain und Etidocain nicht intravasal verwendet werden!

FRAGE
Welche **Kontraindikationen** kennen Sie für die IVRA nach Bier?

Antwort Kontraindikationen sind neben der Ablehnung des Verfahrens durch den Patienten vor allem **Herzrhythmusstörungen** bradykarder Art oder höhergradige **Blockbilder**, **Gefäßerkrankungen** wie arterielle Durchblutungsstörungen oder eine Thrombophlebitis und **Neuropathien**. Nicht angewendet werden sollte das Verfahren darüber hinaus bei Operationen, die länger als 90 Minuten dauern oder bei Operationen, bei denen intraoperativ die Blutsperre aufgehoben werden muss.

1.5 Anästhesie bei Patienten mit Vorerkrankungen

1.5.1 Kardiovaskuläres System

FRAGE

Auf was müssen Sie bei einem **KHK-Patienten** aufgrund seiner Pathophysiologie bei der Narkose achten?

Antwort Patienten mit einer ausgeprägten KHK haben eine **eingeschränkte Koronarreserve** bezüglich des Sauerstoffangebots. Deshalb ist bei der Narkose eine weitere Erhöhung des kardialen Sauerstoffbedarfs z. B. durch eine Tachykardie oder eine weitere Verminderung des Sauerstoffangebots durch eine Hypotonie zu vermeiden.

MERKE Bei Patienten mit bereits stattgehabten Myokardinfarkten ist das Infarktrisiko durch die Operation deutlich erhöht. Die höchste Gefährdung für einen Reinfarkt haben diese Patienten in den ersten 3–4 postoperativen Tagen. Daher muss die perioperative Überwachung diesen Zeitraum mit einschließen.

FRAGE

Welche Narkotika sind bei einer KHK **kontraindiziert**?

Antwort Da **Barbiturate** negativ inotrop wirken, werden sie bei Patienten mit einer KHK nicht eingesetzt. **Ketanest** ist durch seine sympathikotone Reaktion sogar kontraindiziert.

FRAGE

Welche **Medikamente** verwenden Sie für die Narkose bei einem KHK-Patienten?

Antwort **Etomidat** hat die geringste blutdrucksenkende Wirkung und wird daher von vielen Anästhesisten zur Narkoseeinleitung bei instabilen Patienten gerne verwendet. In der Kardioanästhesie werden häufig relativ hohe Dosen von **Opiaten**, z. B. Fentanyl oder Sufentanil mit Midazolam kombiniert, weil beide Substanzen relativ geringe Kreislaufeffekte haben. Propofol hat eine starke blutdrucksenkende Wirkung und darf daher nur sehr langsam und in geringen Dosen verabreicht werden. Die Auswahl des Muskelrelaxans ist abhängig von den Begleiterkrankungen des Patienten und der Dauer des Eingriffs. Zur Aufrechterhaltung der Anästhesie können **alle Narkosegase** verwendet werden. Allerdings ist zu beachten, dass Desfluran bei raschen Konzentrationsänderungen zu Hypertonie und Tachykardie führen kann. Insbesondere für **Isofluran** ist ein kardioprotektiver Effekt durch Präkonditionierung des Myokards beschrieben und es wird daher gerne in der Kardio- oder Gefäßchirurgie verwendet.

FRAGE
Sollte man bei Patienten mit einer KHK auf eine **Spinalanästhesie** ausweichen, wenn sich diese anbietet?

Antwort Eine Spinalanästhesie birgt immer das Risiko einer Hypotonie durch die blockadebedingte Vasodilatiation. Bei einer Blockade oberhalb von Th4 kann es außerdem zu einer Blockade der Nn. accelerantes mit Bradykardien und akuter Herzinsuffizienz kommen. Denkbar wäre eine Spinalanästhesie mit **möglichst geringer Lokalanästhetikadosis**, die man mit Opiaten supplementieren könnte, so wie es sehr häufig auch bei der Spinalen zur Sectio gemacht wird. Eine **Kohydratation** mit **Kolloidlösungen** während der Spinalanästhesie kann helfen, Blutdruckabfälle zu vermeiden. Die Verwendung einer Kathetertechnik würde eine langsame und titrierende Dosierung erlauben, z. B. eine **PDA**. Auf jeden Fall ist vor der Entscheidung für eine rückenmarksnahe Anästhesie eine sorgfältige Nutzen-Risiko-Abwägung notwendig.

PLUS Das frühzeitige Absetzen der dualen Plättchenhemmung nach einer **koronaren Stenteinlage** bewirkt eine exorbitante Erhöhung des Risikos für eine Stentthrombose. Die duale Plättchenhemmung soll bei Drug-eluting-Stents mindestens 12 Monate und bei Metallstents 4–6 Wochen erfolgen. Elektive Eingriffe müssen um diesen Zeitrahmen verschoben werden. Für nicht elektive Eingriffe (Ausnahme: intrakranielle Eingriffe) gilt die Empfehlung, die duale Plättchenhemmung fortzuführen, da das Risiko für eine Stentthrombose das Blutungsrisiko überwiegt.

FRAGE
Welchen **Vorteil** bietet ein **thorakaler Peridualkatheter** bei einem kardialen Risikopatienten?

Antwort Durch die Anlage eines thorakalen PDK kommt es aufgrund der Koronardilatation zu einer **verbesserten Myokarddurchblutung** (letzte Wiese) und durch die Blockade der Nn. accelerantes zu einer Herzfrequenzabnahme und damit zu einem **geringeren Sauerstoffverbrauch**.

FRAGE
Warum sollten bei einer **Aorten-/Mitralstenose** Tachykardien vermieden werden?

Antwort Bei **Mitralstenosen** führt eine Tachykardie zu einer verminderten diastolischen Füllungszeit und damit zu einer **Lungenstauung**. Eine Tachykardie bei **Aortenstenosen** führt auch zu einer Verminderung der diastolischen Füllungszeit und der systolischen Auswurfzeit. Dadurch kann das Auswurfvolumen in kritische Bereiche abfallen und es kann dadurch zur **akuten Dekompensation** kommen. Auch die bei einer Aortenstenose ohnehin schon eingeschränkte Koronarperfusion wird durch eine Tachykardie weiter reduziert.

MERKE Stenosen dürfen nie schnell werden.

FRAGE

Warum muss vor einer Spinalanästhesie eine **Aortenstenose ausgeschlossen** werden?

Antwort Bei einer Aortenstenose muss eine **akute Reduktion der Nachlast vermieden** werden und deshalb ist eine Spinalanästhesie kontraindiziert.

FRAGE

Welche **Herzfrequenz** streben Sie bei einer **Aorteninsuffizienz** an?

Antwort Zur Verminderung des Regurgitationsvolumens ist eine **hochnormale** Herzfrequenz von Vorteil. Ein niedriger systemischer vaskulärer Widerstand senkt weiterhin das Regurgitationsvolumen.

FRAGE

Warum sollten die **blutdrucksenkenden Medikamente** vor einer Operation weiter eingenommen werden?

Antwort Durch ein **Reboundphänomen** nach dem Absetzen bestimmter Medikamente, z. B. Betablocker, sind Hypertoniker durch hypertensive Krisen gefährdet.

FRAGE

Wie erweitern Sie Ihr **Standardmonitoring** bei kardialen Risikopatienten?

PLUS Kardiale Risikopatienten werden mit einem 12-Kanal-EKG und ST-Strecken-Analyse überwacht (➤ Kap. 2.1.1).

Antwort Bei Patienten mit einem erhöhten kardialen Risiko lege ich vor der Narkoseeinleitung in Lokalanästhesie eine **arterielle Blutdruckmessung** an. Damit ist eine optimale Überwachung in den kritischen Phasen der Narkoseeinleitung sichergestellt. Nach der Narkoseeinleitung lege ich einen **ZVK** zur Abschätzung der kardialen Füllungsparameter des Patienten und für eine evtl. notwendige Katecholamintherapie an.

1.5.2 Respiratorisches System

FRAGE

Durch welche Untersuchung können Sie die **Lungenfunktion** eines Patienten beurteilen? Erläutern Sie diese!

Antwort Durch eine Lungenfunktionsprüfung lassen sich Lungenfunktionsstörungen einschätzen und obstruktive von restriktiven Störungen differenzieren (➤ Abb. 1.9). Wichtige Parameter die dabei gemessen werden sind folgende:

- Vitalkapazität (VC): das maximal ventilierte Lungenvolumen
- Residualvolumen (RV): das Volumen, das sich nach maximaler Exspiration noch in der Lunge befindet
- totale Lungencompliance (TLC)
- forciertes exspiratorisches Volumen nach 1 Sekunde (FEV_1)
- Resistance: der Atemwegwiderstand

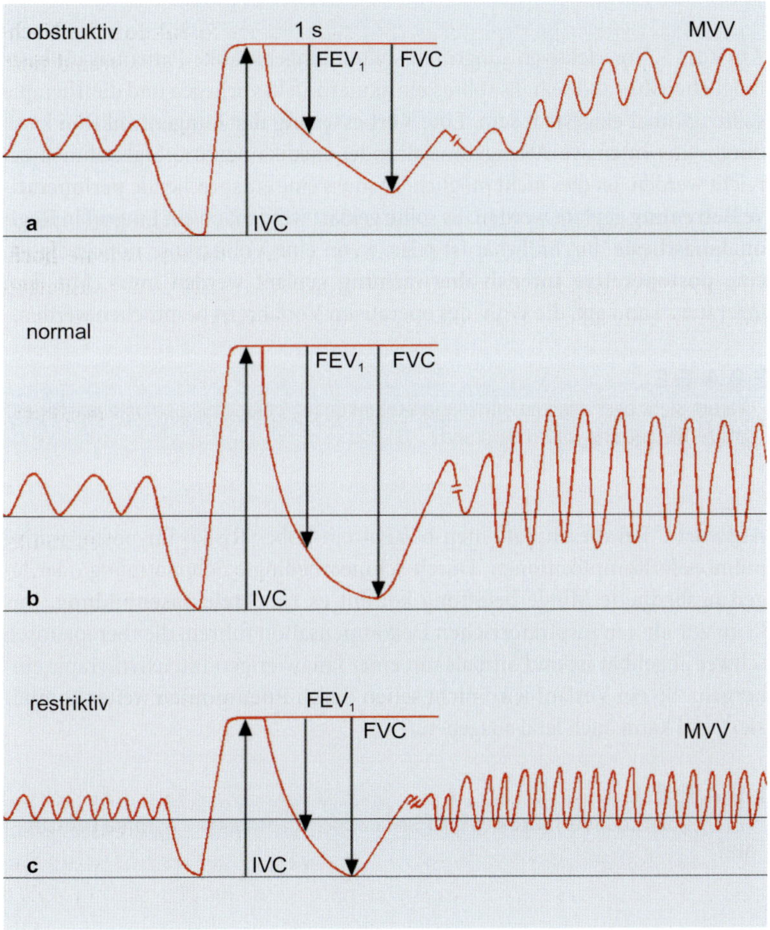

Abb. 1.9 Dynamische Lungenvolumina (IVC = inspiratorische Lungenkapazität; MVV = Atemgrenzwert, maximal voluntary ventilation) [L126]
a) obstruktive Lungenerkrankung (Asthma bronchiale)
b) normale Lungenfunktion
c) restriktive Lungenerkrankung (Lungenfibrose)

FRAGE

Wie verändern sich diese Parameter bei einer obstruktiven und restriktiven **Ventilationsstörung**?

Antwort

- Bei einer **obstruktiven** Ventilationsstörung ist der Atemwegswiderstand erhöht, das Residualvolumen nimmt zu und die FEV_1 nimmt ab.
- Liegt eine **restriktive** Ventilationsstörung vor, so sind Totalkapazität, Compliance und Residualvolumen vermindert.

FRAGE

Was sind die **Konsequenzen** für den Anästhesisten aus einer pathologischen Lungenfunktion?

Antwort Vor elektiven Eingriffen sollten lungenkranke Patienten im bestmöglichen Zustand sein. Es sollte kein akuter Infekt vorliegen und die Therapie sollte optimal eingestellt sein. Eine **Verbesserung der Lungenfunktion** kann durch eine intensive Atemgymnastik oder medikamentöse Maßnahmen erreicht werden. Ist dies nicht möglich, so muss eine entsprechende **perioperative Betreuung** geplant werden. Es sollte geklärt werden, ob ein Eingriff in **Regionalanästhesie** durchführbar ist oder, wenn eine Vollnarkose notwendig ist, eine **postoperative Intensivüberwachung** geplant werden muss. Mit dem Operateur kann ggf. die Wahl des operativen Verfahrens besprochen werden.

FRAGE

Warum steht bei Patienten mit Lungenerkrankungen gerade die optimale **postoperative Betreuung** im Vordergrund?

PLUS Dabei ist zweierlei zu bedenken. 1. Wie wirkt sich die Narkose auf die Lungenfunktion aus? 2. Wie beeinflusst die Lungenfunktion die Narkose?

Antwort Bei diesen Patienten besteht ein hohes Risiko für postoperative pulmonale Komplikationen. Durch schmerzbedingte Schonatmung oder lagerungsbedingte Minderbelüftung kommt es zur **Atelektasenbildung**. Das kann zur akuten respiratorischen Dekompensation führen, die therapeutisch schwer angehbar ist und oftmals mit einer langwierigen Intensivtherapie einhergeht. So ein Verlauf wird nicht selten durch **Pneumonien** weiter kompliziert und kann auch letal ausgehen.

FRAGE

Welches **Narkoseverfahren** wählen Sie bei einem Patienten mit **Asthma bronchiale**?

Antwort Wenn es für die vorgesehene Operation möglich ist, bevorzuge ich eine **Regionalanästhesie**.

Ist ein Regionalanästhesieverfahren nicht möglich, dann wähle ich eine **Inhalationsnarkose** aufgrund der günstigen bronchodilatatorischen Wirkung.

FRAGE

Welche **Medikamente** verwenden Sie dabei für die Narkoseeinleitung und welche sind kontraindiziert?

Antwort Als Einleitungsnarkotika eignen sich **Propofol** und **Etomidat**, Barbiturate sind aufgrund der Histaminfreisetzung kontraindiziert. Succinylcholin führt zu einer Histaminfreisetzung und erhöht die Bronchialsekretion und sollte daher eher nicht eingesetzt werden. Stattdessen kann man für eine Ileuseinleitung **Rocuronium** in höherer Dosierung verwenden. Die Opioide **Fentanyl** und **Sufentanil** sind gut geeignet.

MERKE

Kontraindiziert sind Barbiturate und Succinylcholin. Ein **Asthmaanfall** kann durch ASS, Pyrozolonderivate (Metamizol), Betablocker, Cholinesterasehemmer und Histamin ausgelöst werden.

FRAGE

Auf was müssen Sie bei der **Intubation** achten?

Antwort Die Intubation muss in **tiefer Narkose** erfolgen, um einen Bronchospasmus zu vermeiden.

FRAGE

Welche Besonderheiten müssen Sie bei der **Einstellung des Beatmungsgerätes** beachten?

Antwort Die **Atemfrequenz** soll **niedrig** und die **Exspirationszeit verlängert** sein. Außerdem muss der **Spitzendruck** reduziert werden **(30 mmHg)**. Weiterhin muss auf den **PEEP** geachtet werden, d. h. bei einem hohen intrinsischen PEEP muss der PEEP am Beatmungsgerät reduziert werden (➤ Kap. 2.3.1).

FRAGE

Was können Sie bei einer **akuten intraoperativen obstruktiven Störung** tun?

Antwort Zunächst müssen **obstruktive Faktoren** wie eine Verlegung des Tubus durch Sekret, Cuff-Herniationen, einen Pneumothorax oder eine Verletzung der oberen Atemwege ausgeschlossen werden.

Die **inspiratorische Sauerstoffkonzentration** wird erhöht, der Patient wird manuell beatmet und die **Narkose vertieft**. Über einen Tubusadapter wird z. B. **Salbutamol** verabreicht. Intravenös können bei einem Status asthmaticus Glukokortikoide (Prednisolon 250 mg), Reproterol oder Theophyllin gegeben werden.

FRAGE

Warum ist bei **Rauchern** eine **präoperative Nikotinabstinenz** empfohlen?

Antwort Raucher haben ein erhöhtes Risiko für **perioperative pulmonale Komplikationen**. Rauchen führt zu einer bronchialen Hypersekretion und zu einer unspezifischen bronchialen Hyperreagibilität. Die Carbohämoglobinwerte sind bei Rauchern erhöht und der Sauerstoffgehalt des Blutes damit erniedrigt. Leider stellt sich eine Verbesserung der pulmonalen Ausgangslage jedoch erst nach einigen Wochen ein.

FRAGE
Sollte ein Raucher kurz vor einer Operation aufhören zu rauchen?

Antwort Eine **kurzfristige Nikotinabstinenz** (kürzer als 4 Wochen) wird **nicht** empfohlen, da sich eine Verminderung des Risikos für postoperative pulmonale Komplikationen erst nach einer Abstinenz von über 8 Wochen einstellt. Es gibt Autoren, die nach einer kurzfristigen Nikotinabstinenz sogar ein erhöhtes Risiko für Komplikationen beschreiben.

1.5.3 Lebererkrankungen

FRAGE
Bei Ihrer Prämedikationsvisite sehen Sie einen Patienten mit **Ikterus**, **Palmarerythem** und **Ödemen**. Woran denken Sie?

PLUS Die Einteilung einer chronischen Lebererkrankung erfolgt mittels der Child-Turcotte-Pugh-Klassifikation in die Stadien A bis C.

Antwort Dies können Zeichen einer **Leberinsuffizienz** sein. Eine präoperative Abklärung der Leberfunktion ist für die Planung der Narkose wichtig. Die Leberfunktionsstörung kann akut, im Rahmen einer Hepatitis, toxisch bedingt oder im Rahmen eines Budd-Chiari-Syndroms auftreten. Davon unterschieden wird die chronische Leberfunktionsstörung die meist nutritiv toxisch bedingt ist. Aufgrund der hohen perioperativen Komplikationsrate darf bis 1 Monat nach Abklingen einer akuten Virushepatitis und bis 3 Monate nach Abklingen einer akuten Alkohol-Hepatitis kein elektiver Eingriff erfolgen.

FRAGE
Welche **Komplikationen** müssen Sie bei der Narkose eines leberinsuffizienten Patienten bedenken?

PLUS Die wichtigsten Funktionen der Leber sind Glukose- und Lipidstoffwechsel, Proteinsynthese (Albumin), Gerinnungsfaktorensynthese, Bilirubinstoffwechsel, Metabolismus und Ausscheidung von Stoffen und Gallebildung.

Antwort Anästhetika mit hoher Eiweißbindung haben bei Leberinsuffizienz aufgrund von **Albuminmangel** einen veränderten Wirkspiegel. Auch die **Elimination** von hepatisch metabolisierten Anästhetika ist verringert und es kommt zu einer verlängerten Wirkdauer. Daher sollten Medikamente bevorzugt werden, die organunabhängig eliminiert werden, z. B. Atracurium oder cis-Atracurium.

Eine Akkumulation von Ammoniak kann zu einer **Enzephalopathie** führen und eine Vigilanzminderung zur Folge haben. Die verminderte Vigilanz und die Ödem- und Aszitesbildung bedingen ein erhöhtes **Aspirationsrisiko** und diese Patienten müssen mit einer RSI (rapid sequence induction) eingeleitet werden. Bei einer Leberinsuffizienz liegt eine hyperdyname Kreislauffunktion mit erhöhter Splanchnikusdurchblutung vor, und sie wird häufig von einer Kardiomyopathie begleitet.

Umstände, die zu einer Einschränkung der Leberdurchblutung führen, können eine kritische Verschlechterung der Leberfunktion bewirken und müssen deshalb vermieden werden. Dazu gehören Blutdruckabfälle, Beatmung mit hohen Atemwegsdrucken und eine Hypokapnie.

Die Störung der Gallebildung und der Sekretionsleistung der Leber haben einen Mangel an **Gerinnungsfaktoren** sowie Vitamin K zur Folge. Deshalb kann es bei Gefäßpunktionen zu einer vermehrten Blutung kommen. Das Einlegen einer Magensonde muss abgewogen werden, da aufgrund der portalen Hypertension **Ösophagusvarizen** vorhanden sein können.

Bei einer Virushepatitis als Ursache für die Leberinsuffizienz ist auch immer der **Infektionsschutz** des OP-Personals zu berücksichtigen. Alle Beteiligten müssen bei einer Infektionsgefährdung informiert sein.

FRAGE
Welche **Laborwerte** bestimmen Sie präoperativ bei dem Verdacht auf eine Leberfunktionsstörung?

Antwort Laborchemisch muss die **Gerinnung** (Quick), die **Thrombozytenzahl**, **Bilirubin** und **Albumin** bestimmt werden. Die Höhe der **Transaminasen** erlaubt eine Aussage über das Ausmaß des Leberzellschadens. Zur Klärung der Ätiologie sollte eine **Hepatitisserologie** abgenommen werden.

PLUS Die γ-GT ist bei einem Alkoholabusus und einem medikamenteninduzierten Leberzellschaden erhöht.

FRAGE
Welche **Anästhetika** müssen Sie bei einer Leberinsuffizienz **vorsichtig** anwenden?

Antwort **Thiopental** und **Propofol** haben eine hohe Eiweißbindung und haben deshalb bei Albuminmangel einen erhöhten freien Wirkspiegel. Werden zur Aufrechterhaltung der Narkose **volatile Anästhetika** verwendet, sollten die Substanzen mit einem geringen hepatischen Metabolismus wie Isofluran und Desfluran vorgezogen werden. **Benzodiazepine**, die einer primären Hydroxylierung (z. B. Midazolam) unterliegen, haben eine verlängerte Wirkdauer. Bei Opioiden muss infolge der hepatischen Metabolisierung mit einer Wirkungsverlängerung gerechnet werden. Die Anschlagszeit der **Muskelrelaxanzien** kann infolge des erhöhten Verteilungsvolumens verlängert sein ebenso wie die Wirkdauer der hepatisch metabolisierten Muskelrelaxanzien wie Rocuronium und Vecuronium. Deshalb sollten Atracurium oder cis-Atracurium vorgezogen werden.

FRAGE
Beeinflusst Ihre Narkose auch die **Leberfunktion**?

Antwort Eine Narkose hat eine **verminderte Leberdurchblutung** zur Folge und kann damit den Leberzellschaden verstärken. Faktoren, die die Leberdurchblutung beeinträchtigen sind eine Überdruckbeatmung, Blutdruckabfälle oder Hypokapnie. Sie sollten daher so weit wie möglich vermieden bzw. so gering wie möglich gehalten werden. Medikamente oder deren Metaboliten, die direkt hepatotoxisch wirken, sind bei einer Lebererkrankung kontraindiziert.

1.5.4 Nierenerkrankungen

FRAGE
Über die Bestimmung welcher **Laborwerte** können Sie die **Nierenfunktion** einschätzen?

Antwort Anhand der Bestimmung von **Kreatininwert**, **Harnstoff** und **glomerulärer Filtrationsrate** lässt sich die Nierenfunktion einschätzen. Bei Verdacht auf eine Nierenfunktionsstörung sollten auch die Serumelektrolyte und der Hb kontrolliert werden.

FRAGE
Nach welchen **Stadien** teilt man die Nierenfunktionsstörungen ein?

Antwort Die Nierenfunktionsstörungen werden nach folgenden 4 Stadien unterschieden:
- Stadium 1: normale Funktion, eingeschränkte Leistung, Krea < 2 mg/dl, GFR 70–120 ml/min
- Stadium 2: kompensierte Retention, Krea > 2 mg/dl, GFR 10–70 ml/min
- Stadium 3: dekompensierte Retention, Krea 6–12 mg/dl, GFR 5–10 ml/min
- Stadium 4: terminale Niereninsuffizienz, Krea > 12 mg/dl, GFR < 5 ml/min

FRAGE
Warum ist die Kenntnis der Nierenfunktion in der Anästhesie wichtig?

Antwort Viele Anästhetika werden über die Niere wieder ausgeschieden (z. B. Vecuronium, Benzodiazepine, Sufentanil). Eine eingeschränkte Nierenfunktion beeinflusst daher die Wahl der angewendeten Medikamente. Je nach Ausprägung einer Niereninsuffizienz ist auch ein sorgfältiges Management von Volumen und Elektrolyten notwendig. Eine eventuelle **Trinkmengenbeschränkung** ist zu erfragen und zu beachten. Andererseits sind intraoperative Hypovolämie und Hypotonie zu vermeiden, weil dadurch bei vorbestehender Niereninsuffizienz ein **akutes Nierenversagen** ausgelöst werden kann. Patienten mit Niereninsuffizienz sind häufig multimorbide und bedürfen insgesamt einer sorgfältigen perioperativen Überwachung und Therapie.

FRAGE
Welche **Muskelrelaxanzien** können Sie bei einer Niereninsuffizienz problemlos anwenden?

Antwort Muskelrelaxanzien werden teilweise renal ausgeschieden und können bei Niereninsuffizienz eine verlängerte Wirkdauer haben. Unbedenklich können **Atracurium**, **cis-Atracurium** und **Mivacurium** angewendet werden.

FRAGE
Warum muss **Succinylcholin** vorsichtig angewandt werden?

Antwort Der Abbau von Succinylcholin durch die Pseudocholinesterase ist im Rahmen einer Niereninsuffizienz nicht gestört, jedoch kommt es durch Succinylcholin zu einer **Erhöhung der extrazellulären Kaliumkonzentration** durch intra- und extrazelluläre Verschiebungen. Deshalb ist Succinylcholin bei Patienten mit Niereninsuffizienz und Hyperkaliämie mit Vorsicht zu verwenden.

FRAGE
Gibt es **Anwendungsbeschränkungen für Inhalationsnarkotika**?

Antwort Die derzeit üblichen Inhalationsanästhetika können alle verwendet werden. Für Sevofluran ist zwar die Bildung von Compound A beschrieben, das im Tierversuch ein nephrotoxisches Potenzial aufweist. Diese Ergebnisse scheinen jedoch für die Anwendung beim Menschen keine klinische Relevanz zu haben, sodass Sevofluran inzwischen seit vielen Jahren auch für Niedrigflussnarkosen zugelassen ist und auch ohne Einschränkung für nierenkranke Patienten angewendet werden darf. Auch der Anfall von Fluoridionen beim Abbau dieser Substanz scheint aufgrund der geringen Menge keine Nephrotoxizität zu verursachen.

FRAGE
Welchen Einfluss hat eine Narkose auf die **Nierenfunktion**?

Antwort Durch eine Anästhesie kann es zur **verminderten Nierendurchblutung** und damit verbunden zur Abnahme der glomerulären Filtrationsrate und der Urinproduktion kommen. Bei vorbestehender Niereninsuffizienz kann durch eine perioperative Hypovolämie und Hypotonie ein **akutes Nierenversagen** ausgelöst werden.

PLUS Die bei chronisch urämischen Patienten bestehende respiratorisch kompensierte metabolische Azidose sollte durch eine kontrollierte Hyperventilation in der Beatmung beibehalten werden.

FRAGE
Was ist bei der präoperativen Visite bei **dialysepflichtigen Patienten** wichtig, zu erfragen?

Antwort Wichtig ist, die Trinkmengenbeschränkung, Restausscheidung und die Häufigkeit der Dialyse zu erfragen.

FRAGE
Was müssen Sie bei einem **Shuntarm** beachten?

Antwort Ein Shuntarm sollte in Watte gewickelt und damit geschützt werden. An dem Arm darf keine Blutdruckmessung und venöse oder arterielle Kanülierung erfolgen.

FRAGE
Was können Sie zur **Volumentherapie** bei niereninsuffizienten Patienten sagen?

Antwort Bei anurischen Patienten ist eine restriktive Volumengabe mit **kaliumfreien Lösungen** zu verwenden. Bei Bedarf an größeren Mengen kristalloider Lösungen sollen zusätzlich **balancierte Lösungen** verwendet werden. Bei kolloidalen Lösungen wird, wenn möglich, **Gelatinepräparaten** der Vorzug gegeben, da sie nicht kumulieren und kein nephrotoxisches Potenzial haben.

MERKE HES-Lösungen sind bei dialysepflichtiger Niereninsuffizienz kontraindiziert.

1.5.5 Hämatologisches System

FRAGE
Ein Patient mit bekannter **Hämophilie A** wünscht sich für seine Operation am Fuß eine **Spinalanästhesie**. Was sagen Sie dazu?

Antwort Bei Patienten mit einer bekannten angeborenen, erworbenen oder iatrogenen Gerinnungsstörung darf aufgrund der Blutungsgefahr und folgender neurologischer Schäden keine Regionalanästhesie durchgeführt werden.

Die Hämophilie A betrifft fast ausschließlich Männer, wobei ein Faktor-VIII-Mangel ursächlich für die Gerinnungsstörung ist. Die betroffenen Patienten leiden an großflächigen Haut-, Muskel- und Gelenkblutungen und haben ein hohes Risiko für postoperative Nachblutungen. Deshalb muss vor einem operativen Eingriff der Faktor VIII substituiert werden. Trotz der Substitution verbietet sich eine Regionalanästhesie bei Patienten mit einer Hämophilie A.

FRAGE
Können Sie noch etwas zur **Porphyrie** sagen?

Antwort Porphyrien sind genetische Enzymdefekte im Hämstoffwechsel. Für die Anästhesie ist nur die **akute intermittierende Porphyrie** relevant. Neben Stress, Alkohol und Fieber kann ein akuter Schub einer intermittierenden Porphyrie auch durch verschiedene Medikamente getriggert werden.

FRAGE
Welche **Medikamente** sind bei einer Porphyrie **kontraindiziert**?

Antwort Kontraindiziert sind u.a. Barbiturate, Etomidate, Phenytoin, Diclofenac, Sulfonamide, Lidocain, Furosemid und Metoclopramid. Es gibt lange Listen, in denen verschiedene Medikamente hinsichtlich ihres porphyrinogenen Potenzials in „sichere“, „wahrscheinlich sichere“ und „unsichere“ Substanzen eingeteilt werden. Diese Listen sollten zu Rate gezogen werden, wenn man mit einem Patienten mit bekannter Porphyrie zu tun hat. Die Verwendung von halogenierten volatilen Anästhetika gilt als „wahrscheinlich sicher“.

1.5.6 Neuromuskuläres System

FRAGE
Was kennzeichnet die **Myasthenia gravis**? Erläutern Sie die anästhesiologischen Besonderheiten die sich daraus ergeben!

Antwort Die Myasthenia gravis ist eine Autoimmunerkrankung bei der Antikörper gegen die ACh-Rezeptoren der motorischen Endplatte gebildet werden. Die Erkrankung ist gekennzeichnet durch eine Muskelschwäche. Die Patienten sollten wegen ihrer zentral muskelrelaxierenden Eigenschaften **keine Benzodiazepine** zur Prämedikation erhalten. Die Patienten reagieren sehr **sensibel auf Muskelrelaxanzien**, deshalb sollten diese vermieden oder wenn notwendig nur in kleinen Bolusdosen unter Relaxometriekontrolle verabreicht werden. Die Muskelschwäche kann auch mit einer **respiratorischen Einschränkung** einhergehen. Das ist bei der Gabe von länger wirksamen Opioiden zu berücksichtigen. Unter Umständen müssen die Patienten nachbeatmet werden. Wenn möglich sollte bei diesen Patienten eine **Regionalanästhesie** bevorzugt werden.

FRAGE
Was können Sie zum **Lambert-Eaton-Syndrom** sagen?

Antwort Das Lambert-Eaton-Syndrom ist meist ein paraneoplastisches Syndrom und tritt häufig bei Bronchialkarzinomen auf. Es ist gekennzeichnet durch eine Antikörperbildung gegen präsynaptische ACh-Rezeptoren. Die Narkoseführung entspricht der bei der **Myasthenie**, wobei die Wirkung von nichtdepolarisierenden Muskelrelaxanzien noch ausgeprägter ist.

FRAGE
Was sind die Besonderheiten des **anästhesiologischen Managements** bei einem Patienten mit einer **Muskeldystrophie**?

Antwort Bei den Muskeldystrophien steht die progrediente Muskelschwäche im Vordergrund. Eine **medikamentöse Prämedikation** soll **vermieden** oder die Dosis reduziert werden, da diese Patienten sehr sensibel auf sedierende Medikamente reagieren. Bei Patienten mit einer Muskeldystrophie muss aufgrund der Gefahr der malignen Hyperthermie eine **triggerfreie Narkose** durchgeführt werden.

FRAGE
Gibt es anästhesiologische Besonderheiten bei der **Multiplen Sklerose**?

Antwort Bei einer spastischen Parese oder im Rahmen einer Multiplen Sklerose ist **Succinylcholin** wegen der Gefahr einer exzessiven Hyperkaliämie **kontraindiziert**. Die Indikation für Regionalanästhesien bei einer vorbestehenden neurologischen Symptomatik wird in der Regel sehr eng gestellt bzw. sie sollten nur nach einem detaillierten fachneurologischen Befund durchgeführt werden. Bei fortgeschrittenen Erkrankungen kann es wie bei den meisten chronisch-progressiven Erkrankungen zu **respiratorischen Einschränkungen** kommen, denen man bei der Narkoseführung und bei der postoperativen Überwachung gerecht werden muss.

FRAGE
Muss eine **Parkinsonmedikation** am OP-Tag fortgeführt werden?

Antwort Ja, die medikamentöse Therapie des Parkinson-Syndroms muss präoperativ am OP-Tag und auch perioperativ fortgeführt werden. Je nach Krankheitsausprägung kann es sonst unter Umständen zu einer **Parkinson-Krise** kommen.

FRAGE
Wie verfahren Sie anästhesiologisch bei Patienten mit einer **Epilepsie**?

Antwort Die Antiepileptika müssen am OP-Tag weiter eingenommen werden. Eine **ausreichende Prämedikation** ist wichtig, da Angst und Stress Krampfanfälle auslösen können. Aus dem gleichen Grund ist auch eine **adäquate Schmerztherapie** postoperativ wichtig. Benzodiazepine und Barbiturate sind durch die Erhöhung der Krampfschwelle besonders geeignet für die Narkose bei Epileptikern. Zu **vermeiden** sind Enfluran, Sevofluran und Ketamin da diese zu Krampfäquivalenten im EEG führen können.

MERKE Eine Hyperventilation senkt die Krampfschwelle. Ein elektiver Eingriff soll nur bei gut eingestellten Epileptikern erfolgen.

1.5.7 Endokrinologische Störungen

FRAGE
Wie teilt man den **Diabetes mellitus** ein?

Antwort Unterschieden wird der **Typ-1**-Diabetes, der durch einen absoluten Insulinmangel gekennzeichnet ist und durch Insulinzufuhr behandelt wird (Insulin-Dependent Diabetes = IDDM), von dem **Typ-2**-Diabetes, der durch eine periphere Insulinresistenz gekennzeichnet ist. Der Typ-2-Diabetes wird in der Regel primär diätetisch und mit oralen Antidiabetika eingestellt (Non-Insulin-Dependent Diabetes = NIDDM). Manchmal ist aber auch eine zusätzliche Insulingabe notwendig.

FRAGE
Welche anästhesiologisch relevanten **Begleiterkrankungen** sind bei einem Diabetiker häufig?

Antwort Eine Erkrankung an Diabetes mellitus ist häufig mit einer Mikro- und Makroangiopathie, einer peripheren und autonomen Neuropathie, einer peripheren Polyneuropathie und einer Nephropathie verbunden.

FRAGE
Welche sind die **Akutkomplikationen** des Diabetes mellitus im Rahmen einer Narkose?

Antwort Durch Stress und Nahrungskarenz kann es zu Hypo- und Hyperglykämien, einem ketoazidotischen Koma (IDDM), hyperosmolaren Koma (NIDDM) und hypoglykämischen Koma kommen.

FRAGE
Wie sieht Ihr **perioperatives Management** eines Diabetikers aus?

Antwort Grundsätzlich sollten elektive Operationen bei Diabetikern möglichst früh am Morgen stattfinden, um lange Nüchternphasen zu vermeiden. Ziel ist eine **perioperative Normoglykämie**. Es gibt einige grundsätzliche Unterschiede bei der Behandlung von Typ-1- und Typ-2-Diabetikern.

Beim **Typ-2**-Diabetes sollten orale Antidiabetika wie Sulfonylharnstoffe mindestens 12 Stunden vor einem operativen Eingriff abgesetzt werden. Am OP-Tag muss der Nüchternblutzucker kontrolliert und entsprechend der Blutzucker entweder mit Altinsulin oder mit einer 5 %-Glukoseinfusion korrigiert werden.

Das Vorgehen bei **Typ-1**-Diabetikern ist etwas komplexer und auch von dem geplanten operativen Eingriff abhängig. Zu beachten ist, dass ein Typ-1-Diabetiker auf jeden Fall eine basale Insulindosis braucht, die die Lipolyse hemmt und die endogene Glukoseproduktion abdeckt.

Bei **kleinen und mittleren Eingriffen** bietet es sich an, ca. ¼ der bisherigen Insulingesamtdosis in 2 Tagesdosen aufgeteilt subkutan zu verabreichen. Patienten mit einer Insulinpumpe sollten die Basalrate auf die Hälfte reduzieren. Zusätzliche Insulin- oder Glukosegaben können nach Bedarf erfolgen. Für **größere Operationen** ist ein angepasstes Infusionsregime aus einer 10%-Glukose-Lösung (ca. 5 g/h), einem Insulinperfusor (1IE/h) und einem Kaliumperfusor wünschenswert, die je nach Bedarf separat voneinander angepasst werden können. Solche Regime sind jedoch nur im Intensivüberwachungsbereich möglich. In jedem Falle ist eine 1- bis 2-stündliche Blutzuckerkontrolle notwendig.

FRAGE

Wie behandelt man einen Patienten, der mit **Biguaniden** eingestellt ist?

Antwort Früher wurden Biguanide wegen des Risikos für eine Laktatazidose 48 Stunden vor einem Eingriff abgesetzt. Nachdem sich jedoch gezeigt hat, dass das Risiko für eine Laktatazidose unter Metformin bei kleinen und mittleren Eingriffen insgesamt deutlich geringer ist, als das Risiko einer Stoffwechselentgleisung ohne Metformin, wurden die Richtlinien zum Management verändert. So soll Metformin, bei kleinen und mittleren Eingriffen weitergegeben werden. 12 und 24 Stunden nach der Operation sollen Laktatkontrollen durchgeführt werden. Nur bei großen Eingriffen, bei denen relevante Volumenverluste zu erwarten sind oder bei Patienten mit einer Niereninsuffizienz, bei denen der Wirkstoff kumulieren könnte, soll Metformin nach wie vor abgesetzt werden.

FRAGE

Warum sollten **elektive** Eingriffe nur in einem **euthyreoten Zustand** erfolgen?

Antwort Eine Hypo- und Hyperthyreose sind mit einem erhöhten Risiko verbunden. Intraoperativ ist bei der **Hyperthyreose** eine sympathotone Kreislaufsituation zu erwarten. Gefahr der hyperthyreoten Stoffwechsellage ist eine perioperative thyreotoxische Krise. Eine **Hypothyreose** kann mit einer myokardialen Depression, bradykarden Rhythmusstörungen und Nebennierenrindeninsuffizienz verbunden sein.

FRAGE

Was müssen Sie bei einem **hyperthyreoten Patienten**, bei dem eine dringliche Operation durchgeführt wird, beachten?

Antwort Ziel ist die **Prophylaxe der thyreotoxischen Krise** mittels einer thyreostatischen Therapie, ausreichender Sedierung, Sympathikusblockade (Betablocker) und Glukokortikoidgabe. Jodhaltige Kontrast- und Desinfektionsmittel dürfen nicht angewandt werden.

FRAGE

Welches sind die anästhesiologischen Probleme bei einem **Phäochromozytom** und wie begegnen Sie diesen?

Antwort Ein Phäochromozytom ist ein endokriner Tumor des chromaffinen Gewebes und des Nebennierenmarks und ist gekennzeichnet durch eine unkontrollierte Katecholaminausschüttung.

Die präoperative hypersympathikotone Kreislaufsituation muss mit einer ausreichenden **α-Blockade** ggf. in Kombination mit einem Betablocker eingestellt werden. Intraoperativ ist durch die chirurgische Manipulation mit einer vermehrten Katecholaminausschüttung und damit verbundenen hypertensiven Krisen zu rechnen. Die **Hypertonie** kann z. B. mit Nitropussid-Natrium und die Tachykardie z. B. mit Betablockern behandelt werden. Nach der Entfernung des Tumors ist mit einer hypotonen Kreislaufsituation zu rechnen, die mit Katecholaminen behandelt werden muss. Eine postoperative Überwachung auf einer Intensivstation ist zum Kreislaufmanagement notwendig.

MERKE

Keine Therapie mit Betablockern ohne eine vorherige Alphablocker, da sonst die Gefahr des linksventrikulären Pumpversagens besteht.

1.5.8 Adipositas

FRAGE

Welche **pathophysiologischen Veränderungen** stehen für die Anästhesie bei einem adipösen Patienten im Vordergrund?

Antwort Adipositas ist mit kardiovaskulären, respiratorischen, gastrointestinalen und metabolischen Veränderungen verbunden:

- **Kardiovaskuläre** Aspekte sind die mit der Adipositas häufig verbundene Hypertonie, Herzinsuffizienz und die koronare Herzerkrankung.
- Eine erhöhte Rate an **respiratorischen** Komplikationen ergibt sich aus der Erniedrigung der funktionellen Residualkapazität und Compliance der Lunge, den oft vorkommenden Atelektasen und den obstruktiven Veränderungen.
- Adipöse Patienten haben sehr häufig ein **obstruktives Schlafapnoesyndrom**, das mit einem **Hypoventilationssydrom** verbunden ist.
- Für die Narkose relevant sind ebenfalls die **gastrointestinalen** Veränderungen wie Hiatushernien, ein unzureichender Schluss des gastroösophagealen Sphinkters, eine verzögerte Magenentleerung und eine vermehrte Menge an Magensaft.
- An **metabolischen** Veränderungen sind das metabolische Syndrom und der Diabetes mellitus zu nennen.

PLUS Adipositas Paradoxon: Adiposistas ist mit einer Reduktion des Lang- und Kurzzeitmorbiditätsrisikos nach koronarer Revaskularisation und einem geringeren Risiko für einen Reinfarkt verbunden.

FRAGE
Welche **Konsequenzen** ergeben sich daraus für Ihre Narkose?

PLUS Nach einer effektiven Präoxygenierung eines 120 kg schweren Patienten hat der Anästhesist ca. 4 Minuten Zeit, bis die periphere Sättigung unter 60 % fällt. Im Vergleich dazu vergehen bei einem 70 kg schweren Menschen unter gleichen Bedingungen ca. 10 Minuten bis zum Sättigungsabfall. Damit entspricht die Apnoezeit bei einem adipösen Menschen der eines 10 kg schweren Kindes.

Antwort Dem erhöhten kardiovaskulären Risiko wird mit einem **erweiterten hämodynamischen Monitoring** begegnet, z. B. einer invasiven Blutdruckmessung. Bei adipösen Patienten mit bekannten Hiatushernien oder Reflux muss aufgrund der erhöhten Aspirationsgefahr eine **Ileuseinleitung** durchgeführt werden. Dabei muss die erhöhte Rate an schwierigen Intubationen bei adipösen Patienten bedacht werden. Wichtig ist eine sehr sorgfältige **Lagerung**, um sich optimale Intubationsbedingungen zu schaffen. Wie immer ist eine ausreichend lange **Präoxygenierung** vor der Narkoseeinleitung notwendig. Die Beatmung erfolgt mit einem **erhöhten PEEP** und möglichst nicht mehr als **80 % Sauerstoff** wegen der Gefahr von Resorptionsatelektasen. Bei Diabetikern muss intraoperativ regelmäßig der Blutzucker kontrolliert und ggf. mit Insulin eingestellt werden.

FRAGE
Wie berechnen Sie Ihr **Tidalvolumen** für die Beatmung?

PLUS Ein Patient mit einer Körpergröße von 180 cm und 200 kg KG wird mit einem Tidalvolumen von 480–640 ml beatmet.

Antwort Das Atemzugvolumen beträgt 6–8 ml pro kg des **Idealgewichts**.

FRAGE
Welche Besonderheiten ergeben sich für das **postoperative Management**?

Antwort Adipöse Patienten profitieren von einer **zügigen Extubation** nach der Operation. Dennoch sind sie postoperativ durch eine vermehrte Atelektasenbildung **hypoxiegefährdet**. Eine postoperative Überwachung auf einer IMC scheint daher von Vorteil. Eine **zügige Mobilisation** und **intensives Atemtraining** können der Atelektasenbildung entgegenwirken. Schwierig ist das postoperative Schmerzmanagement. Opioide können sich negativ auf Atmung und Mobilisierbarkeit auswirken. Deshalb ist eine periphere oder rückenmarksnahe **Regionalanästhesie** für die postoperative Schmerztherapie von Vorteil.

FRAGE
Sie sprachen über PDK. Welche Narkoseform bevorzugen Sie bei einem adipösen Patienten?

Antwort Trotz der erschwerten Anlage einer Regionalanästhesie, d. h. eines Katheters, und einer erhöhten Rate an Katheterdislokationen würde ich die **Regionalanästhesie** bevorzugen, wenn die Operation damit durchführbar ist. Eine Allgemeinanästhesie ist ebenfalls möglich, wobei hier ein Benefit bei der Verwendung von **Desfluran** durch eine bessere Steuerbarkeit besteht.

1.5.9 Suchterkrankungen

FRAGE
Welche Aspekte sind beim **Alkoholabusus** relevant für die Anästhesie?

Antwort Bei der Anästhesie eines Patienten mit Alkoholabusus kann es zu zerebralen Veränderungen kommen, wobei die Gefahr eines **Alkoholentzugsdelirs** im Vordergrund steht. Da das Delirium tremens eine lebensbedrohliche Erkrankung ist, muss postoperativ sowie bei langen Operationen bereits intraoperativ auf Zeichen eines beginnenden Entzugs geachtet werden. Häufig ist ein Alkoholmissbrauch mit einer **äthyltoxischen Kardiomyopathie** verbunden. Oft treten Leberfunktionsstörungen auf. Ein Alkoholabusus geht mit einer **megaloblastischen Anämie** einher. Peripher-neurologische Aspekte in Form der alkoholischen Neuropathie, verbunden mit einer **höheren postoperativen Schmerzempfindlichkeit**, sind für die Anästhesieplanung und weitere Betreuung wichtig.

FRAGE
Wie sieht es mit dem **Narkotikabedarf** bei diesen Patienten aus?

Antwort Patienten mit einem regelmäßigen Alkoholkonsum haben einen erhöhten Narkotikabedarf durch den vermehrten Abbau in Folge einer Enzyminduktion.

FRAGE
Sollten **opiatabhängige Patienten** generell keine **Opioide** erhalten?

Antwort Patienten mit einer Opiatabhängigkeit brauchen, wie alle anderen Patienten auch, intraoperativ und auch postoperativ Opioide. Postoperativ muss die ausreichende Analgesie im Vordergrund stehen, da postoperative Schmerzen und Stress zu einer **Suchtaktivierung** führen. Als Narkoseform und zur Analgesie sind **Regionalanästhesieverfahren** und der **PDK** zu bevorzugen. Ist dies nicht möglich, so ist eine intravenöse patientenkontrollierte Analgesie (PCA) von Vorteil.

1.5.10 Anästhesie im hohen Lebensalter

FRAGE
Welche **physiologischen Altersprozesse** sind relevant für die Anästhesie?

Antwort Im Alter kommt es zu Lipofuszinablagerungen in den Organen, Parenchymverlust und Vermehrung des interstiellen Gewebes. Dadurch ist die Kompensationsmöglichkeit der Organe vermindert. Der Wassergehalt und das Blutvolumen nehmen ab. Kardiovaskulär ist das Herz vergrößert, die

Kontraktilität nimmt ab, die Elastizität der Aorta ist vermindert und eine Arteriosklerose tritt häufig auf. Respiratorische Aspekte sind vor allem die Abnahme von Vitalkapazität und der Compliance. Die funktionelle Residualkapazität und das Residualvolumen nehmen im Alter hingegen zu.

Weiterhin ist die zerebrale Durchblutung des Gehirns vermindert und gerade bei älteren Patienten kann es nach einer längeren Narkose zu kognitiven Störungen kommen. Die Anzahl der Opioidrezeptoren nimmt ab, wobei die Sensibilität gegenüber Opiaten und Benzodiazepinen erhöht ist. Die Nierenfunktion nimmt im Alter ebenfalls ab.

FRAGE

Welchen Einfluss hat das auf die **Wahl des Narkoseverfahrens**?

Antwort Bei Patienten im hohen Alter kann eine **Regional-** oder eine **Allgemeinanästhesie** durchgeführt werden. Das Alter hat weniger Einfluss auf die Wahl der Narkoseform als die Art des Eingriffs, wobei einer Regionalanästhesie eine größere Bedeutung zukommt. Bei einer Allgemeinanästhesie muss die **veränderte Pharmakokinetik** im Alter beachtet werden. Den Begleiterkrankungen des Patienten muss mit einem jeweiligen erweiterten Monitoring begegnet werden. Postoperativ kommt es nach Allgemeinanästhesien häufiger zu pulmonalen Komplikationen, Thrombosen und Verwirrtheitszuständen des Patienten.

FRAGE

Warum benötigen alte Menschen eine geringere Dosis von Medikamenten als junge Menschen?

Antwort Die Pharmakotherapie muss an die im Alter veränderte Pharmakokinetik angepasst werden.

Die Phase-1-Metabolisierung nimmt ab, deshalb sind Medikamente die einer altersunabhängigen Glukoronidierung (z. B. Lorazepam) unterliegen, zu bevorzugen. Auch der Wassergehalt des Körpers und das Blutvolumen nehmen ab, wobei das Fettgewebe zunimmt. Die Zunahme des Verteilungsvolumens hat eine längere Eliminationshalbwertszeit von Medikamenten zur Folge. Eine **verlängerte Eliminationshalbwertszeit** ergibt sich auch aus der reduzierten Nieren- und Leberfunktion. Durch die **Abnahme des Albumins** steigt der freie Wirkspiegel von lipophilen Medikamenten wie z. B. Thiopental und Propofol. Im Alter nimmt die **Rezeptordichte** ab, bei gleichzeitig erhöhter Sensibilität gegenüber Benzodiazepinen und Opioiden. Aufgrund der **länger wirksamen Atemdepression** bei gleicher Dosierung muss die Dosis der Benzodiazepine zur Prämedikation reduziert werden. Durch eine **Verkleinerung des Peridualraums** ist weniger Lokalanästhetikum bei einer Peridualanästhesie notwendig.

1.6 Anästhesie in speziellen Fachgebieten

1.6.1 Neurochirurgie

FRAGE
Was können Sie zur **Hirndurchblutung** und deren Regulation sagen?

Antwort Die Hirndurchblutung beträgt normalerweise ca. **700 ml/min.** Die zerebrale Durchblutung ist abhängig von der **zerebralen Autoregulation**, dem zerebralen Metabolismus und wird chemisch und neurogen gesteuert. So wird die Hirndurchblutung durch einen erhöhten Sauerstoffverbrauch und ein erhöhtes CO_2 infolge der Vasodilatation gesteigert. Fehlt die zerebrale Autoregulation, ist der zerebrale Blutfluss direkt vom **Blutdruck** abhängig. Ein erhöhter zerebraler Blutfluss hat dabei ein erhöhtes zerebrales Blutvolumen zur Folge und dadurch steigt der intrakranielle Druck an.

PLUS Die Hirndurchblutung beträgt ca. 15 % des Herzzeitvolumens.

FRAGE
Wie können Sie den **zerebralen Perfusionsdruck** abschätzen?

Antwort Der zerebrale Perfusionsdruck (CPP) ist abhängig von dem mittleren arteriellen Blutdruck (MAP) und dem intrakraniellen Druck (ICP) und errechnet sich nach folgender Formel:

$$CPP = MAP - ICP$$

Die untere kritische Grenze des CPP liegt bei ca. 35 mmHg, wobei der MAP einen Wert von 50–60 mmHg nicht unterschreiten darf. Ist der zerebrale Perfusionsdruck zu niedrig, kann es notwendig sein, den Blutdruck medikamentös zu erhöhen.

FRAGE
Welche Maßnahmen zur **Hirndrucksenkung** kennen Sie?

Antwort Die zerebrale Durchblutung wird durch O_2, CO_2 und pH des Blutes beeinflusst. Deshalb ist eine suffiziente Beatmung notwendig. Angestrebt werden CO_2-Werte zwischen 32 und 35 mmHg und ein PaO_2 größer als 100 mmHg. Durch eine **Oberkörperhochlagerung** kann der ICP positiv beeinflusst werden, jedoch muss dabei der mögliche MAP-Abfall beachtet werden und ggf. durch vasokonstriktive Medikamente (Arterenol) therapiert werden. Eine starke Flexion und Rotation des Kopfes soll aufgrund der resultierenden Abflussbehinderung vermieden werden. Patienten mit einem erhöhten ICP sollen **normotherm** sein, da Fieber den zerebralen Metabolismus erhöht. Auch eine **Normoglykämie** und **Normovolämie** wird angestrebt. Eine ausreichende Sedierung und Analgesie der Patienten senkt den Hirndruck, Husten und Pressen bewirkt durch einen Anstieg des venösen Drucks eine Zu-

PLUS Hypothermie senkt den zerebralen Blutfluss und den zerebralen Stoffwechsel.

nahme des ICP. Ist der Hirndruck nicht konservativ zu behandeln, besteht die Ultima Ratio in einer **dekompressiven Kraniotomie** („Entdeckelung").

FRAGE
Kennen Sie auch **medikamentöse Möglichkeiten**, den Hirndruck zu senken?

PLUS Bei der Gabe von Osmodiuretika muss die Serumosmolarität regelmäßig kontrolliert werden und darf 330 mosmol/l nicht unterschreiten.

Antwort Bei einem tumorbedingten Hirnödem können **Kortikoide** zur Senkung des Hirndrucks eingesetzt werden. Bei allen anderen Formen kommen **Osmodiuretika**, in der Regel Mannitol 20 %, seltener hypertone NaCl-Lösung als wiederholte Bolusinfusionen zum Einsatz, um ICP-Spitzen abzufangen. Unter Umständen werden diese mit **Schleifendiuretika** kombiniert. **Barbiturate** wie Thiopental senken den zerebralen Metabolismus und somit den zerebralen Blutfluss. Durch zerebrale Vasokonstriktion können sie den ICP zusätzlich reduzieren. Hohe Dosen, wie sie früher gerne zur akuten Hirndrucksenkung verwendet wurden, kommen aufgrund ihrer kardiovaskulären Nebenwirkungen heute nur noch nach Ausschöpfung aller konventionellen Maßnahmen und unter invasivem Kreislaufmonitoring und ICP-Kontrolle zum Einsatz.

FRAGE
Sie haben einen wachen Patienten, der bei einem erhöhten Hirndruck eine **Liquordrainage** angelegt bekommen soll. Was gibt es für Ihre Narkose zu beachten?

PLUS Für eine RSI bei einem Patienten mit Hirndruck kann Succinylcholin verwendet werden, da die Gefahr der Aspiration größer ist als die der ICP-Veränderungen.

Antwort Patienten mit einem erhöhten Hirndruck werden aufgrund der erhöhten Aspirationsgefahr mittels einer **rapid sequence induction** (RSI) eingeleitet. Vermieden werden müssen Medikamente, die den zerebralen Blutfluss und damit den intrakraniellen Druck steigern. Dazu zählen volatile Anästhetika, Lachgas und Ketamin. Bei der Intubation des Patienten muss ein Husten oder Pressen unbedingt verhindert werden, weil dadurch der ICP erhöht wird und eine Einklemmung droht. Die **Intubation** erfolgt daher erst bei einem **voll relaxierten** Patienten. Der Tubus muss gut fixiert werden, da der Kopf während der Operation nicht zugänglich ist. Die Beatmung erfolgt mit einer kontrollierten leichten Hyperventilation und die Volumenzufuhr ist restriktiv. Postoperativ wird die Extubation des Patienten angestrebt, wobei ein Patient nur bei ausreichend Schutzreflexen extubiert werden darf.

FRAGE
Wie **prämedizieren** Sie diesen Patienten?

Antwort Ein bewusstseinsgestörter Patient darf präoperativ **keine sedierenden Medikamente** erhalten und der neurologische Status ist präoperativ genau zu dokumentieren.

FRAGE
Welche Gefahr besteht bei **Operationen am Kopf in der sitzenden Position**?

Antwort Durch Eröffnung großer Venen über dem Herzniveau besteht in der sitzenden Position die Gefahr der **Luftembolie**. Detektieren lässt sich die intrakardiale Luft durch einen präkordialen Doppler und ein TEE. Als weiteres Monitoring werden der ZVD und das exspiratorische CO_2 kontinuierlich gemessen. Prophylaktisch soll der ZVD auf über 8 mmHg angehoben werden und eine Beatmung mit PEEP erfolgen. Präoperativ muss für eine sitzende Position ein offenes Foramen ovale ausgeschlossen werden, da bei diesen Patienten die Gefahr einer arteriellen Luftembolie besteht (➤ Kap. 1.7.5).

FRAGE
Welche Besonderheit bei der **Relaxierung** eines Patienten mit einem **akuten traumatischen Querschnitt** müssen Sie beachten?

Antwort Ein Patient mit einer traumatischen Querschnittsverletzung darf aufgrund der Gefahr der **Hyperkaliämie** ab der 1. Woche bis 6 Monate nach dem Ereignis **kein Succinylcholin** erhalten.

1.6.2 Ophthalmologie

FRAGE
Was sind die Herausforderungen für die Anästhesie bei ophthalmologischen Eingriffen?

Antwort In der Augenheilkunde werden vor allem alte und häufig auch multimorbide Patienten und Kinder operiert. Die Operationen sind meist nur von kurzer Dauer und der **Kopf** ist während der OP für den Anästhesisten **nicht zugänglich**. Die meisten augenärztlichen Eingriffe werden in Lokalanästhesie durch den Augenarzt durchgeführt. Häufig erhalten die Patienten nur eine Analgosedierung für die Lokalanästhesie. Bei manchen Eingriffen können aber auch **Patientenbewegungen** das Operationsergebnis gefährden. Solche Eingriffe werden in Allgemeinanästhesie und Relaxierung durchgeführt. Die Extubation am Ende der OP muss möglichst schonend ohne Pressen und Husten des Patienten erfolgen.

FRAGE
Kennen Sie den **okulokardialen Reflex**?

Antwort Der okulokardiale Reflex wird durch Zug an den Augenmuskel oder durch Druck auf das Auge ausgelöst. Der Reflex wird über den trigeminovagalen Reflexbogen vermittelt und bewirkt eine **Bradykardie** bis hin zu einer **Asystolie**. Die Therapie besteht in der Unterbrechung des Stimulus und evtl. einer Atropingabe (0,5 mg).

MERKE Der okulokardiale Reflex kann lebensbedrohlich sein. Er wird durch eine Hyperkapnie, Hypoxie und flache Narkose gefördert.

FRAGE
Sie haben einen Notfallpatienten mit einer **perforierenden Augenverletzung**. Welche Narkoseform wenden Sie an, und welche Besonderheiten gilt es, zu beachten?

PLUS Pressen und Husten sind mit einer Erhöhung des Augendrucks verbunden. Deshalb erfolgt die Intubation in tiefer Narkose und bei einem voll relaxierten Patienten.

Antwort Bei perforierenden Augenverletzungen sind eine balancierte und auch eine totale intravenöse Anästhesie (TIVA) möglich. Häufig sind die Patienten nicht nüchtern, sodass eine **rapid sequence induction** (RSI) erfolgen muss. Relaxiert wird mit **Rocuronium**, da Succinylcholin wegen seiner Erhöhung des Augeninnendrucks kontraindiziert ist.

FRAGE
Warum verwenden Sie auch bei **Schieloperationen** bei Kindern **kein Succinylcholin**?

Antwort Bei kleinen Kindern ist eine eventuelle angeborene Muskelerkrankung häufig noch nicht diagnostiziert. Bei solchen Erkrankungen kann es durch Succinylcholingabe zu einer **Rhabdomyolyse mit Hyperkaliämie** kommen. In der Literatur sind mehrfach derartige Fälle mit letalem Ausgang beschrieben worden. Daher besteht bei Kindern generell eine relative Kontraindikation für Succinylcholin. In besonderem Maße gilt das für Schielkinder, da bei diesem Patientengut eine erhöhte Inzidenz einer **malignen Hyperthermie** beschrieben wurde. Daher werden für diese Operationen häufig **triggerfreie Narkosen** bevorzugt.

FRAGE
Welche Aufgabe besteht für Sie bei einer **Standby-Anästhesie** in der Augenheilkunde?

Antwort In der Ophthalmologie wird häufig ein **Retrobulbärblock** gesetzt. Damit ist die Operation ohne Sedierung möglich. Standby heißt, die Herz-Kreislauffunktion und Atmung des Patienten wird vom Anästhesisten überwacht. Wird dem Patienten zusätzlich ein Sedativum verabreicht, spricht man von Analgosedierung. Der Anästhesist ist immer anwesend und wie bei einer Allgemeinanästhesie für den Patienten voll verantwortlich. Eine Notfallausrüstung muss immer bereitliegen.

1.6.3 HNO- und Mund-Kiefer-Gesichts-Chirurgie

FRAGE
Welche **anästhesiologischen Herausforderungen** bestehen bei Narkosen im HNO-/MKG-Bereich?

Antwort Eine Schwierigkeit bei diesen Operationen besteht darin, dass sich **Operateur** und **Anästhesist** das **OP-Gebiet teilen**. Der Tubus muss für diese Operationen immer so platziert und fixiert werden, dass er dem Operateur nicht im Weg ist. In extremem Maße gilt das für Operationen am Kehlkopf, wo spezielle Tuben verwendet werden, die dem Operateur den Zugang zum Operationsfeld ermöglichen. Bei Kieferoperationen oder auch Tumoroperationen im HNO-Bereich kann es aus unterschiedlichen Gründen **Intubationsprobleme** geben, die möglichst im Vorfeld detektiert werden sollten. In jedem Fall sollte aber das Equipment für einen schwierigen Atemweg vorhanden und verfügbar sein. Auch postoperativ kann es bei diesem Patienten **Atemwegsprobleme** geben, z. B. bei einer intermaxillären Verdrahtung. Gerade bei großen Tumoroperationen im HNO oder MKG-Bereich hat man es auch häufig mit multimorbiden und schwer führbaren Patienten zu tun.

PLUS Einen Hinweis auf eine mögliche erschwerte Intubation kann der HNO-Spiegelbefund liefern.

FRAGE
Sie sollen die Narkose für eine **Notfallversorgung eines Tonsillenabszesses** durchführen. Was erwarten Sie für Schwierigkeiten?

Antwort Durch einen Abszess an den Tonsillen kann der Atemweg verlegt werden und die **Intubation erschwert** sein. Die **Mundöffnung** des Patienten ist präoperativ meist schmerzbedingt eingeschränkt und vor der Narkoseeinleitung nicht sicher zu beurteilen. Im Rahmen der Intubation besteht weiterhin die Gefahr des **Aufbrechens** des Abszesses und **Aspiration** des Inhalts. Bei einem ausgedehnten Befund führe ich zur Sicherheit des Patienten eine **fiberoptische Wachintubation** durch.

FRAGE
Bei einem Patienten ist eine **Neck Dissection** geplant. Worauf stellen Sie sich ein?

Antwort Durch die zuvor erfolgte Bestrahlung und/oder durch den Tumor selbst ist die Intubation häufig erschwert oder konservativ nicht möglich. Deshalb erwäge ich eine **fiberoptische Wachintubation**. Einen Hinweis auf die Einsehbarkeit des Kehlkopfbereichs kann der HNO-Spiegelbefund geben. Eine neck dissection ist eine lange Operation mit der Gefahr eines größeren Blutverlustes, was ein **erweitertes Monitoring** mit invasiver Blutdruckmessung, ZVK, Harnblasenkatheter und großlumigen Zugängen notwendig macht. Über den ZVK kann postoperativ, wenn notwendig, auch eine Ernährung des Patienten erfolgen. Da das Operationsgebiet im Hals- und Kopfbereich liegt, kann der ZVK nur in die V. subclavia oder peripher gelegt werden. Zugänge in der Leiste sind aus hygienischen Gründen nicht so häufig. Die intraoperative Anwendung einer Stimulation des N. facialis verbietet die Anwendung von Relaxanzien. In der Regel wird dann ein kurz wirksames Relaxans (Mivacurium) ausschließlich für die Intubation verwendet und die Beendigung der Wirkung mittels Relaxometrie kontrolliert. Aufgrund der **postoperativen Schwellung** nach diesen Eingriffen müssen die Patienten in der Regel postoperativ nachbeatmet werden.

PLUS Bei dem Verdacht einer Trachealverlagerung oder -einengung kann eine röntgenologische Tracheazielaufnahme nähere Hinweise liefern. Meist liegt bei diesen Patienten auch ein CT des Halses vor.

FRAGE
Welches **Gas** verwenden Sie bei **Mittelohroperationen nicht**?

Antwort **Lachgas** diffundiert in luftgefüllte Hohlräume und ist damit bei Mittelohroperationen störend und kann das Operationsergebnis gefährden. Deshalb vermeide ich Lachgas bei Operationen am Mittelohr oder beende die Lachgasgabe mindestens 20 Minuten vor Trommelfellverschluss.

FRAGE
Im MKG-Bereich erfordern Operationen gelegentlich eine **intermaxilläre Verdrahtung**. Welche Besonderheiten ergeben sich daraus für Sie?

Antwort Bei diesen Operationen ist eine **nasale Intubation** notwendig. Da der Kopf für den Anästhesisten während der Operation nicht zugänglich ist, muss der Tubus gut fixiert werden. Wurde eine intermaxilläre Verdrahtung durchgeführt, wird der Patient erst bei ausreichenden Schutzreflexen und Kooperation extubiert. Die Drahtschere muss für den Notfall während der Narkoseausleitung immer griffbereit liegen.

1.6.4 Herz- und Gefäßchirurgie

FRAGE
Was können Sie zur **Kardioplegielösung** in der Herzchirurgie sagen?

Antwort Die Kardioplegielösung soll den Herzstillstand bewirken und wird über die Aortenwurzel oder durch eine direkte Kanülierung der Koronarostien appliziert. Der Energieverbrauch des Myokards wird auf diese Weise minimiert. Die Kardioplegielösung selbst soll der Energiegewinnung und der Membranstabilisierung dienen, die anaerobe Azidose puffern und das durch die Ischämie entstehende Myokardödem verhindern. Kardioplegielösungen sind meist reich an Kalium und Magnesium und bewirken eine Dauerdepolarisation. Zudem werden sie kalt appliziert und senken dadurch den myokardialen Sauerstoffverbrauch weiter.

FRAGE
Mit was ist eine **Herz-Lungen-Maschine** präoperativ befüllt?

PLUS Die Blutgerinnung wird mittels 300–400 IE/kg KG Heparin für die extrakorporale Zirkulation aufgehoben und mittels ACT-Messung regelmäßig kontrolliert. Zielwert für die ACT ist 400–600 s.

Antwort Bei einem Erwachsenen sind die Herz-Lungen-Maschinen präoperativ mit ca. 2 l einer **plasmaisotonen Lösung** befüllt, der häufig Mannitol, Dextran oder HAES zugesetzt ist. Die folgende Hämodilution bei Beginn der extrakorporalen Zirkulation wird durch den hypothermiebedingten verminderten myokardialen Sauerstoffverbrauch gut verkraftet. Nur bei Kindern oder deutlich anämischen Patienten ist die Maschine mit Erythrozytenkonzentraten befüllt.

FRAGE
Welche **Diagnosen** und **Untersuchungen** sind vor einer Operation am Herzen wichtig?

Antwort Wie bei jeder Prämedikationsvisite ist eine gründliche Anamneseerhebung und körperliche Untersuchung notwendig. Dabei ist besonders auf Zeichen der kardialen Dekompensation zu achten. Wichtig sind der Befund der Echokardiografie mit der Beurteilung der **linksventrikulären Funktion** und der **Herzklappen**. Im Herzkatheterbefund sind die Lokalisation der **Koronarstenosen** und Hinweise auf eine **pulmonale Hypertonie** von besonderer Bedeutung. Liegt eine einseitige Karotisstenose vor, so sollte der ZVK auf der kontralateralen Seite oder in die V. subclavia gelegt werden. Bei Patienten mit respiratorischen Einschränkungen ist eine präoperative Lungenfunktionsprüfung sinnvoll. Aus forensischen Gründen gehört auch der Allen-Test zur präoperativen Untersuchung. Die Dokumentation von neurologischer Störungen oder Pupillendifferenzen soll im Rahmen der Prämedikationsvisite erfolgen.

FRAGE
Was verstehen Sie unter einer **Fast-Track-Anästhesie** in der Kardiochirurgie?

Antwort Ziel des sog. Fast-Track-Konzepts ist es, eine Nachbeatmung zu vermeiden. Die Verwendung kurz wirksamer Substanzen wie Propofol, Sufentanil oder Remifentanil erleichtert dieses Vorgehen. Ob ein Fast-Track-Konzept sinnvoll ist, ist abhängig von der geplanten Operation, dem Alter, der Myokardfunktion und den Begleiterkrankungen des Patienten.

FRAGE
Wie hoch muss der **Fluss** an der Herz-Lungen-Maschine mindestens sein?

Antwort Der angestrebte Fluss der Herz-Lungen-Maschine ist abhängig von dem mittleren arteriellen Druck, dem Gefäßstatus des Patienten und der Körpertemperatur. Die Flussrate bei einem Erwachsenen soll **2,0–2,6 l/min/m²** Körperoberfläche betragen.

FRAGE
Welche **Narkosetechniken** kennen Sie für eine **Karotis-TEA**?

Antwort Für Operationen an der Karotis ist eine balancierte oder eine totale intravenöse Anästhesie möglich. Zum Teil wird eine Karotis-TEA auch mittels einer zervikalen Plexusblockade beim wachen Patienten operiert. Wichtig ist, dass eine Hypoventilation (Gefahr des Stealphänomens), Blutdruckspitzen sowie eine Hypotonie vermieden werden.

PLUS Die zervikale Plexusblockade erlaubt intraoperativ die neurologische Überwachung des wachen Patienten.

FRAGE

Warum darf der **Kopf** während einer Operation an der Karotis **nicht überstreckt** werden?

Antwort Während der Operation an einer Karotis muss das Gefäß zeitweise abgeklemmt werden, und die Versorgung des Gehirns über das betroffene Gefäß ist nicht möglich. Die Durchblutung des Gehirns erfolgt in dieser Zeit ausschließlich über die kontralaterale Karotis. Eine starke Überstreckung des Kopfes kann die Durchblutung der Karotis und der Aa. vertebrales beeinträchtigen.

FRAGE

Was sind die Probleme hinsichtlich des **Blutdrucks** bei einem **rupturierten Aortenaneurysma**?

Antwort Das akut rupturierte Aortenaneurysma ist ein Notfall, der sofort chirurgisch versorgt werden muss. Die Patienten haben durch den Blutverlust eine ausgeprägte **Hypovolämie**, die sofort adäquat therapiert werden muss. Dafür sind mehrere intravenöse Zugänge und für den Notfall ein Rapid-Infusion-System notwendig. Bei der **Narkoseeinleitung** besteht durch den Verlust des Muskeltonus die Gefahr der Zunahme der Blutung. Deshalb wird die Narkose, ähnlich wie bei einer Sectio, erst in Anwesenheit des Operateurs und Vorbereitung des OP-Feldes mit Abwaschen und Abdecken begonnen. Das Abklemmen der Aorta hat eine plötzliche Zunahme der Nachlast und damit einen Anstieg des systolischen Blutdrucks zur Folge. Eine derartige Linksherzbelastung kann zur **kardialen Dekompensation** führen und muss sofort medikamentös abgemildert werden. Dazu verwendet man das sehr gut steuerbare und sofort wirksame **Nitroprussid-Natrium** als Vasodilatator. Bei dem Öffnen der Aortenklemme kommt es durch die Volumenumverteilung zu einem **Blutdruckabfall**, der wiederum durch Vasopressoren und Volumengabe therapiert werden muss.

PLUS Bei der Operation eines Aortenaneurysmas kommt es durch das Abklemmen der Aorta zu einer Mangeldurchblutung der unteren Körperhälfte, und es besteht die Gefahr der Nierenschädigung und der ischämischen Schädigung des Rückenmarks. Deshalb wird der Blutdruck invasiv in der A. femoralis und A. radialis gemessen, um Werte der oberen und unteren Körperhälfte zu erhalten.

1.6.5 Thoraxchirurgie

FRAGE

Wie wirkt sich die **Seitenlage** eines Patienten auf die Ventilation und Perfusion der Lunge aus?

Antwort Die in der Seitenlage unten liegende Lunge ist besser perfundiert als die oben liegende Lunge. Im Gegensatz dazu ist die oben liegende Lunge besser ventiliert als die unten liegende. Die unten liegende Lunge ist durch Atelektasen gefährdet. Aus dem **ungünstigen Ventilations-Perfusions-Verhältnis** ergibt sich ein gesteigerter intrapulmonaler Rechts-Links-Shunt mit der Gefahr der Hypoxie.

FRAGE

Welche **pathophysiologischen Auswirkungen** hat eine **Einlungenventilation**?

Antwort Durch die einseitige Ventilation der Lunge nimmt der Rechts-Links-Shunt weiter zu und der arterielle pO_2 sinkt. Durch den Euler-Liljestrand-Effekt nimmt die Durchblutung der nichtventilierten Lunge deutlich ab und der Rechts-Links-Shunt wird reduziert. Die CO_2-Elimination ist im Gegensatz zu der O_2-Aufnahme bei der Einlungenventilation weniger beeinträchtigt.

MERKE

Eine Spontanatmung des Patienten ist intraoperativ bei eröffnetem Thorax unbedingt zu vermeiden, da sonst eine Mediastinalverschiebung und paradoxe Atmung drohen.

FRAGE

Erläutern Sie die **hypoxisch pulmonale Vasokonstriktion** näher! Wie wird Sie durch die Anästhesie beeinflusst?

Antwort Beschrieben und benannt wurde die hypoxische pulmonale Vasokonstriktion 1946 durch Euler und Liljestrand. Durch eine lokale Erhöhung des pulmonalvaskulären Widerstands in nichtventilierten Arealen der Lunge wird die Durchblutung dieser Areale und damit der **Rechts-Links-Shunt vermindert** und der **arterielle pO_2 erhöht**. Vermittelt wird die lokale Vasokonstriktion direkt über die Hypoxie oder Mediatoren. Inhalationsnarkotika vermindern den Effekt der Vasokonstriktion. Auch ein PEEP in der ventilierten Lunge erhöht den intraalveolären Druck und vermindert die Vasokonstriktion ebenfalls. Eine durch Hyperventilation entstandene Hypokapnie führt zu einer Vasodilatation und verringert den vasokonstriktorischen Effekt. Auf der anderen Seite bewirkt die Hyperkapnie eine Vasokonstriktion in der ventilierten Lunge und damit eine Umverteilung des Blutflusses in die nichtventilierte Lunge. Auch ein erniedrigter FiO_2 hat über eine Vasokonstriktion eine Shuntzunahme zur Folge.

FRAGE

Welche **technischen Voraussetzungen** müssen für die Einlungenventilation erfüllt sein?

Antwort Patienten bei denen nur eine Lunge ventiliert werden soll, erhalten einen **Doppellumentubus**, der eine seitengetrennte Ventilation beider Lungenflügel erlaubt. Dabei unterscheidet man einen links- und rechtsseitigen Doppellumentubus. In der Regel werden linksläufige Tuben verwendet. Bei Patienten mit vorbestehender respiratorischer Einschränkung ist ein **erweitertes Monitoring** mit einer am unten liegenden Arm angebrachten invasiven Blutdruckmessung notwendig. Darüber ist eine regelmäßige Kontrolle der Blutgase möglich. Die Anlage eines **ZVK** sollte, wenn er nötig ist, **ipsilateral zur OP-Seite** gelegt werden. Ein Doppellumentubus wird in der Regel unter bronchoskopischer Sicht eingebracht und nach der Lagerung des Patienten vor OP-Beginn nochmals bronchoskopisch auf die korrekte Lage überprüft. Normalerweise ist ein Respirator für die Beatmung ausreichend, teilweise kann die O_2-Insufflation in die nichtventilierte Lunge notwendig sein.

PLUS Eine Beatmung nur einer Lunge kann auch mittels eines Bronchusblockers erreicht werden.

FRAGE
Wie reagieren Sie auf eine **akute Hypoxämie** während einer Einlungenventilation?

PLUS Aufgrund der Gefahr eines beidseitigen Pneumothorax muss ein ZVK auf der Seite der zu operierenden Lunge gelegt werden.

Antwort Tritt unter der Einlungenbeatmung plötzlich eine Hypoxämie auf, wird der **Sauerstoff** auf **100 %** an der Beatmung erhöht. Die **Tubuslage** muss bronchoskopisch kontrolliert und eine Verlegung des Tubus durch Sekret ausgeschlossen werden. Der Patient muss ausreichend sediert und relaxiert sein, um die Ventilation durch z. B. Pressen nicht zu beeinträchtigen. Ist der Patient durch die Hypoxämie akut gefährdet, wird die Einlungenventilation unterbrochen und beide Lungen beatmet, bis das Problem behoben werden kann.

Daneben gibt es Patienten bei denen infolge der Vorerkrankungen und der pathologischen Lungenfunktion eine einseitige Ventilation keine ausreichende Oxygenierung ermöglicht. Bei diesen Patienten kann durch eine Einlungenventilation mit 100 % Sauerstoff und einem leichten PEEP auf der ventilierten Lunge versucht werden, die Oxygenierung zu optimieren. Die Einstellung des **Atemzeitverhältnisses von 1 : 1** (Verhältnis Inspirationszeit zu Exspirationszeit) begünstigt die Inspiration und damit die Oxygenierung. Ist dies nicht ausreichend, lässt sich die Oxygenierung unter Umständen durch einen CPAP auf der zu operierenden Lunge verbessern. Es ist möglich, dass alle Maßnahmen für eine Oxygenierung des Patienten nicht ausreichend sind. Dann muss in Rücksprache mit den Operateuren eine **intermittierende Zweilungenbeatmung** erfolgen, um den Patienten nicht zu gefährden.

FRAGE
Warum wird, wenn möglich, ein **linksseitiger Doppellumentubus** verwendet?

Antwort Bei einem rechtsseitigen Doppellumentubus besteht die Gefahr, den früh abgehenden Oberlappenbronchus durch den Tubus zu verlegen. Damit würden nur der Mittel- und Unterlappen ventiliert, und es besteht die Gefahr der Hypoxie.

FRAGE
Was ist eine **apnoische Oxygenierung**?

Antwort Die apnoische Oxygenierung ist eine Möglichkeit, den Patienten kurzzeitig gar nicht zu ventilieren und trotzdem zu oxygenieren. Dem Patienten wird dabei 100 % Sauerstoff in die Lungen eingeleitet und so oxygeniert. Da beide Lungen vollständig ruhiggestellt sind, steigt das CO_2 während dieser Zeit kontinuierlich an.

FRAGE
Im Rahmen von Bronchoskopien wird häufig die **Jet-Ventilation** angewandt. Was ist das?

Antwort Die Jet-Ventilation ist eine Hochfrequenzventilation und wird angewandt bei Operationen, bei denen ein Endotrachealtubus störend ist. Über einen Jet-Ventilator wird Sauerstoff mit einem hohen Fluss und einer hohen Frequenz (60–600/min) über eine Öffnung am Laryngoskop oder Bronchoskop insuffliert. Bei dieser Ventilationsform besteht die Gefahr hoher Atemwegsdrücke, weshalb sie nur bei einer ungehinderten Exspiration angewendet werden darf.

1.6.6 Abdominalchirurgie

FRAGE
Was verstehen Sie unter dem **Eventerationssyndrom**?

Antwort Durch die Manipulation am Darm werden Prostazykline freigesetzt und der Patient zeigt durch Vasodilatation, Blutdruckabfall und Abfall der Sauerstoffsättigung einen **Flush**. Das Eventerationssyndrom wird durch die Gabe von Volumen und Vasopressoren behandelt.

FRAGE
Welche Reaktion kann durch die Manipulation am offenen Abdomen noch ausgelöst werden?

Antwort Durch **Zug am Mesenterium** wird ein vagaler Reflexbogen aktiviert und eine **Bradykardie** und **Blutdruckabfall** sind die Folge. Die Gabe von Atropin, eine Vertiefung der Narkose und die Unterbrechung des Reizes sind bei einer ausgeprägten Kreislaufreaktion notwendig.

FRAGE
Was ist die **Besonderheit** an **laparoskopischen Eingriffen** für die Anästhesie?

Antwort Eine Operation mit Pneumoperitoneum erfordert immer eine Intubation und kontrollierte Beatmung. Das Pneumoperitoneum hat hämodynamische und respiratorische Einschränkungen zur Folge. Der venöse Rückfluss zum Herzen über die V. cava inferior ist vermindert und damit das **Herzzeitvolumen** reduziert. Der venöse Rückstrom kann durch eine Reduktion des intraabdominellen Drucks verbessert werden. Daher ist für diese Eingriffe häufig auch intraoperativ eine ausreichende Relaxierung nötig. Durch den ADH- und Katecholaminanstieg ist der **totale periphere Widerstand erhöht** und durch die Dehnung des Peritoneums sind **vagale Reaktionen** möglich. Da das Abdomen durch die Gasinsufflation ausgedehnt ist, sinken die funktionelle Residualkapazität und die Compliance der Lunge. Der **Rechts-Links-Shunt** ist gesteigert und das insufflierte **CO_2** wird teilweise resorbiert. Deshalb ist bei einem Pneumoperitoneum eine Hyperventilation mit erhöhten Beatmungsdrücken notwendig.

PLUS Alle Patienten mit geplanten laparoskopischen Eingriffen erhalten eine Magensonde nach der Narkoseeinleitung.

FRAGE

Sie haben einen Patienten der eine **Ösophagusresektion** erhalten soll. Wie gestalten Sie Ihre Narkose?

Antwort Eine Operation am Ösophagus ist ein Zweihöhleneingriff. Für die postoperative Schmerztherapie nach einem derartig umfangreichen Eingriff sollte möglichst eine **PDA** gelegt werden. Für eine zeitweise Einlungenventilation ist ein Doppellumentubus notwendig. Abhängig von der Veränderung des Ösophagus muss der Patient als nicht nüchtern betrachtet und durch eine **rapid sequence induktion** (RSI) eingeleitet werden. Da ein Doppellumentubus schwerer zu platzieren ist als ein Einlumentubus, stellt die RSI eine anästhesiologische Herausforderung dar. Die Operation dauert sehr lange und es kann zu größeren Blutverlusten kommen, weshalb **Erythrozytenkonzentrate** bereitgestellt werden müssen. Ein **erweitertes hämodynamisches Monitoring** mit invasiver Blutdruckmessung, ZVK (ipsilateral zur OP-Seite) und ein Harnblasenkatheter mit Temperaturmessung sind obligat. Postoperativ werden die Patienten meist beatmet auf eine Intensivstation verlegt. Zuvor müssen sie dafür auf einen Einlumentubus umintubiert werden, was durch ödematöse Weichteilschwellungen erschwert sein kann.

FRAGE

Sie sollen notfallmäßig eine Narkose bei einem Patienten mit einer **Hohlorganperforation** durchführen. Was erwarten Sie?

Antwort Der Patient hat durch die Hohlorganperforation eine begleitende diffuse Peritonitis und ist ein schwer kranker Patient. Durch die Peritonitis kommt es zu einem septischen Krankheitsbild, das oft mit einem hypovolämischen Schock einhergeht. Die Patienten können ein akutes Nierenversagen, eine progrediente respiratorische Verschlechterung, eine schlechte Leberfunktion, eine Gerinnungsstörung im Sinne einer disseminierten intravasalen Gerinnung (DIC) entwickeln und hämodynamisch instabil werden. Entscheidend ist die Behandlung des **Schocks** und der gestörten **Gerinnung**. Diese Patienten müssen postoperativ auf einer Intensivstation weiterbehandelt werden.

1.6.7 Urologie

FRAGE

Wie ist die bei den **TUR-Operationen** verwendete Lösung zusammengesetzt und warum?

Antwort Bei den TUR-Operationen werden elektrochirurgische Instrumente verwendet und daher darf die Spüllösung keinen Strom leiten. Die Spüllösung ist eine **elektrolytfreie halbisomolare Lösung**, der Mannit, Soribt und Glyzin zugesetzt ist.

FRAGE
Kennen Sie das **TUR-Syndrom**?

Antwort Durch das Einschwemmen von größeren Mengen der hypotonen Spüllösung kommt es zu einer **Verdünnungshyponatriäme mit Volumenüberladung** (Wasserintoxikation). Die hypotone Hyperhydratation hat eine Herz- und Kreislaufbelastung, zentralnervöse Störungen und Gerinnungsstörungen zur Folge.

Das erste Anzeichen einer Wasserintoxikation beim wachen Patienten ist Verwirrtheit und Unruhe. Durch die Elektrolytverschiebungen kommt es zu Herzrhythmusstörungen und durch die Volumenüberladung zu einer Hypertonie. **Sekundär** kann es zu einer **kardialen Dekompensation** mit Hypotonie, Tachykardie und Lungenödem mit Hypoxämie kommen.

FRAGE
Welche **Anästhesieform** empfehlen Sie bei den TUR-Operationen?

Antwort Prinzipiell sind sowohl eine **Allgemeinanästhesie** als auch eine **rückenmarksnahe** Anästhesie möglich. Bei einer Spinalanästhesie lassen sich die ersten Anzeichen eines TUR-Syndroms schneller erkennen und deshalb wird häufig die Spinalanästhesie vorgezogen.

PLUS Ein erstes Anzeichen eines TUR-Syndroms ist häufig ein vermehrtes Gähnen.

FRAGE
Kenne Sie weitere Möglichkeiten ein TUR-Syndrom zu erkennen?

Antwort Der Spüllösung wird eine definierte Menge an Alkohol zugesetzt und bei dem Patienten der **Äthanolgehalt der Ausatemluft** bestimmt. Bei einer langen OP Dauer (> 45 min) sind regelmäßige **Laborkontrollen** zur Bestimmung der Elektrolyte und die kontinuierliche ZVD-Messung weitere Möglichkeiten, ein TUR-Syndrom festzustellen.

FRAGE
Wie **therapieren** Sie das TUR-Syndrom?

Antwort Tritt ein TUR-Syndrom auf, so müssen die Spülbeutel tiefer gehängt werden und die OP schnellstmöglich beendet werden. Die Hypervolämie wird mit Schleifendiuretika oder Osmodiuretika therapiert und die Elektrolyte und die metabolische Azidose werden ausgeglichen. Neben der Sauerstoffgabe kann auch eine kardiale Unterstützung notwendig sein.

FRAGE
Kennen Sie eine Möglichkeit, die benötigte **Natriummenge** für die Substitution zu berechnen?

Antwort

$$\text{Na}^+ - \text{Bedarf (mval)} = 0{,}2 \times (\text{Na}^+\text{soll} - \text{Na}^+\text{ist}) \times \text{kg KG}$$

MERKE Eine Hyponatriämie muss aufgrund der Gefahr der pontinen Myelinolyse langsam ausgeglichen werden.

FRAGE
Mit welchen Problemen rechnen Sie bei einer **Prostatektomie**?

PLUS Bei Operationen an Prostata, Lunge, Uterus und Pankreas können vermehrt Prothrombinaktivatoren freigesetzt werden.

Antwort Im Rahmen der Prostatektomie kann es zu raschen und großen **Blutverlusten** kommen, weshalb große venöse Zugänge und bereitgestellte Erythrozytenkonzentrate notwendig sind. Durch die Einschwemmung von Fibrinolyseaktivatoren aus der Prostata können **Gerinnungsstörungen** auftreten, die durch die Gabe von Tranexamsäure behandelt werden. Bei der Eröffnung der großen Venengeflechte besteht neben der Blutung auch die Gefahr der **Luftembolie**.

1.6.8 Traumatologie und Orthopädie

FRAGE
Bei einem Patienten soll intraoperativ **Knochenzement** (Palacos) eingebracht werden, worauf stellen Sie sich ein?

Antwort Die Gefahr beim Einbringen von Palacos ist die Reaktion des Patienten auf das Polymethylacrylat mit Blutdruckabfall, Tachykardie und Abfall der Sauerstoffsättigung. Dabei werden vor allem die eingeschwemmten Knochenzementmonomere für eine direkte **Myokarddepression** verantwortlich gemacht. Auch **Mikroembolien** in der Lunge durch Knochenmarkreste oder Luft können auftreten. Deshalb wird während der Eingabe von Palacos mit 100 % Sauerstoff beatmet. Vorher sollte der Patient hämodynamisch und respiratorisch stabil sein und eine ausgeglichene Volumenbilanz aufweisen. Bei einer Kreislaufdepression werden Volumen und Vasopressoren gegeben.

FRAGE
Welche Besonderheiten ergeben sich für Sie anästhesiologisch bei einer OP an der **HWS** und **BWS**?

Antwort Bei Eingriffen von ventral an der oberen **BWS** ist ein **Doppellumentubus** mit einer **Einlungenventilation** notwendig. Eine Traumatisierung der Lunge durch die Operation mit konsekutiven Oxygenierungsproblemen ist möglich.

Eine Operation an der **HWS** ist dagegen häufig mit einer schwierigen Intubation verbunden und erfordert zum Teil eine **fiberoptische Intubation** zur

Vermeidung sekundärer Rückenmarksschäden. Postoperativ müssen die Patienten mindestens 4 Stunden im Aufwachraum überwacht werden, um eine eventuelle Nachblutung mit respiratorischen Problemen rechtzeitig zu erkennen und behandeln zu können.

FRAGE
Ein Patient soll eine **Hüft-TEP** erhalten. Mit welchen Problemen rechnen Sie?

Antwort Patienten für eine Hüft-TEP gehören häufig zu dem älteren Patientenkollektiv mit einem erhöhten **kardialen Risikoprofil**. Das macht unter Umständen ein erweitertes hämodynamisches Monitoring mit invasiver Blutdruckmessung und ZVK notwendig. Die Gefahr besteht in einem großen und raschen **Blutverlust** durch die Eröffnung der großen Markhöhlen, deshalb sind vor der OP immer Erythrozytenkonzentrate bereitzustellen und große venöse Zugänge zu legen. Die Verwendung eines Cellsavers kann bei einer Hüft-TEP die Gabe von Fremdblut reduzieren. Dies ist jedoch vor allem bei TEP-Wechseln indiziert. Auch postoperativ sind die Patienten durch eine Blutung gefährdet, sodass sie ausreichend lange im Aufwachraum überwacht werden müssen.

FRAGE
Welche **Narkoseform** verwenden Sie bei einer Operation in **Bauchlage**?

Antwort Eine Narkose in Bauchlage erfordert zur Sicherung der Atemwege eine Intubation und eine gute Tubusfixierung, da das Gesicht in Bauchlage nicht zugänglich ist. Es ist eine **balancierte Anästhesie** oder eine **totale intravenöse Anästhesie** (TIVA) möglich. Durch die Allgemeinanästhesie sind die Reflexreaktionen auf Lagewechsel beeinträchtigt, sodass es bei der Drehung des Patienten zu einem Blutdruckabfall kommen kann.

PLUS Vor der Umlagerung ist eine Oxygenierung mit 100 % Sauerstoff hilfreich.

Wichtig ist eine gewissenhafte **Lagerung** des Patienten zur Vermeidung von druckbedingten Lagerungsschäden im Gesicht (Auge) und Gelenken (Plexusschaden). Bei der Drehung des Patienten muss besonders auf die Extremitäten geachtet werden, da diese durch den fehlenden Muskeltonus leicht geschädigt werden können. Lagerungsmaßnahmen sind immer kritische Phasen, weil dabei häufig keine kontinuierliche Überwachung möglich ist. Besondere Beachtung erfordert natürlich die Sicherung von Tubus und allen Zugängen.

FRAGE
Was müssen Sie bei einer Operation in **„Blutleere"** beachten?

Antwort Operationen an Extremitäten erfolgen häufig in Blutleere. Hierzu wird eine Manschette um die betroffene Extremität angelegt und nach dem Auswickeln des Blutes die Manschette mit bis zu 100 mmHg über dem systolischen Blutdruck aufgeblasen. Dabei besteht in Abhängigkeit von der Dauer der Blutleere die Gefahr der Schädigung von Nerven, Blutgefäßen und Muskeln. Die Blutleere erzeugt bei manchen Patienten trotz ausreichender An-

PLUS Die Dauer der Blutleere wird dokumentiert und der Operateur während der Operation halbstündlich über die Dauer informiert.

algesie nach ca. 60 Minuten einen **Tourniquetschmerz**. Die Patienten in Allgemeinanästhesie reagieren darauf mit einem Anstieg des Blutdrucks sowie der Herzfrequenz. Nach dem Öffnen der Manschette entwickeln die Patienten nicht selten eine **metabolische Azidose**, **Hyperkaliämie** und **Hyperkapnie**.

1.6.9 Anästhesie in der Schwangerschaft

FRAGE
Welche physiologischen Veränderungen in der Schwangerschaft führen zu einem **erhöhten Narkoserisiko**?

Antwort Durch eine Schwangerschaft kommt es unter anderem zu Veränderungen im respiratorischen System, Herz- und Kreislaufsystem und gastrointestinalen System.

Respiratorisch ist das Atemminutenvolumen gesteigert und die funktionelle Residualkapazität durch den Zwerchfellhochstand vermindert. Durch die Hyperventilation der Schwangeren entsteht eine **chronisch respiratorische Alkalose**. Die Intubation kann durch die geschwollenen und leicht vulnerablen Schleimhäute erschwert sein.

Im Herz- und Kreislaufsystem kommt es zu einer Steigerung des HZV, wobei der periphere Widerstand vermindert ist. Schwangere sind gefährdet, ein **aortokavales Kompressionssyndrom** zu entwickeln.

Im Rahmen der Schwangerschaft kommt es weiterhin zur Verringerung des Tonus des gastroösophagealen Sphinkters, zu einer Verzögerung der Magenentleerung sowie der Erhöhung des intragastralen Drucks. Dadurch besteht eine erhöhte **Aspirationsgefahr**.

Eine Hyperkoagibilität und eine verminderte Aktivität der Cholinesterase sind häufig in einer Schwangerschaft. Bei Regionalanästhesien sind die Mutter und das Kind durch einen Blutdruckabfall gefährdet.

FRAGE
Sie sprachen von einem **aortokavalen Kompressionssyndrom**. Wie können Sie das vermeiden?

Antwort Bei dem aortokavalen Kompressionssyndrom kommt in Rückenlage der gravide Uterus auf der V. cava zu liegen. Dadurch ist der venöse Rückstrom zum Herzen gestört, das HZV nimmt ab, und die Patientinnen entwickeln eine schockähnliche Symptomatik. Durch die Lagerung der schwangeren Patientin in **Linksseitenlage** kann man die aortokavale Kompression vermeiden.

FRAGE
Eine Patientin soll eine **elektive Sectio** erhalten. Welche Narkoseform empfehlen Sie ihr?

Antwort Prinzipiell ist für eine Sectio eine Allgemein- oder eine Regionalanästhesie möglich. Da das Narkoserisiko für Mutter und Kind bei einer Allgemeinanästhesie deutlich höher ist als bei einer Spinal- oder Periduralanästhesie rate ich bei einer geplanten Sectio zu einer **Regionalanästhesie**.

FRAGE
Welche Besonderheiten müssen Sie bei dem Anlegen einer **PDA** bei einer Schwangeren bedenken?

Antwort Der Periduralraum ist durch eine vermehrte Flüssigkeitseinlagerung schwierig zu identifizieren und das Verteilungsvolumen ist durch die erweiterten Periduralvenen verkleinert, wodurch weniger Lokalanästhetikum notwendig ist. Nach dem Spritzen des Lokalanästhetikums kann ein **Blutdruckabfall** mit Gefährdung von Mutter und Kind auftreten.

PLUS Ein für die Schmerztherapie während der vaginalen Entbindung angelegter PDK kann bei sicherer Wirkung auch für eine Sectio verwendet werden.

FRAGE
Sie wollen für eine Sectio eine **Spinalanästhesie** durchführen. Beschreiben Sie Ihr Vorgehen!

Antwort Zur Vermeidung von Blutdruckabfällen durch die Spinalanästhesie werden heutzutage häufig niedrig dosierte Spinalanästesien durchgeführt. Man kann z. B. 7,5 mg Bupivacain, d. h. 1,6 ml 0,5 % hyperbares Bupivacain, verwenden. Da diese Dosis allein nicht ausreichend ist, muss sie mit einem Opioid (meist Sufentanil 5 µg = 1 ml) kombiniert werden. Um eine Ausbreitung bis Th10 zu bewirken, wird die Patientin unmittelbar nach Injektion in **Kopftieflage** gebracht. Eine weitere Maßnahme zur Vermeidung einer Hypotonie ist die **Kohydratation** mit Kolloiden, d. h. eine Druckinfusion mit HES **während** der Anlage der Spinalanästhesie. Diese Methode hat sich einer präoperativen Hydrierung als überlegen erwiesen. All diese Maßnahmen sind wichtig, da bei Schwangeren zur Sectio nicht nur die Hypotonie ein Problem darstellt, sondern auch deren Behandlung mit Vasopressoren, da beides zu einer Beeinträchtigung der uteroplazentaren Perfusion mit Minderversorgung des Fetus führen kann. Sobald das erforderliche Analgesieniveau erreicht ist, wird die Patientin wieder in Flachlage gebracht und die Operation kann beginnen.

FRAGE
Wodurch erklären Sie den **Blutdruckabfall nach einer Regionalanästhesie** und wie behandeln Sie diesen?

Antwort Der Blutdruckabfall entsteht durch eine Blockade des lumbalen Sympathikus mit Vasodilatation und venösem Pooling. Dieser Blutdruckabfall kann in der Regel durch eine **Kohydratation mit Kolloidlösung**, z. B. HAES (als Druckinfusion!) vermieden werden. Vasokonstriktive Substanzen mit α-adrenerger Wirkung bewirken eine reduzierte Uterusdurchblutung mit

Minderversorgung des Kindes und dürfen daher nicht gegeben werden. Früher wurden zur Anhebung des Blutdrucks Ephedrin oder Akrinor® empfohlen, da durch diese Medikamente die Uterusdurchblutung kaum beeinflusst wird. Nachdem in Studien nach Einsatz dieser Substanzen eine Azidose beim Fetus beobachtet wurde, ist man inzwischen auch von dieser Empfehlung abgekommen. Wenn es trotz Volumengabe zu einem Blutdruckabfall kommt sollte nach derzeitiger Empfehlung mit **Phenylephrin** behandelt werden.

FRAGE

Nun hat sich die Patientin für die **Sectio** trotz Ihrer Empfehlung für eine **Allgemeinanästhesie** entschieden. Erläutern Sie Ihr Vorgehen!

Antwort Auch für eine elektive Sectio sollte aufgrund der möglichen Beeinträchtigung des Kindes auf eine sedierende Prämedikation verzichtet werden. Als Aspirationsprophylaxe erhält die Schwangere am Vorabend und am Morgen mindestens 2 Stunden vor der Einleitung H_2-Rezeptorantagonisten oder 10 Minuten vor Narkosebeginn Natriumzitrat. Um die Zeit zwischen Narkoseeinleitung und OP-Beginn bzw. Kindsentwicklung so kurz wie möglich zu halten, wird die Narkose erst nach der operativen Vorbereitung, wie Abwaschen und steriles Abdecken, begonnen. Die Patientin wird dabei in **20° Linksseitenlage** gelagert, um eine aortokavale Kompression zu vermeiden. Sie wird über 5 Minuten präoxygeniert. Bei Schwangeren muss aufgrund der hohen Aspirationsgefahr eine **Ileuseinleitung** erfolgen. Alle Hilfsmittel für eine schwierige Intubation und ein großlumiger Sauger müssen bereitliegen. Sobald die korrekte Tubuslage verifiziert ist, erfolgt der OP-Beginn. Die Beatmung erfolgt mit 100 % Sauerstoff, ein volatiles Anästhetikum kann niedrig dosiert verwendet werden. Bei hohen Konzentrationen besteht die Gefahr der atonen Uterusblutung. Nach Kindsentwicklung werden ergänzend ein Opioid und ggf. ein Muskelrelaxans gegeben.

FRAGE

Welche Narkoseform wählen Sie für eine **Notsectio**?

Antwort Bei einer Notsectio sind das Kind und die Mutter akut gefährdet. Deshalb ist keine Zeit für die Anlage einer rückenmarksnahen Anästhesie, und eine Notoperation erfolgt in einer Allgemeinanästhesie. Aufgrund der Dringlichkeit erfolgt die Narkoseeinleitung sofort nach Anlage der Pulsoxymetrie. Sofort nach erfolgreicher Intubation kommt der Hautschnitt. Bei Intubationsschwierigkeiten kann es in solchen Situationen erforderlich sein, die OP trotz Aspirationsgefährdung unter Maskenbeatmung und Krikoiddruck oder Larynxmaske zu beginnen.

FRAGE

Was ist **Eklampsie** und das **HELLP-Syndrom** und welche Besonderheiten resultieren daraus für Ihre Narkoseform zur Sectio?

Antwort Bei einer Schwangerschaft kann es zu einer Störung des Gefäßendothels kommen, die in einem unterschiedlichen Symptomkomplex resultiert. Die mildeste Form ist eine schwangerschaftsinduzierte Hypertonie. Tritt zusätzlich eine Proteinurie auf spricht man von einer **Präeklampsie**. Kommt es im Rahmen der Erkrankung zu zerebralen Krampfanfällen, handelt es sich um eine **Eklampsie**.

Ein **HELLP-Syndrom** ist eine Sonderform der Präeklampsie, die von einer Hämolyse, erhöhten Leberenzymen und einer Thrombozytopenie (**H**aemolysis, **E**levated **L**iver **E**nzymes, **L**ow **P**latelets) begleitet wird. Die Thrombozytenzahl ist bei diesen Patientinnen engmaschig zu kontrollieren. Ist sie noch ausreichend hoch, ist eine Regionalanästhesie möglich und von Vorteil. Falls eine Patientin mit diesem Krankheitsbild in ITN sectioniert werden muss, so sind stressbedingte Blutdruckanstiege (z. B. bei der Intubation) unbedingt zu vermeiden. In der Regel verwendet man in solchen Fällen Remifentanil in einer Dosierung von 1 µg/kg KG zur Einleitung. Der Kinderarzt muss immer über eine Remifentanilgabe informiert werden. Bei einem HELLP-Syndrom ist postoperativ eine **Intensivüberwachung** indiziert.

FRAGE
Was ist das **Floppy-Infant-Syndrom**?

Antwort Durch die hoch dosierte oder Langzeitgabe von Benzodiazepinen ist das Kind nach der Geburt im Muskeltonus und den Reflexen reduziert, schläfrig und zeigt im ausgeprägtesten Fall einen Atemstillstand.

FRAGE
Warum müssen Sie bereits in der Frühschwangerschaft bei Ihrer Pharmakotherapie besonders vorsichtig sein?

Antwort Fast alle in der Anästhesie verwendeten Medikamente sind **plazentagängig** und haben damit die Gefahr der fetalen Schädigung. Das teratogene Potenzial der Medikamente ist abhängig von Zeitpunkt, Dosierung, Art der Gabe und Dauer der Verabreichung. Für potenziell teratogene Substanzen wird kein Schwellenwert angegeben und deren Verwendung ist auch aus forensischen Gründen strikt zu vermeiden. Wenn möglich, sollen notwendige operative Eingriffe in das **zweite Drittel** der Schwangerschaft verschoben werden, um das Risiko von Störungen der Embryogenese und der fetalen Entwicklung gering zu halten.

1.6.10 Anästhesie im Kindesalter

FRAGE
Ein Kind ist kein kleiner Erwachsener! Was ist mit diesem Satz gemeint?

Antwort Kinder haben viele physiologische, anatomische und psychologische Besonderheiten und sind entsprechend keine maßstabsverkleinerten Erwachsenen. Dies muss bei der Narkose eines Kindes beachtet werden.

FRAGE
Warum kommt dem **Wärmemanagement** in der Anästhesie bei Kindern eine große Bedeutung zu?

Antwort Kinder haben eine große Körperoberfläche im Vergleich zum Körpervolumen und ein geringes subkutanes Fettgewebe. Eine erniedrigte Körpertemperatur hat einen erhöhten Sauerstoffbedarf und eine Einschränkung der Myokardfunktion zur Folge. Gerade bei Kindern mit einem offenen Foramen ovale oder Ductus Botalli besteht durch die Reduktion des HZV und der Herzfrequenz durch Hypothermie die Gefahr eines **vermehrten Rechts-Links-Shunts**. Die Hypothermie hat des Weiteren eine Linksverschiebung der Sauerstoffbindungskurve mit einer konsekutiven erschwerten O_2-Abgabe im Gewebe zur Folge. Die Temperatur wirkt sich auch auf die Wirkung der Anästhetika aus, so ist der **MAC-Wert** der volatilen Anästhetika **reduziert** und die **Wirkdauer** der Muskelrelaxanzien **verlängert**.

FRAGE
Welche **respiratorischen Besonderheiten** haben Kinder?

PLUS Die alveoläre Ventilation liegt beim Kind bei 100–150 ml/kg/min, beim Erwachsenen dagegen bei 60 ml/kg/min.

Antwort Bei Kindern kann aufgrund der großen Zunge die Maskenbeatmung erschwert sein. Auch die Intubation ist durch die große Epiglottis und die empfindliche Schleimhaut schwierig. Die engste Stelle im Respirationstrakt stellt bis zur Pubertät der **Ringknorpel** dar. Bei Kindern liegt der Kehlkopf auf der Höhe des 4. Halswirbelkörpers. Dadurch können durch eine Reklination des Kopfes die Intubationsbedingungen nur wenig verbessert werden. Kinder haben eine nur **kleine funktionelle Residualkapazität** und ein **Totraumvolumen** von **2 ml/kg KG**. Die Hypoxietoleranz von Säuglingen und kleinen Kindern ist gering. Das liegt zum einen am Sauerstoffverbrauch, der mit 6–7 ml/kg/min doppelt so hoch ist wie bei einem Erwachsenen, zum anderen an der geringen funktionellen Residualkapazität. Die **alveoläre Ventilation** ist deutlich höher als bei einem Erwachsenen, sodass eine Änderung der volatilen Anästhetika schnell zu Veränderungen der Narkosetiefe führen.

FRAGE
Wie reguliert ein Kind sein **Herzzeitvolumen**?

Antwort Das kindliche Myokard enthält weniger kontraktile Elemente und das Schlagvolumen kann nur gering gesteigert werden. Deshalb ist das Herzzeitvolumen beim Kind maßgeblich von der **Herzfrequenz** abhängig.

FRAGE
Warum wird das **Infusionsregime** beim **Säugling** so streng errechnet?

Antwort Kinder haben aufgrund der physiologisch zentralisierten Kreislauffunktion nur wenige Kompensationsmöglichkeiten für eine Hypervolämie. Die Nieren sind intrauterin ein ruhendes Organ und haben erst mit dem 2. Lebensjahr die Erwachsenennorm der Harnkonzentrierung erreicht. Der Flüssigkeitsbedarf eines Kindes liegt mit 100–150 ml/kg/d jedoch deutlich höher als bei einem Erwachsenen.

FRAGE
Nach welcher Regel wird bei Kindern das benötigte **Infusionsvolumen** berechnet?

Antwort Bei Kindern wird für das Infusionsregime die **4–2–1-Regel** angewandt. Danach wird die Infusionsmenge wie folgt errechnet:
- für die ersten 1–10 kg: 4 ml/kg KG/h
- 11–20 kg: 2 ml/kg KG/h
- > 20 kg: 1 ml/kg KG/h.

Diese Formel dient der Berechnung des **Erhaltungsbedarfs** an Flüssigkeit für ein Kind. Der Bedarf kann durch Flüssigkeitsverluste, z. B. im Rahmen der Operation, deutlich höher liegen.

PLUS Um eine Hypoglykämie zu vermeiden, erhalten Säuglinge eine Mischinfusion aus einer balancierten Elektrolytlösung und Glukose. Reine Glukoselösungen wie sie früher üblich waren, sind inzwischen obsolet.

FRAGE
Gibt es auch Besonderheiten der **Leberfunktion** in den ersten Lebensmonaten zu beachten?

Antwort Das Lebergewicht bei Neugeborenen hat einen im Vergleich zu Erwachsenen hohen Anteil am Körpergewicht. Verschiedene Stoffwechselschritte der Leber sind beim Neugeborenen noch unvollständig. Durch die **reduzierte Esteraseaktivität** kann in den ersten Lebensmonaten der Abbau von Remifentanil und Mivacurium gestört sein. Bei Neugeborenen ist ebenfalls eine **verlängerte Halbwertszeit von Diazepam** zu beachten.

FRAGE
Was sind Besonderheiten bei der **Prämedikationsvisite** von Kindern?

Antwort Bei der Behandlung von Kindern hat man es immer mit den Kindern und ihren Eltern zu tun. Den Bedürfnissen von Eltern und Kindern bei der Aufklärung muss man gleichermaßen gerecht werden. Es ist wichtig, die Kinder altersentsprechend mit einzubeziehen und so ein vertrauensvolles Verhältnis herzustellen.

Bei Kindern, die noch keine Vornarkosen hatten, ist eine **Familienanamnese** wichtig. Weitere Besonderheit ist die Frage nach einer evtl. kürzlich stattgefundenen **Impfung**, da bei elektiven Operationen nach Lebendimp-

PLUS Bei einem Neugeborenen wird Theophyllin zu Koffein abgebaut.

fungen mindestes 14 Tage und nach Totimpfungen mindestens 3 Tage Abstand eingehalten werden müssen.

Bei **Kindern über 6 Monaten** wird in der Regel eine **Prämedikation** angeordnet. Wichtig ist, dass die Prämedikation **schmerzfrei** verabreicht wird, z. B. Midazolam oral als Saft, nasal oder rektal.

FRAGE
Welche **Tuben** legen Sie sich für eine Intubation bereit?

Antwort Die passende Tubusgröße wird durch das Lebensalter des Kindes nach folgender Formel errechnet:

Innendurchmesser des Tubus (mm) = 4,5 + (Lebensalter : 4)

Für die Intubation muss immer die **nächstgrößere und nächstkleinere Tubusgröße** bereitliegen. Die Tubusgröße soll so gewählt werden, dass ab einem Beatmungsdruck von 20 cm H_2O eine hörbare Leckage auftritt. Einen ungefähren Anhalt für die Tubusgröße kann der kleine Finger des Kindes liefern. Der Tubus soll genauso groß sein wie der kleine Finger. Bei Kindern **unter 5 Jahren** (manche Autoren schreiben auch bis 8 Jahre) werden **ungeblockte Tuben** verwendet, weil damit ein geringeres Risiko einer Schädigung der Trachealschleimhaut besteht.

FRAGE
Welche **Voraussetzungen** muss ein **Narkosesystem** erfüllen, um bei einer Kinderanästhesie eingesetzt zu werden?

Antwort Narkosesysteme müssen ein **geringes Totraumvolumen** und einen **geringen Atemwiderstand** haben, um in der Kinderanästhesie eingesetzt zu werden. Bei vielen Systemen lässt sich das durch einen Wechsel der Beatmungsschläuche auf spezielle Kinderschläuche und einen kleineren Beatmungsbeutel erreichen. Die Atemgase sollten durch den Respirator angewärmt und angefeuchtet werden und ein kontinuierliches CO_2-Monitoring muss vorhanden sein.

FRAGE
Welche Methoden der **Narkoseeinleitung** bei Kindern kennen Sie?

Antwort Bei Kindern sind eine intravenöse und eine inhalative Narkoseeinleitung möglich. Die **intravenöse** Narkoseeinleitung erfordert einen am wachen Kind gelegten venösen Zugang und ist bei Kindern mit einem erhöhten Aspirationsrisiko notwendig. Im Gegensatz dazu wird der venöse Zugang bei der **inhalativen** Narkoseeinleitung erst nach dem Erreichen eines tiefen Anästhesiestadiums gelegt und ist damit möglicherweise einfacher und nicht so traumatisch für das Kind. Die Methode der Anästhesieeinleitung hängt neben den Erkrankungen des Kindes auch vom Grad der Kooperation des Kindes ab.

FRAGE
Warum verwenden Sie für Ihre inhalative Einleitung nicht **Isofluran**? Beschreiben Sie eine **Inhalationseinleitung**!

Antwort Isofluran ist wegen seines stechenden Geruchs nicht als Einleitungsnarkotikum geeignet. Für die inhalativen Narkoseeinleitungen verwendet man **Sevofluran**, da es die Atemwege nicht reizt, einen angenehmen Geruch hat und geringe kardiale Nebenwirkungen verursacht.

Die inhalative Einleitung beginnt mit der Gabe von Sevofluran (8 Vol-%) über eine Maske, wodurch schnell ein Bewusstseinsverlust eintritt. Um zuvor eine Hyposmie zu induzieren, ist, falls noch vorhanden, die vorherige Gabe von **Lachgas** (50 %) möglich, dabei kann der Second-Gas-Effekt durch Lachgas zusätzlich ausgenutzt werden. Während der inhalativen Narkoseeinleitung befindet sich der Anästhesist am Kopf des Kindes und führt eine **assistierte Maskenbeatmung** durch. Nach Erreichen eines tiefen Narkosestadiums legt eine zweite Person den venösen Zugang. Danach wird das Kind relaxiert und kann intubiert werden.

1.7 Narkosekomplikationen

1.7.1 Maligne Hyperthermie

FRAGE
Erläutern Sie die **Pathophysiologie** der malignen Hyperthermie (MH)!

Antwort Ursächlich für die MH wird ein genetischer Defekt der kalziumspeichernden Membran angesehen. Nach der Zufuhr bestimmter Triggersubstanzen kommt es zu einer **Dysregulation der Kalziumhomöostase** mit der Folge einer erhöhten myoplasmatischen Kalziumkonzentration. Durch die **Kalziumerhöhung** kommt es zu einer Aktivierung des kontraktilen Apparats mit Muskelrigidität und exzessiver Stoffwechselsteigerung der Muskulatur.

FRAGE
Welche Menschen sind von der MH betroffen?

Antwort Die Veranlagung für eine MH wird **autosomal-dominant** vererbt, ist jedoch unterschiedlich stark ausgeprägt. Daher ist die Familienanamnese sehr wichtig. Eine Häufung tritt bei Kindern und Jugendlichen und dem männlichen Geschlecht auf. Auch Patienten mit einer **Muskelerkrankung** sind stärker gefährdet für die Entwicklung einer MH.

FRAGE
Ist eine klinische Episode einer MH gefährlich?

Antwort Vor der Einführung von Dantrolen war die maligne Hyperthermie fast immer tödlich. Auch heute noch ist sie eine sehr gefürchtete Narkosekomplikation. Je später die Diagnose der MH gestellt wird, desto schlechter ist die Prognose des Patienten.

FRAGE
Sie sprachen von **Triggersubstanzen**. An welche Trigger denken Sie?

Antwort Triggersubstanzen sind in erster Linie **volatile Anästhetika** und **Succinylcholin**. Eventuell stellt auch **Stress** einen möglichen Trigger dar. Nicht jede Exposition mit einer Triggersubstanz muss eine MH auslösen.

FRAGE
Was sind **Symptome** einer MH?

Antwort
Frühsymptome einer MH sind:
- Tachykardie unterschiedlichster Morphologie (supraventrikuläre und ventrikuläre Extrasystolen) mit einer Herzfrequenz bis 200/min mit instabilen Blutdruckverhältnissen
- plötzlicher Anstieg der CO_2-Produktion
- metabolische Azidose

Auch ein **Masseter-Spasmus** nach Succinylcholingabe gilt als Frühsymptom und erfordert eine triggerfreie Weiterführung der Narkose.

Zu den **Spätsymptomen** zählen der Temperaturanstieg und die Rhabdomyolyse mit CK-Anstieg, Hyperkaliämie, Myoglobinämie und Transaminasenanstieg.

MERKE Zeichen einer fulminanten malignen Hyperthermie nach DGAI sind $paCO_2$ > 60 mmHg, Temperaturerhöhung >1 °C/15 min, Basendefizit > 5 mmol/l.

FRAGE
Nennen Sie **Differenzialdiagnosen** der MH!

Antwort
- Ursachen der Tachykardie und Blutdruckinstabilität können auch eine **zu flache Narkose**, **allergische Reaktionen** oder eine **Hypovolämie** sein.
- Bei einem Temperaturanstieg sollte ausgeschlossen sein, dass er durch Wärmemaßnahmen im OP entstanden ist.
- Auch eine **thyreotoxische Krise** zeigt sich mit Tachykardien und Hyperthermie.
- Eine **septische Streuung** kann zunächst ein MH-ähnliches klinisches Bild hervorrufen.

FRAGE
Wie **therapieren** Sie die MH?

Antwort Bei Verdacht auf eine MH sollte man sich schnell Hilfe holen, denn die Behandlung erfordert viele Hände:

- Die Zufuhr der **Triggersubstanzen** muss sofort **gestoppt** werden, der Vapor entfernt, die Narkose muss als TIVA weitergeführt werden, der Frischgasfluss hochgestellt und das Atemminutenvolumen auf das 3- bis 4-Fache gesteigert werden.
- Unverzüglich muss **Dantrolen** (2,5 mg/kg KG) verabreicht werden. Diese Dosis muss mehrfach im Abstand von 5 Minuten wiederholt werden bis zur Normalisierung der Stoffwechsellage. Nach Abklingen der Symptome muss die Gabe in einer Dosierung von 5–10 mg/kg KG über die nächsten 24 Stunden fortgeführt werden.
- Gleichzeitig muss eine Blutabnahme für die **Bestimmung von BGA**, **Elektrolyten**, **Transaminasen**, **Laktat** und **Myoglobin** erfolgen. Damit wird die Diagnose gesichert. Im weiteren Verlauf erfolgen Laboruntersuchungen zur Kontrolle des Therapieerfolges.
- Die **Azidose** muss gepuffert, **Rhythmusstörungen** müssen behandelt und der **Kreislauf** muss stabilisiert werden.
- Der **Kaliumspiegel** wird durch forcierte Diurese und Glukose-Insulin-Infusion gesenkt.
- Weitere Maßnahmen sind Kühlung des Patienten, invasives Monitoring (Arterie, ZVK, Blasenkatheter), Prophylaxe eines akuten Nierenversagens und eine anschließende Intensivüberwachung.

1.7.2 Laryngo- und Bronchospasmus

FRAGE
Wie sieht ein Laryngospasmus **klinisch** aus?

Antwort Beim spontanatmenden Patienten stellt sich ein Laryngospasmus klinisch durch einen **Stridor** und eine **forcierte** und **frustrane diaphragmale Atembewegung**, die sich auch durch optimale Kopflagerung und Esmarch-Handgriff nicht beheben lässt, dar.

FRAGE
Durch was kann in der Narkose ein Laryngospasmus **ausgelöst** werden?

Antwort Bei der Narkoseein- und -ausleitung kann durch Intubationsversuche und Extubation im Exzitationsstadium ein Laryngospasmus ausgelöst werden. Weiterhin können ein Guedel-Tubus, Sekret im Respirationstrakt oder schmerzhafte Stimuli einen Laryngospasmus hervorrufen.

FRAGE
Warum gelten akute **pulmonale Infekte** als **Kontraindikation** für einen elektiven Eingriff?

PLUS Ausnahme ist eine Adenotomie bei Kindern, da die Operation eine Voraussetzung für das Abheilen darstellt.

Antwort Ein akuter respiratorischer Infekt erhöht das Risiko eines Laryngo- oder Bronchospasmus bei einer Allgemeinanästhesie, da die **Schleimhaut sehr empfindlich** und leicht vulnerabel ist. Auch die **Hypersekretion** durch den Infekt stellt ein Problem dar. Insbesondere bei **COPD** steigt das Risiko von postoperativen pulmonalen Problemen exorbitant an. Diese Patienten sind oft postoperativ schwer zu extubieren und brauchen lange Weaning-Zeiten nach der Nachbeatmung auf der Intensivstation.

FRAGE
Wie reagieren Sie auf einen Laryngospasmus?

Antwort Aufgrund der Gefahr der Hypoxämie muss ein Laryngospasmus schnell therapiert werden.

Begonnen wird mit dem **Esmarch-Handgriff** und der **Maskenbeatmung** mit 100 % Sauerstoff und einer Vertiefung der Narkose. Der **auslösende Stimulus**, z. B. ein Guedel-Tubus muss entfernt werden, Sekret im Mund und Rachenraum muss abgesaugt werden. Kann der Laryngospasmus dadurch nicht durchbrochen werden, muss die quergestreifte Muskulatur des Kehlkopfes relaxiert (z. B. mit **Succinylcholin**) und der Patient intubiert werden. Meist lässt sich ein Laryngospasmus durch diese Maßnahmen beheben. Nur sehr selten kommt es zu hochdramatischen Situationen, in denen eine Koniotomie bzw. bei Kindern eine Punktion des Lig. cricothyreoideum notwendig ist.

FRAGE
Wie stellt sich ein **Bronchospasmus** bei einem beatmeten Patienten dar?

Antwort Bei einem Bronchospasmus ist auskultatorisch ein **Giemen** zu hören. Aufgrund der **verminderten Lungencompliance** steigt der Beatmungsdruck an, die Thoraxexkursion ist vermindert und es zeigt sich eine reflektorische Tachykardie. Bei einem ausgeprägten Bronchospasmus ist ein Abfall der Sauerstoffsättigung und ein Abfall des endtidalen CO_2 bei gleichzeitigem Anstieg des arteriellen CO_2 zu beobachten.

FRAGE
Wie kann ein Bronchospamus **ausgelöst** werden?

Antwort Besonders gefährdet einen Bronchospamus zu erleiden, sind Patienten mit einer chronisch obstruktiven Lungenerkrankung **(COPD)**, insbesondere bei gleichzeitig bestehendem Atemwegsinfekt, und starke **Raucher**. Eine ungenügende Narkosetiefe in Verbindung mit Manipulationen an den Atemwegen aber auch chirurgische Stimuli können bei diesen Patienten leicht einen Bronchospasmus auslösen. Eine andere Ursache kann eine **allergische Reaktion** sein.

FRAGE
Wie **therapieren** Sie einen Bronchospasmus?

Antwort Zunächst müssen andere Ursachen ausgeschlossen werden, z. B. eine Dislokation des Tubus, ein verlegter oder abgeknickter Tubus. Die Narkose wird vertieft und der Patienten manuell mit bis zu 100 % Sauerstoff beatmet. Lässt sich die Symptomatik mit diesen Maßnahmen nicht beheben, wird mit Betamimetika therapiert. Sind Betamimetika nicht ausreichend, kann zusätzlich Theophyllin gegeben werden. Kortikoide sind nur bei schweren Formen indiziert und müssen dann hoch genug dosiert werden, um wirksam zu sein (50–100 mg Prednisolonäquivalent).

1.7.3 Aspiration

FRAGE
Kennen Sie das **Mendelson-Syndrom**?

Antwort Das Mendelson-Syndrom wurde von einem New Yorker Gynäkologen 1946 bei Patientinnen mit einer Aspiration von Magensaft im Rahmen einer Sectio beschrieben. Die Patientinnen zeigten eine **Tachykardie**, einen **Bronchospasmus** und eine **Zyanose**.

FRAGE
Welche **Auswirkungen** hat eine Aspiration?

Antwort Durch eine Aspiration kann es zu einer mechanischen Verlegung von Lungenabschnitten kommen. Als Folge der Aspiration von saurem Magensaft tritt eine **chemische Pneumonitis** auf (Mendelson-Syndrom). Eine weitere Komplikation der Aspiration ist eine sekundäre **Aspirationspneumonie**, d. h. zusätzlich zur chemischen Pneumonitis tritt eine bakterielle Superinfektion auf, die die Prognose des Patienten weiter verschlechtert.

FRAGE
Welche Patienten sind aspirationsgefährdet?

Antwort Gefährdet für eine Aspiration sind alle Patienten mit einem vollen Magen, d. h. alle Patienten die eine präoperative Nüchternzeit von 6 Stunden nicht eingehalten haben, Patienten mit einem akuten Abdomen, Patienten mit Hirndruck, traumatisierte Patienten und Schwangere ab dem 2. Trimenon.

FRAGE

Gibt es **medikamentöse prophylaktische Maßnahmen**?

PLUS Von Protonenpumpeninhibitoren wird aufgrund der hohen Zahl von Nonrespondern abgeraten.

Antwort Vor elektiven Eingriffen werden am Vorabend und Morgen vor der OP **Ranitidin** 150 mg p. o., bei dringlichen Eingriffen ca. 10 Minuten vor der Narkoseeinleitung 20 ml **Natriumzitrat** oral gegeben.

FRAGE

Beschreiben Sie Ihr Vorgehen bei der Narkoseeinleitung eines **nicht nüchternen** Patienten!

PLUS Lässt sich ein Patient nicht intubieren, muss trotz fehlender Nüchternheit mit einer Maske zwischenbeatmet werden, da der Oxygenierung des Patienten eine größere Bedeutung zukommt als einer Aspiration. Bei Säuglingen wird eine modifizierte Ileuseinleitung mit einer drucklimitierten kontrollierten Zwischenbeatmung mittels Maske durchgeführt.

Antwort Die Narkose bei einem nicht nüchternen Patienten erfolgt als eine rapid sequence induction (RSI), auch **Ileuseinleitung** genannt. Zunächst wird die apparative Überwachung angebracht und ein i. v. Zugang gelegt. Danach wird eine Magensonde gelegt, über die der Mageninhalt abgesaugt wird. Besonders wichtig ist diese Maßnahme bei einem Ileus. Bei Patienten nach Trauma oder bei Sectio wird die Anlage einer Magensonde inzwischen nicht mehr als obligatorisch angesehen. Die Magensonde wird vor Narkosebeginn wieder entfernt.

Der Oberkörper wird **hoch gelagert**, um Regurgitationen entgegenzuwirken. Es gibt auch die Möglichkeit, den Patientenkopf tief zu lagern, denn dann sammelt sich Erbrochenes im Rachenraum und kann, ohne primär in die Lunge zu laufen, abgesaugt werden. Diese Methode wird jedoch kaum angewandt.

Für jede RSI muss ein großlumiger laufender Sauger bereitliegen. Der Tubus muss mit einem Führungsstab versehen sein und verschiedene Laryngoskopspatel müssen bereitliegen. Bevor mit der Narkoseeinleitung begonnen wird, sollte der Patient gut präoxygeniert werden, denn zwischen Medikamentengabe und Intubation wird nicht beatmet. Dann werden Hypnotikum und Muskelrelaxans (Succinylcholin oder Rocuronium) zügig nacheinander gegeben und ein Helfer übt einen Krikoiddruck aus. Nach ca. 1 Minute wird intubiert und der Tubus sofort nach Intubation geblockt.

FRAGE

Kennen Sie den **Sellick-Handgriff**?

Antwort Der Sellick-Handgriff wird auch **Krikoiddruck** genannt. Dabei wird von außen Druck auf den Ringknorpel ausgeübt. Durch den Druck wird der obere Ösophagus komprimiert und eine Regurgitation verhindert.

FRAGE

Nun hat der Patient trotz Ihrer Vorsichtsmaßnahmen aspiriert. Wie sieht Ihre Therapie aus?

Antwort Hat ein Patient aspiriert, wird möglichst vor der ersten Beatmung und gezielt bronchoskopisch abgesaugt. Ein Bronchospasmus wird mit Bronchodilatatoren behandelt. Die Beatmung erfolgt mit PEEP und zunächst erhöhter FiO_2, die nach Blutgasanalysen angepasst werden kann. Postoperativ ist eine Überwachung auf einer Intensivstation und ein Thoraxröntgen zur Einschätzung des Ausmaßes der bronchopulmonalen Infiltrationen zu veranlassen. Falls der Patient die Symptomatik einer Pneumonie zeigt oder abwehrgeschwächt ist, muss eine Antibiotikagabe erfolgen. Auf eine prophylaktische Antibiotikagabe soll jedoch verzichtet werden

1.7.4 Awareness

FRAGE
Was ist Awareness und welche Patienten sind besonders gefährdet?

Antwort Awareness kommt aus dem Englischen und bedeutet Bewusstsein. Es bezeichnet die **intraoperative Wachheit** während einer Allgemeinanästhesie. Unterschieden wird dabei die intraoperative Wachheit **ohne**, **mit unbewusster** oder mit **bewusster Erinnerung**. Für die Patienten besonders dramatisch ist natürlich eine Awareness in Verbindung mit Schmerzen. Gehäuft tritt eine Awareness bei Notfalleingriffen, Sectiones und bei herzchirurgischen Eingriffen auf.

FRAGE
Welche **Ursachen** gibt es für eine Awareness?

Antwort Eine Awareness kann auftreten bei einer zu flachen Narkoseführung unter Verwendung von Muskelrelaxanzien, bei einem erhöhten Narkosebedarf und durch eine Fehlinterpretation der Narkosetiefe. Eine weitere Ursache kann auch ein Gerätedefekt (z. B. Infusiomatendefekt) sein.

FRAGE
Welche Maßnahmen ergreifen Sie zur **Vermeidung** einer Awareness?

Antwort Medikamentös wird der Patient mit **Benzodiazepinen** prämediziert. Zur Narkoseeinleitung wird eine ausreichende Induktionsdosis sowie bei einer prolongierten Intubationsphase Repetitionsdosen des Hypnotikums gegeben. Wenn zur Narkoseeinleitung (bei Larynxmaske) oder für den weiteren OP-Verlauf **keine Relaxanzien** nötig sind, sollte eine Muskelrelaxierung vermieden werden, da sich unter diesen Umständen der Patient meist zuerst bewegt, bevor er wach wird. Um eine Gerätedysfunktion auszuschließen, sollte an den Infusiomaten ein **Druck- und Volumenalarm** eingestellt werden. Ein Neuromonitoring kann helfen, die Narkosetiefe einzuschätzen.

1.7.5 Lungenembolie

FRAGE

Was verstehen Sie unter einer Lungenembolie und durch was kann Sie ausgelöst werden?

Antwort Eine Lungenembolie ist eine partielle oder komplette Verlegung der pulmonal-arteriellen Strombahn. Reflektorisch und mediatorvermittelt kommt es sekundär zur Broncho- und Vasokonstriktion mit einer akuten Rechtsherzbelastung. Ausgelöst werden kann eine Lungenembolie durch thrombotisches Material, Fremdkörper, Fruchtwasser, Fett und Luft.

FRAGE

Wie können Sie in einer Allgemeinanästhesie eine Embolie **erkennen**?

Antwort Bei einer massiven Lungenembolie wird der Patient hämodynamisch instabil und der ZVD steigt abrupt an. Das endtidale CO_2 sinkt ab. In der Blutgasanalyse zeigt sich ein paO_2-Abfall und ein erhöhtes $paCO_2$.

FRAGE

Bei **welchen Operationen** besteht die Gefahr einer Luftembolie?

Antwort Die Gefahr einer Luftembolie besteht in der Neurochirurgie bei Operationen in sitzender Position, bei Operationen im Halsbereich, bei extrakorporaler Zirkulation und bei laparoskopischen Eingriffen.

FRAGE

Welche **Überwachungsmöglichkeiten** zur Detektion einer Luftembolie kennen Sie?

Antwort Die eindringende Luft lässt sich im rechten Herzen direkt dopplersonografisch und echokardiografisch nachweisen.

FRAGE

Wie reagieren Sie auf eine Luftembolie während einer **neurochirurgischen** Operation?

Antwort Das OP-Gebiet muss schnell **gespült** werden, um ein weiteres Eindringen der Luft zu vermeiden. Ich kann über einen liegenden ZVK versuchen, die Luft zu **aspirieren**. Die Beatmung stelle ich auf **100 %** Sauerstoff und beatme mit **hohem PEEP**. Bei einer ausgeprägten Embolie kann eine medikamentöse Rechtsherzunterstützung oder eine Reanimation erforderlich sein.

FRAGE
Bei welchen Eingriffen besteht die Gefahr einer **Fettembolie**?

Antwort Eine Fettembolie ist selten und tritt bei Operationen an den großen Röhrenknochen, bei Polytraumen oder bei operativer Fettabsaugung auf.

1.7.6 Anaphylaxie

FRAGE
Was ist eine anaphylaktische Reaktion?

Antwort Eine Anaphylaxie ist eine **humorale Allergie vom Soforttyp** durch IgE-Antikörper, wobei Histamin und andere Mediatoren freigesetzt werden. Sie kann durch verschiedene Medikamente oder verwendete Materialien (z. B. Latex) in der Anästhesie ausgelöst werden und ruft an Haut, Atemwegen, Herz-Kreislauf-System und ZNS typische Reaktionen hervor.

PLUS Im Gegensatz dazu ist die anaphylaktoide Reaktion durch eine Mediatorfreisetzung durch physikalische oder biochemische Stimuli gekennzeichnet und tritt daher ohne eine vorherige Sensibilisierung auf.

FRAGE
In welchem **klinischen Bild** zeigt sich eine anaphylaktische Reaktion?

Antwort Je nach Schweregrad kann eine kutane Reaktion bis zu einer Kreislaufdysregulation, Tachykardie, Kehlkopfödem, Dyspnoe und Bronchospasmus vorliegen. Im ausgeprägtesten Fall kann ein Kreislaufstillstand eintreten.

FRAGE
Wie **therapieren** Sie eine anaphylaktische Reaktion?

Antwort Die Zufuhr des Allergens muss sofort gestoppt werden. Die Beamtung erfolgt mit 100 % Sauerstoff und die Volumenzufuhr wird erhöht. Zur Kreislaufstabilisierung können auch **Katecholamine** notwendig sein. Die medikamentöse Therapie besteht aus der Gabe von **H1-** und **H2-Blockern** zur Unterdrückung der Histaminwirkung an den Rezeptoren der Zielorgane und die Gabe von **Glukokortikoiden**, wobei der verzögerte Wirkungseintritt zu beachten ist. Tritt ein Bronchospasmus auf, werden Bronchodilatatoren (β_2-Sympathikomimetika) gegeben.

MERKE
Immer H1- vor H2-Blockade. Glukokortikoide langsam spritzen, da durch die Injektion selbst Histamin freigesetzt werden kann.

FRAGE
An **welche Katecholamine** denken Sie und welche Effekte nutzen Sie damit aus?

Antwort Bei einer ausgeprägten anaphylaktischen Reaktion gebe ich **Adrenalin**. Durch die α-Wirkung mit Vasokonstriktion wirkt es der Ödembildung entgegen. Die β_2-Wirkung von Adrenalin hat zusätzlich einen bronchodilatatorischen Effekt.

1.7.7 Intraarterielle Injektion

FRAGE
Warum ist die irrtümliche intraarterielle Injektion so gefährlich?

Antwort Die intraarterielle Injektion bestimmter Pharmaka führt zu einem Arterienspasmus, einem Intimaödem und damit zu einer **Ischämie** der betroffenen Extremität. Die Patienten haben heftigste Schmerzen in der Extremität. Oft ist eine chirurgische Intervention bis hin zur Amputation der betroffenen Extremität nicht zu vermeiden.

FRAGE
Wie reagieren Sie auf eine versehentliche intraarterielle Injektion?

PLUS Es gibt die Möglichkeit der anonymen Fehlermeldung (critical incident report). Durch diese Fehlermeldung können Strukturen die einen Fehler ermöglichen (z. B. uneindeutige Beschriftung der Medikamente) aufgedeckt und durch verschiedene Maßnahmen, wie z. B. Einführung von hausinternen oder auch klinikübergreifenden Standards vermieden werden.

Antwort Die arterielle Kanüle darf nicht entfernt werden. Studien über eine effektive Therapie gibt es nicht. Zur Neutralisierung wird die Gabe von **20 ml 0,9 % NaCl** über die arterielle Kanüle empfohlen. Die Gabe von **Xylocain** kann dem Vasospasmus und den Schmerzen entgegenwirken. Zur Schmerztherapie und für die Durchblutungsförderung ist ein **peripherer Schmerzkatheter** von Vorteil. Eine systemische Antikoagulation mit **Heparin** kann sekundären thrombotischen Verschlüssen vorbeugen.

1.7.8 Zentrales anticholinerges Syndrom

FRAGE
Was ist die Ursache eines zentralen anticholinergen Syndroms?

Antwort Das anticholinerge Syndrom wird durch die Blockierung von zentralen muskarin-cholinergen Neuronen bzw. einen Acetylcholinmangel ausgelöst.

FRAGE
Wie können Sie ein ZAS **klinisch erkennen**?

Antwort Bei einem ZAS werden zentrale und periphere Symptome unterschieden.

- Die **zentrale** Symptomatik kann zwei Ausprägungen annehmen: zentrale Erregung und Agitiertheit oder aber zentrale Dämpfung mit Schläfrigkeit.
- **Periphere** Symptome sind Tachykardie, Mydriasis und trockene rote Haut.

Häufig ist das ZAS auch eine **Ausschlussdiagnose**, d. h. wenn andere Ursachen für einen Erregungszustand oder einen postoperativen Überhang überprüft und therapiert wurden.

FRAGE
An welche **Differenzialdiagnosen** müssen Sie denken?

Antwort Eine unklare Störung der Vigilanz kann durch einen Medikamentenüberhang, eine respiratorische Störung sowie durch neurologische und psychiatrische Störungen hervorgerufen werden. Auch ein postoperativer Harnverhalt muss bei einem unruhigen Patienten erwogen werden.

FRAGE
Nun sind Sie sich der Diagnose eines ZAS sicher, wie **therapieren** Sie es?

Antwort Durch die Gabe von 2–3 mg Physostigmin langsam i. v.

FRAGE
Welche **Kontraindikationen** für die **Physostigmingabe** kennen Sie?

Antwort Physostigmin darf bei einem bekannten Glaukom und einem frischen SHT nicht angewandt werden. Weitere Kontraindikation sind Asthma bronchiale und eine Koronarsklerose.

FRAGE
Welche **Medikamente** können ein ZAS hervorrufen?

Antwort Ein ZAS kann durch verschiedenste Medikamente ausgelöst werden. Dazu zählen Anticholinergika (Atropin), Benzodiazepine, Opioide, Injektions- und Inhalationsanästhetika sowie Lokalanästhetika.

1.7.9 PONV

FRAGE
Welche **Probleme** können sich aus einem postoperativen Erbrechen ergeben?

Antwort Eine postoperative Übelkeit und Erbrechen ist für den Patienten extrem unangenehm. Ein ausgeprägtes postoperatives Erbrechen kann eine Dehydratation und Elektrolytstörungen zur Folge haben. Das Erbrechen ist weiterhin mit einer Aspirationsgefahr verbunden und es können Nahtinsuffizienzen auftreten.

FRAGE
Welche Faktoren **begünstigen** das Auftreten einer postoperativen Übelkeit?

Antwort Anästhesiologisch werden die Verwendung von **Lachgas**, **Opioiden** und **volatilen Anästhetika** beschuldigt, ein PONV zu begünstigen, auch wenn dies nicht in Studien belegt werden konnte. Auch die Art des Eingriffs beeinflusst die Häufigkeit eines PONV. So tritt ein PONV häufiger bei **laparoskopischen** Eingriffen, **gynäkologischen** Operationen, Eingriffen am **Auge** und am **Ohr** auf.

FRAGE
Kennen Sie den **Apfel-Score**?

Antwort Der Apfel-Score dient der Einschätzung des Risikos für das Auftreten von postoperativer Übelkeit und Erbrechen. So erhalten weibliche Patienten, Nichtraucher, Patienten mit einem bekannten PONV und Patienten, die postoperativ Opioide erhalten jeweils 1 Punkt. Je höher die errechnete Punktezahl ist, desto höher ist das Risiko für ein postoperatives Erbrechen. Bei Patienten mit Risikofaktoren ist eine Prophylaxe indiziert.

FRAGE
Welche **prophylaktischen Maßnahmen** kennen Sie zur Vermeidung eines PONV?

TIPP Es gibt verschiedene klinikinterne Regelungen zur PONV-Prophylaxe.

Antwort Medikamente die ein PONV begünstigen, sollen vermieden werden. **Antiemetische Medikamente** sind:

- Serotoninantagonisten, z. B. Ondansetron
- Glukokortikoide, z. B. Dexamethason
- Dopaminantagonisten, z. B. DHB
- Antihistaminika, z. B. Dimenhydrinat
- Propofol intraoperativ als TIVA.

Bei **1–2 Punkten** des Apfel-Scores ist eine einfache Prophylaxe indiziert, z. B. Dexamethason zur Einleitung, bei **3–4 Punkten** eine 2- bis 3-fache Prophylaxe, z. B. TIVA in Kombination mit ein bis zwei Antiemetika. Tritt dennoch PONV auf, so sollte immer mit Substanzen therapiert werden, die in der Prophylaxe noch nicht verwendet wurden.

1.8 Aufwachraum

FRAGE
Sie haben einen Patienten nach einer **Leistenhernien-OP** extubiert und wollen ihn in den Aufwachraum bringen. Auf was achten Sie während des **Transports**?

Antwort Die Art der Überwachung während des Transports richtet sich nach dem Zustand des Patienten. Eigentlich darf die apparative Überwachung und eine evtl. notwendige Sauerstoffgabe während des Transports allenfalls kurzfristig unterbrochen werden. Mit dem Patienten sollte während des Transports in den Aufwachraum Kontakt gehalten werden. Vor allem Kinder müssen entsprechend gesichert sein, damit sie nicht vom OP-Tisch fallen.

MERKE

Auf dem Transport zwischen dem Ort des Eingriffs und dem Aufwachraum darf es keine Überwachungs- oder Therapielücke geben!

FRAGE

Welche Informationen enthält Ihre **Übergabe an das Aufwachraumpersonal**?

Antwort Der Anästhesist, der den Patienten während der Operation betreut hat, sollte eine möglichst genaue Übergabe an den Aufwachraum machen. Sie umfasst zunächst den Namen und das Alter des Patienten zusammen mit der durchgeführten Operation und Narkosetechnik. Darüber hinaus sollte berichtet werden über:

- operative und anästhesiologische Komplikationen
- Blutverlust, Flüssigkeitsmanagement
- evtl. vorhandene Blutprodukte
- Urinausscheidung
- Drainagen, Katheter
- Einsatz von Antagonisten
- aktuelle Vitalparameter
- Gesamtzustand und Vorerkrankungen
- wichtige präoperative Befunde
- Information über weitere erforderliche Untersuchungen (Röntgen, Labor)
- Fortführung weiterer Therapiemaßnahmen (Antibiose, Heparin etc.)

FRAGE

Was sind die häufigsten **postoperativen Komplikationen** im Aufwachraum?

Antwort Am gefährlichsten sind Störungen der Atmung und der Herz-Kreislauf-Funktion, wodurch das Leben der Patienten postoperativ bedroht sein kann. Häufiger sind jedoch Übelkeit und Erbrechen, Shivering, Unterkühlung, Nachblutungen und Störungen im Flüssigkeits- und Elektrolythaushalt.

FRAGE

Sie werden in den Aufwachraum zu einem Patienten mit einer **schlechten Sättigung** gerufen. Welche Ursachen kommen dafür in Frage?

Antwort Die Gründe für eine schlechte Sättigung sind vielfältig und lassen sich häufig anhand des klinischen Bildes und unter der Kenntnis der durchgeführten Operation, der verabreichten Medikamente sowie der Vorerkrankungen unterscheiden. Hilfreich ist die Kenntnis einer präoperativen Ausgangssättigung, v. a. bei Patienten mit COPD, obstruktivem Schlafapnoesyndrom oder Adipositas.

- Einen **Opiatüberhang** erkennt man an einer langsamen Atmung mit tiefen Atemzügen. Oft hilft es, den Patienten zum Durchatmen aufzufordern.
- Eine **Restrelaxierung** kann man daran erkennen, dass der Patient schnell und flach atmet und gestresst wirkt. Durch Kopfanhebenlassen und Händedruck kann man die grobe Kraft überprüfen. Die Therapie besteht in einer Antagonisierung oder, wenn die nicht möglich ist, Narkoseeinleitung und Nachbeatmung.
- Häufig ist auch eine **schmerzbedingte Schonatmung**, die man durch eine intensivierte Schmerztherapie verbessern kann.
- Oft lässt sich die Atmung und damit auch die Sättigung durch die Optimierung einer schlechten **Lagerung** verbessern.
- **Straffe Verbände** sollten gelockert werden.
- Natürlich können auch Komplikationen wie ein Pneumothorax oder eine Lungenembolie Gründe für einen Sättigungsabfall sein. Eine seltene Ursache ist eine Hyperventilation während der Narkose.

FALLBEISPIEL

Im Aufwachraum betreuen Sie eine 70-jährige Patientin nach einer Hüft-TEP, die in Allgemeinanästhesie durchgeführt wurde. Die zwei liegenden Drainagen sind nach 20 Minuten voll Blut. RR 102/75, HF 88. Schmerzen gibt sie keine an.

FRAGE

Erklären Sie mir bitte Ihr weiteres Vorgehen.

Antwort Am wahrscheinlichsten handelt es sich um eine **Nachblutung** nach der Hüft-OP. Nachblutungen bedürfen in jedem Fall einer **Rücksprache mit dem Operateur**. Die Patientin sollte über ihre liegenden Zugänge **Volumen** erhalten, um eine Hypovolämie auszugleichen. Zudem sollte eine **Hb-Kontrolle** erfolgen, um einen eventuellen weiteren Hb-Abfall früh zu erkennen. Falls noch nicht geschehen, sollten EKs in angemessener Anzahl gekreuzt und bereitgestellt werden. Kommt die Blutung nicht bald spontan zum Stillstand, ist eine chirurgische Revision erforderlich.

FRAGE

Bei welchen Operationen sind **Nachblutungen** besonders gefährlich?

Antwort Nachblutungen bei Operationen im **Kopf-Hals-Bereich** sind immer besonders kritisch, da es bei ihnen schnell zur Verlegung der Atemwege kommen kann. Dazu gehören z. B. Schilddrüsen oder Karotis-Operationen sowie HWS-Eingriffe. Diese Operationen bedürfen einer ausreichend langen postoperativen Überwachung, in der Regel mehrere Stunden, um eine Nachblutung sofort zu erkennen und sie umgehend behandeln zu können.

FRAGE

Ist postoperatives **Shivering** gefährlich?

Antwort Postoperatives Shivering wird vor allem nach Narkosen mit inhalativen Anästhetika beobachtet. Durch das Shivering steigt der Gesamtsauerstoffverbrauch auf das bis zu 5-Fache an. Für Patienten mit **koronarer Herzkrankheit** und eingeschränkter kardialer Reserve oder bei **Lungenerkrankungen** kann das tatsächlich gefährlich werden. Werden die Kompensationsmechanismen des Körpers überschritten, so kann es durch einen relativen O_2-Mangel zu einem Myokardinfarkt kommen. Für alle anderen ist es nur sehr unangenehm.

FRAGE

Was können Sie gegen postoperatives Shivering tun?

Antwort Es muss vor allem für einen guten **Wärmeschutz** gesorgt werden. Hierfür wird der Patient in zusätzliche Decken gehüllt. Dier Patient sollte **warme Infusionen** erhalten, um nicht weiter auszukühlen. Die geeignetste Methode zum Wiedererwärmen ist ein **Warmluftgebläse** (Bair Hugger). Neben einer adäquaten Sauerstoffzufuhr kann medikamentös mit Clonidin oder Pethidin behandelt werden.

FRAGE

Im Aufwachraum betreuen Sie einen Patienten nach **Appendektomie**. Der Patient wird und wird nicht wach. Nennen Sie bitte Gründe für ein **verzögertes Erwachen** bzw. eine anhaltende Bewusstlosigkeit.

Antwort Die Bewusstseinslage des Patienten sollte durch Ansprache mit einem taktilen Reiz, evtl. auch Schmerzreiz überprüft werden. Falls der Patient nicht reagiert, muss nach den Ursachen für die Bewusstlosigkeit gesucht werden. Die häufigsten Gründe für ein verzögertes Erwachen liegen in der **verlängerten Wirkung von Medikamenten** (Anästhetika, Opiate, Muskelrelaxanzien, Benzodiazepine). Der Medikamentenüberhang kann entstehen durch relative oder absolute Überdosierung, erhöhte Sensibilität, verzögerte Verstoffwechselung oder durch Interaktionen mit anderen Wirkstoffen. Andere Ursachen, die ebenfalls in Betracht gezogen werden müssen sind **respiratorische und metabolische Faktoren** sowie **neurologische Komplikationen**. Bei den respiratorischen Ursachen müssen vor allem die Hypoxie und Hyperkapnie ausgeschlossen werden. Metabolische Faktoren können Blutzuckerentgleisungen, Elektrolytstörungen und hepatische oder renale Störungen sein.

PLUS Sind ein Medikamentenüberhang durch Antagonisierung sowie metabolische und respiratorische Gründe für eine Bewusstlosigkeit ausgeschlossen, sollte ein neurologisches Konsil angefordert werden.

FALLBEISPIEL

Im Aufwachraum macht Ihnen ein Patient Probleme, der nach einer Phase der Bewusstlosigkeit plötzlich sehr agitiert, unruhig und ängstlich ist. Er ist völlig desorientiert, bei der näheren Betrachtung fallen Ihnen ein stark gerötetes Gesicht, trockene Haut und beidseits weite Pupillen auf.

FRAGE

Um welches Problem könnte es sich handeln und wie können Sie es lösen?

PLUS Bei ca. 1 % aller Narkosen kommt angeblich ein zentrales anticholinerges Syndrom vor!

Antwort Die beschriebene Kasuistik könnte zu einem **zentralen anticholinergen Syndrom** passen. Es entsteht durch eine Blockierung cholinerger Rezeptoren durch anticholinerge Substanzen (z. B. Atropin, Scopolamin). Bei Narkosen kann es auch durch andere Medikamente wie H1-Antagonisten, Opioide, Benzodiazepine, Phenothiazine und Inhalationsanästhetika zustande kommen. Typisch für das klinische Bild ist der unruhige, delirante Patient mit trockener Haut, Tachykardie, Mydriasis und Harnretention.

Therapiert werden kann es durch langsame Titration mit **Physostigmin** (Anticholium® 0,04 mg/kg KG, ca. 1 ml/min) bis zu einer Gesamtdosis von 2 mg. Die Antagonisierung muss am Monitor stattfinden, da durch Physostigmin Bradykardien ausgelöst werden können. Weitere Nebenwirkungen sind vermehrter Speichelfluss und Schweißausbrüche.

FRAGE

Wie unterscheiden Sie am **Atemtyp** ob ein Relaxans- oder ein Opiatüberhang vorliegt?

PLUS Ist ein Relaxansüberhang nicht auszuschließen, sollte der Patient wieder in eine flache Narkose versetzt werden. Bei Unsicherheit kann durch Nervenstimulation (TOF) die Diagnose gesichert werden. Antagonisierung sollte zügig zur Spontanatmung führen.

Antwort Die beiden Atemtypen lassen sich, wenn sie in ihrer Reinform auftreten, gut unterscheiden:

- Beim **Opiatüberhang** fehlt der Atemantrieb. Klinisch zeigt er sich in einer Bewusstlosigkeit mit langsamen, sehr tiefen Atemzügen.
- Durch einen **Relaxansüberhang** ist die Atemmechanik durch die fehlende Muskelkraft geschwächt. Bei Relaxansüberhängen sind Patienten wach, agitiert, stehen unter Stress und machen häufig viele schnelle, kleine insuffiziente Atemzüge. Im Extremfall wird nur der Totraum belüftet und kaum Luft bewegt.

FALLBEISPIEL

Ein Patient mit schwerer COPD wird nach Cholezystektomie extubiert zu Ihnen in den Aufwachraum gebracht. Primär ist er unauffällig, wird jedoch zunehmend respiratorisch insuffizient. Eine BGA nach Vernebelung von Salbutamol ergibt einen paO_2 von 45 mmHg und einen $paCO_2$ von 60 mmHg.

FRAGE

Welche weiteren therapeutischen Möglichkeiten haben Sie nun?

Antwort Der nächste Schritt wäre der Versuch einer **nichtinvasiven Beatmung** z. B. durch Masken-CPAP oder BIPAP, falls keine Kontraindikationen vorliegen und der Patient sie toleriert. Darunter sollte es zu einer klinischen Besserung des Patienten und der Blutgase kommen. Ist eine NIV nicht möglich oder misslingt sie, so muss der Patient **reintubiert** werden.

FRAGE
Welche **Kriterien** müssen zur Verlegung auf **Normalstation** erfüllt sein?

Antwort Für die Verlegung eines Patienten vom Aufwachraum auf Normalstation müssen eine ausreichende **Spontanatmung** sowie eine **stabile Herz-Kreislauf-Funktion** vorhanden sein. Der Patient sollte bei **klarem Bewusstsein** sein und über ausreichende **Schutzreflexe** verfügen. Übelkeit und Erbrechen sollten nicht vorhanden oder ausreichend therapiert sein. Darüber hinaus darf der Patient nur mit einer suffizienten Schmerztherapie verlegt werden. Bei Regionalanästhesien sollte die **Nervenblockade rückläufig** sein.

PLUS Bei Spinalanästhesien sollte die Blockade unter Th 10 liegen.

FRAGE
Welche **Indikationen** für eine direkte postoperative Verlegung auf eine **Intensivstation** kennen Sie?

Antwort Die Gründe für eine direkte postoperative Verlegung auf eine Intensivstation ergeben sich aus der Operation und dem Zustand des Patienten. Nach ausgedehnten Operationen mit großen Volumenverschiebungen oder einem hohen Risiko für postoperative Komplikationen ist oft eine Intensivüberwachung über Nacht oder auch länger indiziert. Das Gleiche gilt für Patienten mit erheblichen kardiovaskulären oder pulmonalen Vorerkrankungen oder nach intraoperativen Komplikationen unterschiedlichster Art, die auf einer Normalstation nicht ausreichend gut versorgt werden könnten. In solchen Fällen ist es sinnvoll, den Patienten direkt auf die Intensivstation zu verlegen. Eine postoperative Nachbeatmung, z. B. bei einem Überhang von Opiaten oder Relaxanzien, kann in der Regel im Aufwachraum passieren.

KAPITEL

2 Intensivmedizin

2.1 Überwachung

2.1.1 Herz-Kreislauf-Monitoring

FRAGE

Welche **EKG-Ableitung** ist für die Überwachung am Monitor am ehesten geeignet?

Antwort Der normale Lagetyp des Herzens ist der Mitteltyp und die Ableitung II der Extremitätenableitungen entspricht am ehesten dieser Herzachse. Bei einem normalen Lagetyp sind in der **Ableitung II** und **V5** alle EKG-Potenziale am besten sichtbar und Veränderungen im Rahmen von anterolateralen oder inferioren Myokardischämien am leichtesten zu erkennen (➤ Abb. 2.1). Im Einzelfall kann auch eine andere Ableitung gewählt werden. Für spezielle Fälle besteht auch die Möglichkeit, mittels EASY-EKG ein kontinuierliches 12-Kanal-EKG am Monitor abzuleiten.

FRAGE

Wo können Sie für eine **invasive Blutdruckmessung** punktieren und welche möglichen **Komplikationen** müssen Sie beachten?

Antwort Eine „blutige“ Blutdrucküberwachung an den **oberen Extremitäten** ist durch die Punktion der A. radialis, A. ulnaris, A. axillaris oder A. brachialis möglich. An den **unteren Extremitäten** ist für die Anlage einer arteriellen Kanüle die A. femoralis und vor allem bei Kindern die A. dorsalis pedis geeignet. Die Punktion der A. femoralis wird aus hygienischen Gründen nur selten angewandt.

Komplikationen einer arteriellen Punktion sind die Infektion, Nervenschädigung, Gefäßverletzung und Thrombosierung des Gefäßes.

- Bei der Punktion der **A. femoralis** besteht besonders das Risiko einer Gefäßdissektion und Ausbildung einer arteriovenösen Fistel.
- Vor der Punktion der **A. radialis** soll auch aus rein forensischen Gründen ein Allen-Test durchgeführt werden.
- Die Punktion der **A. brachialis** wird überwiegend an dem Oberarm vorgenommen. Da das Gefäßlumen weiter distal abnimmt, muss bei einer Punktion in der Ellenbeuge die ausreichende Perfusion der Hand überwacht werden.

Vorteile der invasiven Blutdruckmessung sind eine kontinuierliche Blutdrucküberwachung und die Möglichkeit regelmäßiger Blutgaskontrollen.

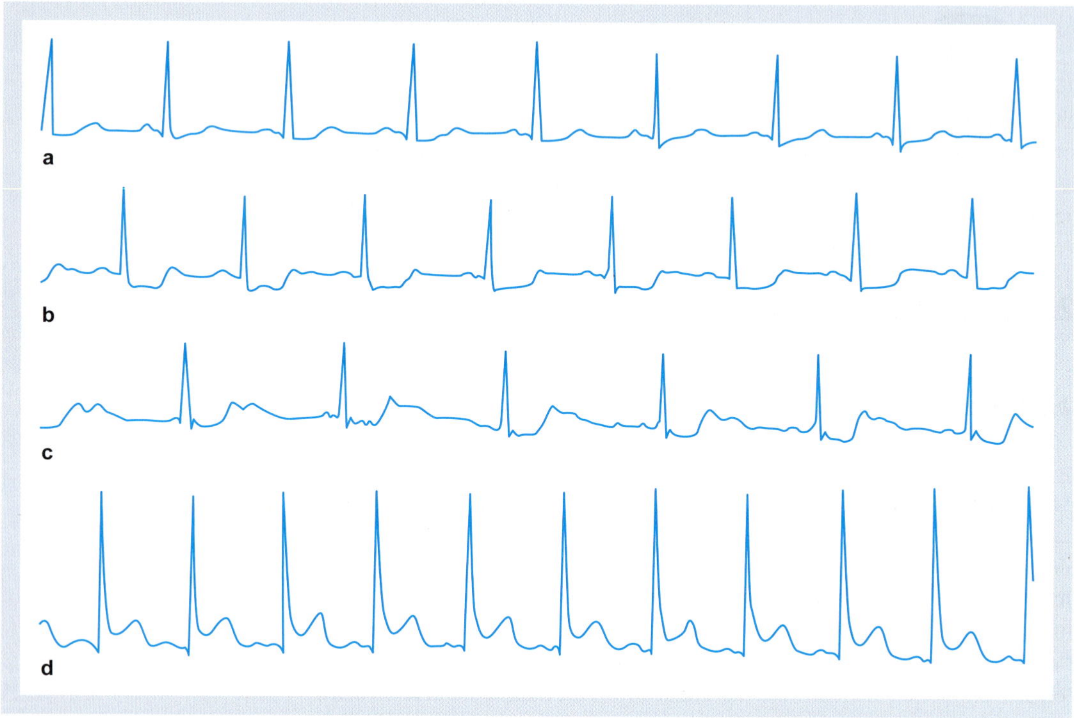

Abb. 2.1 EKG bei Myokardischämie [L126]
a) Aszendierende ST-Senkung
b) Horizontale ST-Senkung
c) Deszendierende ST-Senkung
d) ST-Hebung

Über den Verlauf der Kurve des Blutdrucks lässt sich weiterhin der Volumenstatus des Patienten einschätzen.

FRAGE

Was ist der **Allen-Test**?

Antwort Der Allen-Test wird vor der Punktion der A. radialis und der A. ulnaris durchgeführt, um eine **Minderperfusion** der Hand auszuschließen. Dabei werden durch feste Kompression im Handgelenk die A. radialis und die A. ulnaris komprimiert, bis die Hand blass wird (mehrfacher Faustschluss unter Kompression möglich). Dann wird die A. ulnaris freigegeben, wobei die A. radialis weiter komprimiert bleibt. Bei einem intakten Arcus palmaris und einer ausreichenden Versorgung durch die A. ulnaris wird die Hand innerhalb weniger Sekunden wieder rosig.

FRAGE

Nennen Sie **Indikationen** für die Anlage eines **ZVK**!

Antwort Für die Infusion von **hyperosmolaren Lösungen**, z. B. zur parenteralen Ernährung sowie die Gabe von **venenreizenden Medikamenten** ist die Anlage eines ZVK notwendig. Auch die Notwendigkeit einer kontinuierlichen Infusion von Katecholaminen und kardial wirksamen Medikamenten sind eine Indikation für einen ZVK. Der über den ZVK gemessene **ZVD** erlaubt weiterhin eine Aussage über den Volumenstatus sowie eine Beurteilung der rechtsventrikulären Herzfunktion des Patienten. Ein großlumiger ZVK macht eine schnelle Infusion von Flüssigkeiten möglich und ist bei einem Patienten im **Schock** oftmals der einzige intravenöse Zugangsweg. Mittels eines Shaldon-Katheters kann ein Patient dialysiert werden.

FRAGE
Welche Möglichkeiten haben Sie für die Anlage eines ZVK?

Antwort Als Punktionsorte für die ZVK-Anlage sind die V. jugularis interna und externa, die V. subclavia und die V. femoralis geeignet. Die Anlage eines peripheren ZVK über die V. cephalica und V. basilica ist ebenfalls möglich.

FRAGE
Beschreiben Sie eine typische **ZVD-Kurve**!

Antwort Die Wellen entsprechen folgenden Herzaktionen (➤ Abb. 2.2):
- **a-Welle**: rechtsatriale Kontraktion
- **c-Welle**: Kontraktion des rechten Ventrikels mit Vorwölbung der Trikuspidalklappe
- **v-Welle**: rechtsatriale Füllung über die Hohlvenen und ventrikuläre Systole.

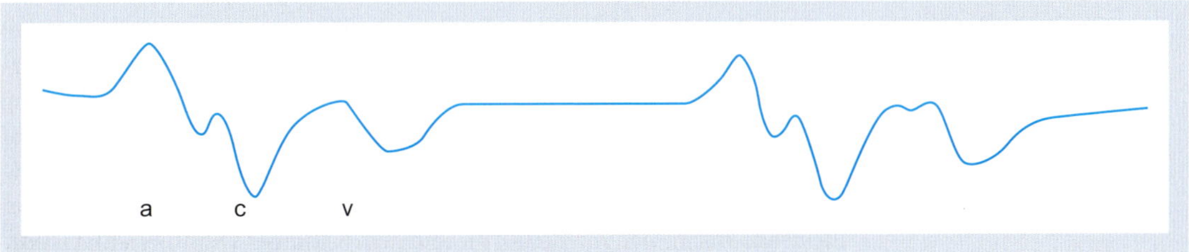

Abb. 2.2 Zentrale Venendruckkurve mit a-, c- und v-Wellen [L126]

FRAGE
Nennen Sie Vorteile und Nachteile der **Punktion der V. subclavia**!

Antwort Die Gefahr des **Pneumothorax** ist durch die Nähe zur Lungenspitze bei der Punktion der V. subclavia erhöht. Eine Kompression des Gefäßes nach einer Fehlpunktion der A. subclavia oder mehrfachen Punktion der

V. subclavia ist aufgrund der anatomischen Verhältnisse nicht möglich. Deshalb sollte eine Punktion der V. subclavia bei Patienten mit eingeschränkter Gerinnung vermieden werden. Der Vorteil der Punktion der V. subclavia ergibt sich aus der einfachen Punktion auch bei einem zentralisierten Patienten sowie eines höheren Patientenkomforts bei einem wachen Patienten.

FRAGE

Warum vermeiden Sie die **beidseitige Punktion** der **V. jugularis** oder **V. subclavia**?

Antwort Durch eine Fehlpunktion der A. carotis oder einer unbemerkten Verletzung der A. carotis im Rahmen der Punktion der **V. jugularis** interna kann ein ausgeprägtes **Hämatom im Halsbereich** entstehen. Auch eine mehrfache Punktion der V. jugularis interna kann ein Hämatom zur Folge haben. Durch ein Hämatom ist eine Kompression der hirnzuführenden Gefäße möglich und somit ist eine beidseitige Punktion der Halsgefäße mit der Gefahr einer **zerebralen Minderperfusion** verbunden. Denkbar ist auch eine hämatombedingte Kompression der **Atemwege**.

Die beidseitige Punktion der **V. subclavia** verbietet sich aufgrund der Gefahr eines beidseitigen **Pneumothorax** durch die Anlagenversuche.

MERKE Nach jeder Anlage eines ZVK in die V. subclavia ist ein Röntgen zum Ausschluss eines Pneumothorax notwendig. Eine Lageüberprüfung des ZVK mittels Röntgen ist auch bei einem ZVK in der V. jugularis angezeigt, wenn keine eindeutige EKG-Kontrolle möglich ist oder der Verdacht auf einen Pneumothorax besteht.

FRAGE

Wie können Sie denn die **Lage** des ZVK **ohne Röntgenkontrolle** feststellen?

PLUS Die gängige Praxis ist das Zurückziehen des ZVK um 2–3 cm nach Erreichen der maximalen P-Welle. Untersuchungen haben jedoch eine geringere Fehllage bei der Fixation des ZVK bei einer maximalen P-Welle gezeigt.

Antwort Während der Anlage des ZVK kann ein **Alphacard®** verwendet und die Lage der ZVK-Spitze **EKG-kontrolliert** bestimmt werden. Dabei wird der Katheter über den Seldinger-Draht geschoben und der Seldinger-Draht auf eine festgelegte Markierung zurückgezogen. An diese Markierung wird die Alphacard®-Elektrode angebracht und über die rote Elektrode mit dem EKG-Monitor verbunden. Im EKG entspricht die **P-Welle** der elektrischen Erregung im Vorhof und verändert sich daher beim Vorschub der Elektrode zusammen mit dem ZVK und dem Seldinger-Draht. Wichtig ist dabei, dass Draht und ZVK nicht gegeneinander verschoben werden. Die P-Wellen-Amplitude wird in Vorhofnähe größer und die maximale P-Welle entspricht anatomisch dem Übergang der V. cava superior in den Vorhof. Der ZVK wird dann kurz vor der maximalen P-Welle im EKG fixiert.

FRAGE

Wie können Sie die **Herzfunktion** mithilfe eines zentralen Venenkatheters einschätzen?

Antwort Über den ZVK ist die kontinuierliche Messung eines ZVD möglich. Über den gemessenen ZVD und dessen Verlauf ist eine Aussage über den Volumenstatus des Patienten möglich. Bei einer **Einschränkung der Herzleistung** ist durch einen venösen Rückstau ein **Anstieg des ZVD** zu erwarten. Neben dem Messwert des ZVD lässt sich laborchemisch aus dem ZVK-Blut auch eine zentralvenöse Sättigung bestimmen.

FRAGE
Erläutern Sie das Prinzip der **zentralvenösen Sättigung** näher!

Antwort Zu unterscheiden ist die zentralvenöse Sättigung von der **gemischtvenösen** Sättigung. Während das Blut für die zentralvenöse Sättigung aus dem distalen Schenkel des ZVK abgenommen wird, gewinnt man das Blut für die gemischtvenöse Sättigung aus einem pulmonalarteriellen Katheter. Die gemischtvenöse Sättigung erlaubt eine Aussage über die globale Sauerstoffausschöpfung und mittels dem Fick-Prinzip eine Beurteilung des Herzzeitvolumens. Das am ZVK aspirierte Blut stammt aus der oberen Hohlvene und repräsentiert die Sauerstoffsättigung der oberen Körperhälfte. Untersuchungen haben eine ausreichend gute **Korrelation** der gemischtvenösen und zentralvenösen Sättigung gezeigt, sodass auch die zentralvenöse Sättigung zur Beurteilung der Kreislaufsituation genutzt werden kann. Dabei wird eine zentralvenöse Sättigung über 70 % angestrebt. Bei einer hypodynamen Kreislaufsituation nimmt die Sauerstoffausschöpfung im Gewebe zu, die arteriovenöse Sauerstoffdifferenz steigt und die zentralvenöse Sättigung fällt.

FRAGE
Welche Möglichkeiten haben Sie, auf eine **niedrige** zentralvenöse Sättigung zu reagieren?

Antwort Das Sauerstoffangebot des Gesamtorganismus wird beeinflusst vom HZV und dem Sauerstoffgehalt des Blutes, der sich aus Hb-Wert und Sättigung zusammensetzt. Eine niedrige gemischtvenöse Sättigung kann angehoben werden durch eine Steigerung des HZV durch **Volumen** oder **Katecholamine** und durch eine **Steigerung des O_2-Gehalts** des Blutes durch Erhöhung des Hb-Gehalts oder eine Anhebung der Sättigung.

FRAGE
Erläutern Sie die Grundlagen Ihrer Therapie!

Antwort Die **zentralvenöse Sättigung** (VO_2) ist ein indirekter Indikator für die Gewebeoxygenierung und die Schlussfolgerungen beruhen auf dem Fick-Prinzip:

$$VO_2 = HZV \times avDO_2$$

TIPP Dies ist sicher eine sehr spezielle Frage und wird in den seltensten Fällen so genau erfragt. Jedoch hilft es bei dem Verständnis der Therapie einer hypodynamen Kreislaufsituation.

Die **arteriovenöse Sauerstoffgehaltsdifferenz** ($avDO_2$) errechnet sich aus dem arteriellen Sauerstoffgehalt und dem gemischtvenösen Sauerstoffgehalt:

$$avDO_2 = caO_2 - cvO$$

Der arterielle Sauerstoffgehalt ist abhängig von der arteriellen Sauerstoffsättigung SaO_2. Der Hb-Gehalt des Blutes beeinflusst den arteriellen und gemischtvenösen Sauerstoffgehalt.

Neben der arteriovenösen Sauerstoffgehaltsdifferenz bestimmt auch das **Herzzeitvolumen** (HZV) die zentralvenöse Sättigung. Das Herzzeitvolumen errechnet sich wie folgt:

$$HZV = SV \times HF$$

Daraus ergibt sich eine Steigerung des HZV aus der Optimierung der Herzfrequenz und des Schlagvolumens durch die Gabe von Inotropika zur Leistungssteigerung des Herzens und durch den Ausgleich eines Volumenmangels.

Diese Berechnungen erlauben die Schlussfolgerung, dass die zentralvenöse Sättigung gesteigert werden kann durch eine optimierte Beatmung, die Anhebung des Hb-Gehalts, Volumengabe sowie Inotropiesteigerung des Herzens.

FRAGE

Was ist ein **Swan-Ganz-Katheter** und welche **Indikationen** ergeben sich für die Anlage?

Antwort Ein Swan-Ganz-Katheter ist ein **pulmonalarterieller** Katheter, der durch das Herz in die Pulmonalarterie eingeschwemmt wird. Die Indikation für die Anlage eines PAK wird aufgrund der möglichen Komplikationen wie Arrhythmien, Lungeninfarkte und Thrombenbildung sehr streng gestellt. Indikationen sind die Diagnostik und Therapie von **Hochrisikopatienten**, ein **Low-cardiac-Output**, **pulmonale Hypertonie** und die Differenzierung zwischen **rechts-** und **linksventrikulären Dysfunktionen**.

FRAGE

Wie misst man den **Wedge-Druck** und warum?

Antwort Durch die Okklusion eines mittelgroßen Astes der Pulmonalarterie mittels Aufblasen des Ballons an der Katheterspitze wird der Wedge-Druck gemessen. Dieser Druck entspricht dem Druck im Kapillargebiet der Lunge und entspricht näherungsweise dem **Druck im linken Vorhof**. Damit sind durch den Wedge-Druck Aussagen über die **linksventrikuläre Vorlast** möglich.

FRAGE

Was ist ein **PICCO**?

Antwort PICCO ist die Abkürzung für pulse contour cardiac output und ist ein Verfahren, um das Herzzeitvolumen und den Volumenstatus eines Patienten zu bestimmen. Die Berechnungen beruhen auf dem Messprinzip der transpulmonalen Thermodilution. Für den PICCO sind ein ZVK und ein spezieller arterieller Katheter notwendig. Angewandt wird diese Messmethode auf der Intensivstation vor allem zur **Steuerung der Volumen-** und **Katecholamintherapie** bei kritisch kranken Patienten.

FRAGE
Welche Methode zur Beurteilung des HZV kennen Sie noch?

Antwort Mittels **transthorakaler** und **transösophagealer Echokardiografie** kann das HZV visuell beurteilt werden. Die echokardiografische Untersuchung des Herzens erlaubt weiterhin eine Beurteilung der Klappenfunktion, der Kontraktilität des Herzens und des kardialen Volumenstatus. Bei einem Verdacht auf eine Endokarditis muss ein transösophageales Echo (TEE) erfolgen.

2.1.2 Atmungsüberwachung

FRAGE
Welche Methoden kennen Sie, um die **Effektivität** einer Beatmung zu kontrollieren?

Antwort Die respiratorische Situation eines Patienten lässt sich neben den apparativen Methoden **klinisch** durch die Färbung der Haut und Schleimhäute, durch Auskultation und Perkussion beurteilen. **Apparativ** zählen die Pulsoxymetrie, die kontinuierliche Messung des endexspiratorischen CO_2 und die Blutgasanalyse zum Beatmungsmonitoring.

FRAGE
Kennen Sie eine weitere Methode, das **CO_2 kontinuierlich zu messen**?

Antwort Das CO_2 kann **endexspiratorisch** an der Beatmung, aber auch **transkutan** gemessen werden. Dafür wird eine CO_2-Elektrode auf der Haut aufgebracht. Angewandt wird diese Methode vor allem bei der Überwachung von Kindern.

FRAGE
Wie sicher ist die **Pulsoxymetrie**?

Antwort Die Pulsoxymetrie ist ein nichtinvasives Verfahren zur Messung der Sauerstoffsättigung und hat bei Werten über 70 % eine geringe Fehlerbreite. Die Messergebnisse können jedoch durch eine sehr dicke Haut, bei

Hypothermie, erhöhtem Serum-Bilirubin und bei erhöhten CO-Werten verfälscht sein (➤ Kap. 1.3.3).

FRAGE
Durch welche Größen wird der **Sauerstoffgehalt des Blutes** beeinflusst?

Antwort Der Sauerstoffgehalt des Blutes errechnet sich durch folgende Formel:

$$caO_2 = (Hb \times 1{,}36) \times SaO_2 + (paO_2 \times 0{,}003)$$

Daraus ergibt sich die Abhängigkeit des arteriellen Sauerstoffgehalts vorwiegend vom **Hb-Gehalt** und der **arteriellen Sättigung**. Der O_2-Partialdruck (paO_2) ist eher vernachlässigbar.

FRAGE
Was ist die **Hüfner-Zahl**?

PLUS Die Hüfner-Zahl wird in der Fachliteratur nicht einheitlich mit zwischen 1,34 und 1,39 ml/g Hb angegeben.

Antwort Die Hüfner-Zahl beträgt 1,36 g/ml Hb und beschreibt, dass 1 g Hämoglobin 1,39 ml Sauerstoff binden kann.

FRAGE
Nennen Sie **Normalwerte** für die Beatmung in der **Blutgasanalyse**!

Antwort Folgende Werte gelten in der Blutgasanalyse als Normbereich:
- paO_2: 80–100 mmHg
- $paCO_2$: 36–44 mmHg
- pH: 7,39–7,44

FRAGE
Wie können Sie den **arteriellen Sauerstoffpartialdruck** in der Blutgasanalyse schätzen?

Antwort Die Grundannahme ist die Vergleichbarkeit des arteriellen und alveolären Sauerstoffpartialdrucks bei einer intakten Lungenfunktion. Dabei liegt der arterielle Sauerstoffpartialdruck nur gering unter dem alveolären Sauerstoffpartialdruck. Der **alveoläre** Sauerstoffpartialdruck (pAO_2) lässt sich mittels der Alveolargasgleichung wie folgt errechnen:

$$pAO_2 = (p_{bar} - pH_2O) \times FiO_2 - pACO_2 : RQ$$

Der Barometerdruck (p_{bar}) auf Meereshöhe wird mit 760 mmHg und der Wasserdampfdruck (pH_2O) in den Luftwegen bei 37 °C mit 47 mmHg angenommen. Der alveoläre Kohlendioxidpartialdruck ($pACO_2$) kann dem arteriellen Partialdruck gleichgesetzt werden und wird im Mittel mit einem Wert von 40 mmHg angenommen. Der respiratorische Quotient (RQ) ist der Quotient aus Kohlendioxidabgabe ($VCO_2 : VO_2$) und Sauerstoffaufnahme und beträgt bei einer normalen Ernährung 0,85. Aus den Werten ergibt sich die folgende Berechnung bei Raumluft:

$$pAO_2 = \left(760\,mmHg - 47\,mmHg\right) \times 0,21 - \left(40\,mmHg : 0,85\right)$$

$$pAO_2 = (713\,mmHg \times 0,21) - 47,1\,mmHg$$

$$pAO_2 = 102,6\,mmHg$$

Bei Raumluft und einer intakten Lungenfunktion erwarte ich einen arteriellen Sauerstoffpartialdruck von ca. **100 mmHg**.

FRAGE
Nun ist Ihr errechneter Sauerstoffpartialdruck nicht gleich dem gemessenen in der Blutgasanalyse. Welche Aussage können Sie dazu treffen?

Antwort Aus dem errechneten alveolären Sauerstoffpartialdruck (pAO_2) und dem gemessenen arteriellen Sauerstoffpartialdruck (paO_2) lässt sich die **alveoloarterielle Sauerstoffpartialdruckdifferenz** ($AaDO_2$) bestimmen. Sie gibt einen Hinweis auf die Effizienz der Oxygenierung in der Lunge und ergibt sich aus folgender Formel:

$$AaDO_2 = pAO_2 - paO_2$$

Der Normalwert der alveoloarteriellen Sauerstoffpartialdruckdifferenz beträgt bei Raumluft 10–20 mmHg und bei 100 % Sauerstoff 25–65 mmHg. Eine erhöhte alveoloarterielle Sauerstoffpartialdruckdifferenz ist pathologisch und kann durch eine Diffusionsstörung in der Lunge und Shunts bedingt sein.

2.1.3 Neuromonitoring

FRAGE
Welche Methoden kennen Sie, den **intrakraniellen Druck** (ICP) zu messen?

Antwort Goldstandard ist die Messung des ICP mittels einer **intraventrikulären Sonde**. Weitere Möglichkeiten der Messung des ICP sind durch eine Parenchymsonde oder eine Sonde im Epiduralraum. Die Sonden zur Messung des ICP müssen **operativ** durch einen Neurochirurgen angelegt werden.

FRAGE
Was ist ein **normwertiger** ICP?

Antwort Der ICP liegt zwischen 5 und 10 mmHg. Durch Husten und Pressen kann der ICP kurzfristig ansteigen.

FRAGE

Welcher Wert wird bei der Überwachung eines Patienten mit Hirndruck neben dem ICP standardgemäß am Monitor angezeigt?

Antwort Zusätzlich zum ICP wird bei dem Monitoring eines Patienten mit Hirndruck der **zerebrale Perfusionsdruck** (CPP) angezeigt. Er errechnet sich wie folgt:

$$CPP = MAP - ICP$$

Der CPP soll dabei eine Grenze von **35 mmHg** nicht unterschreiten (➤ Kap. 1.6.1).

FRAGE

Wann wird bei **Intensivpatienten** ein **EEG** abgeleitet?

Antwort Die Anwendung eines EEG kann verschiedene Ziele haben. Eine Indikation für ein EEG ist, wenn ein Patient nach einer angemessenen Sedierungspause nicht adäquat wach wird, insbesondere wenn kritische Ereignisse zurückliegen (z. B. Reanimationen oder längere Kreislaufinstabilitäten). Auch bei einer unklaren Bewusstseinsstörung kann ein EEG Hinweise auf eine ischämische Schädigung oder auf Krampfpotenziale geben. Eine Bispektralananlyse ist als Neuromonitoring bei Analgosedierung denkbar, ist aber in der Praxis nicht üblich. Aber auch im Rahmen der Hirntoddiagnostik ist ein EEG notwendig.

FRAGE

Kennen Sie ein **nichtinvasives** Verfahren zur Messung der **zerebralen Oxygenierung**?

Antwort Basierend auf der Nah-Infrarot-Spektroskopie kann nichtinvasiv durch auf den Kopf aufgeklebte Optoden die zerebrale Oxygenierung überwacht werden. Das Licht im Nah-Infrarotbereich (700–1.000 nm) gelangt dabei durch die Schädelkalotte und unterliegt im Gehirn der Reflektion, Refraktion und Absorption. Im Vergleich zur Pulsoxymetrie hat das Licht im Nah-Infrarot-Bereich eine deutliche höhere Eindringtiefe in das Gewebe. Mittels Nah-Infrarot-Spektroskopie wird die globale Oxygenierung aller vaskulären Kompartimente, d. h. arterielles, venöses und kapilläres Blut, erfasst. Eine normale zerebrale Gewebesättigung liegt zwischen 65 und 75 % und wird dann, ausgehend von der Baseline der Hirnsättigung des wachen Patienten, kontrolliert.

FRAGE

Welchen **Laborparameter** können Sie bei einem Patienten mit Verdacht auf einen **hypoxischen Hirnschaden** bestimmen?

Antwort Die **neuronenspezifische Enolase** (NSE) ist bei einem neuronalen Zelluntergang erhöht. Dieser Wert wird 3 Tage in Folge nach dem Ereignis bestimmt und ein Wert über 33 ng/ml gilt als prädiktiver Wert für einen Hirnschaden mit anhaltendem Koma.

PLUS Ein kleinzelliges Bronchialkarzinom und das Medulloblastom führen ebenfalls zu erhöhten NSE-Werten.

2.2 Behandlung auf der Intensivstation

2.2.1 Kardiovaskuläre Medikamente

FRAGE
Ist die Anzahl der **Adrenorezeptoren** bei einem Patienten immer konstant?

Antwort Durch eine längere Stimulation der Adrenorezeptoren kommt es zu einer **Down-Regulation** der Rezeptoren mit einer Abnahme der Rezeptordichte. In der Folge ist eine **Dosissteigerung** der Katecholamine nötig. Eine chronische Rezeptorblockade hat im Gegensatz dazu eine Up-Regulation mit der Gefahr einer überschießenden Reaktion auf eine exogene Katecholaminegabe zur Folge.

FRAGE
Wie erklären Sie die **dosisabhängige Wirkung von Dopamin**?

Antwort Dopamin wirkt dosisabhängig an Dopaminrezeptoren, β-Rezeptoren und α-Rezeptoren.

- In **niedriger** Dosierung **(bis 5 µg/kg KG/min)** wirkt Dopamin an den Dopaminrezeptoren und führt zu einer Vasodilatation an den mesenterialen und koronaren Gefäßen und erhöht die renale Durchblutung.
- In der **mittleren** Dosierung **(bis 6–9 µg/kg KG/min)** werden β-Rezeptoren stimuliert und Dopamin wirkt vor allem positiv inotrop.
- Eine zusätzliche α-Rezeptorstimulation erfolgt bei einer **hohen** Dosierung **(> 10 µg/kg KG/min)**.

FRAGE
Welche **Indikationen** kennen Sie für Dopamin?

Antwort Früher wurde Dopamin zur Steigerung der Nieren- und Mesenterialperfusion eingesetzt. Diese aus theoretischen Überlegungen kommende Empfehlung ist inzwischen jedoch mehrfach widerlegt worden. Es gibt aktuell **keine Indikation** für die Anwendung von Dopamin.

FRAGE
Was ist **Dobutamin** und wozu wird es eingesetzt?

Antwort Dobutamin ist ein **synthetisches Katecholamin** mit einer selektiven Wirkung an den β-Rezeptoren. Deshalb wird Dobutamin ausschließlich zur **Steigerung der Inotropie** eingesetzt.

FRAGE
Wann setzen Sie **Noradrenalin** ein?

Antwort Noradrenalin stimuliert vor allem die α-Rezeptoren und nur zu einem geringen Teil die β-Rezeptoren. Deshalb wird Noradrenalin zur **Erhöhung des peripheren Widerstandes** sowie zur **Steigerung der zerebralen Perfusion** eingesetzt.

FRAGE
Welche **Nebenwirkungen** treten bei der Gabe von **Sympathikomimetika** häufig auf?

Antwort Sympathikomimetika wirken am Herzen positiv inotrop, chronotrop, bathmotrop und dromotrop. Unerwünschte Wirkungen sind der **erhöhte kardiale Sauerstoffverbrauch** und vermehrt auftretende **Arrhythmien**. Eine Therapie mit Sympathikomimetika kann durch die auftretenden Arrhythmien limitiert sein und sich als ungünstig erweisen.

FRAGE
Welche medikamentöse Möglichkeit haben Sie noch, die **Inotropie zu steigern**?

Antwort **Phosphodiesterase-Hemmer** erhöhen über eine cAMP-Erhöhung die intrazelluläre Kalziumkonzentration und haben eine positiv inotrope und chronotrope Wirkung. Aufgrund der Verbesserung der diastolischen Funktion werden sie auch als **Inodilatoren** bezeichnet. Ein Vorteil gegenüber der Gabe von Katecholaminen ist ein positiv inotroper Effekt ohne Erhöhung des myokardialen Sauerstoffverbrauchs. Außerdem sind sie auch bei Down-Regulation der Rezeptoren noch wirksam. Sie führen jedoch gleichzeitig zu einer Vasodilatation, die häufig einer gleichzeitigen Gabe von Noradrenalin bedarf. Nebenwirkungen sind auch hier vermehrte Arrhythmien.

FRAGE
Gibt es auch die Möglichkeit, die Inotropie zu steigern, ohne die Gefahr von Arrhythmien?

Antwort Durch die Anwendung von **frequenzneutralen Kalziumsensitizern** (Levosimendan) kann die Inotropie gesteigert werden. Sie wirken auf der Grundlage der Erhöhung der Kalzium-Sensitivität und senken durch eine Vasodilatation die Vor- und Nachlast. Angewendet wird **Levosimendan** vor allem bei der Therapie der akuten Herzinsuffizienz im Rahmen einer Myokardischämie.

FRAGE
Warum wird **Vasopressin** nur **niedrig dosiert** eingesetzt?

Antwort Vasopressin wirkt an den Vasopressinrezeptoren und bewirkt eine Vasokonstriktion. Eingesetzt wird es bei einer generalisierten Vasodilatation z. B. im Rahmen einer Sepsis. Die Nebenwirkungen wie **Reduktion des HZV** und die **Gefahr der Organischämie** limitieren den Einsatz von Vasopressin.

FRAGE
Was ist **Akrinor®**?

Antwort Akrinor® ist eine Mischung aus Theodrenalin und Cafedrin und stimuliert β-Rezeptoren. Es hebt den Blutdruck durch die positive Inotropie und die Mobilisierung von Blutreserven aus dem kapazitiven Venensystem an, ohne eine Erhöhung des peripheren Widerstandes zu bewirken.

FRAGE
Mit welchem Medikament behandeln Sie eine **Sinustachykardie**?

Antwort Nach Ausschluss eines Volumenmangels, von Stress oder eines septischen Geschehens als Ursache der Sinustachykardie, werden **β-Rezeptorantagonisten** gegeben. Dabei ist die **negativ inotrope Wirkung** zu beachten, weshalb die β-Rezeptorantagonisten bei Herzinsuffizienz vorsichtig dosiert werden müssen.

FRAGE
Wie behandeln Sie einen Patienten mit einer **Tachyarrhythmie**?

Antwort Bei einer akuten Tachyarrhythmie mit hämodynamischer Instabilität ist eine elektrische **Kardioversion** indiziert. Zur Akuttherapie kann auch ein **Vagusreiz** (Pressen oder Karotisdruck) erfolgreich sein. Die Elektrolyte müssen ausgeglichen und das Kalium in einem eher hoch normalen Bereich liegen. Ein Volumenmangel muss behoben werden. Ist der Patient hämodynamisch stabil, kann eine **Magnesium**-Infusion durch seine membranstabilisierenden Effekte eine Konversion in einen Sinusrhythmus erreichen. Auch ein Konversionsversuch mit **Amiodaron** ist möglich. Zur Frequenzkontrolle können β-Rezeptorantagonisten, Kalziumantagonisten und Digitalis eingesetzt werden.

2.2.2 Sedierung

FRAGE

Welche Medikamente würden Sie zur **Sedierung eines Intensivpatienten** verwenden?

Antwort Für eine kurzzeitige Sedierung z. B. bei einer postoperativen Nachbeatmung verwende ich kurz wirksame und gut steuerbare Medikamente wie **Propofol**. Für eine Langzeitsedierung sind Midazolam und Fentanyl/Sufentanil als Dauerinfusion geeignet.

FRAGE

Was müssen Sie bei der **Dauerinfusion** von Propofol berücksichtigen?

Antwort Propofol darf zur Langzeitsedierung nicht länger als 7 Tage infundiert werden und ist auf eine Maximaldosis von 4 mg/kg KG/h begrenzt. Die Gefahr besteht in der Entwicklung eines **Propofol-Infusionssyndroms**, das durch Rhabdomyolyse, Laktatazidose, Nierenversagen, Herzrhythmusstörungen und Herzinsuffizienz gekennzeichnet ist. Eine Sedierung auf der Intensivstation von Kindern (< 16 Jahre) mit Propofol ist nicht erlaubt. Die Pathophysiologie des Propofol-Infusionssyndroms ist noch nicht in allen Einzelheiten geklärt. Es gibt Hinweise auf eine Störung des mitochondrialen Fettsäurestoffwechsels mit Entkopplung der Atmungskette.

FRAGE

Welches Medikament wird **additiv zur Sedierung von Intensivpatienten** eingesetzt?

Antwort Im Rahmen einer Langzeitsedierung kann **Ketamin** als kontinuierliche Infusion eingesetzt werden. Es hat eine gute analgetische Wirkung, wobei es keine echte Hypnose induziert. Aufgrund der psychomimetischen Nebenwirkungen wird es zusätzlich zu Midazolam gegeben.

Clonidin wird angewandt, um eine Sedierung zu vervollständigen und senkt den Sedativa- und Analgetikabedarf. Es ist auch gut zur Prophylaxe und Behandlung eines Delirs einsetzbar.

FRAGE

Können Sie auch **volatile Anästhetika** auf der **Intensivstation** verwenden?

Antwort Durch das **AnaConDa®-System** können Sevofluran und Isofluran mittels eines tubusnahen Verdampfers appliziert werden. Auf Intensivstationen ist eine Sedierung mit volatilen Anästhetika jedoch nicht üblich. Das System wird hauptsächlich eingesetzt, wenn trotz hoher Dosen verschiedener Kombinationen von Sedativa eine unzureichende Sedierung besteht.

FRAGE
Kennen Sie einen Score zur **Beurteilung der Sedierungstiefe**?

Antwort Die Einschätzung der Tiefe der Sedierung dient dazu eine ausreichende und doch so flach wie mögliche Sedierung und ausreichende Analgesie zu erzielen. Sie kann mittels verschiedener Scores beurteilt werden. Ein häufig angewendeter Score ist der **Ramsay-Score**:
- 0: Patient ist wach, voll orientiert
- 1: Patient ist ängstlich, agitiert, unruhig
- 2: Patient ist wach, kooperativ, zeigt adäquate Reaktionen, toleriert die Beatmung
- 3: Patient schläft, promptes Erwachen auf leichtes Berühren der Stirn oder laute Ansprache
- 4: Patient schläft, träges Erwachen auf leichtes Berühren der Stirn oder laute Ansprache
- 5: tiefes Koma, keine Reaktion auf Schmerzreize

2, **3** und **4** gelten dabei als **adäquate Sedierung**.

MERKE
Der optimale Sedierungs- und Analgesiegrad muss regelmäßig reevaluiert werden.

FRAGE
Wie **beenden** Sie eine **Langzeitsedierung**?

Antwort Aufgrund der Gefahr der Entzugssymptomatik wird eine Langzeitsedierung langsam reduziert und nicht abrupt abgesetzt. Eine Studie von Kress et al. (2000) zeigte, dass eine tägliche Sedierungsunterbrechung die Beatmungsdauer und die Intensivbehandlungsdauer verkürzt. Für eine solche Sedierungsunterbrechung sind jedoch die Kontraindikationen wie ein erhöhter Hirndruck zu beachten.

PLUS Studien zeigten einen Vorteil bei der Verwendung von standardisierten Sedierungsprotokollen und -Scores bezüglich der Beatmungsdauer und der Kosten.

2.2.3 Antibiotikatherapie

FRAGE
Welche **Voraussetzungen** kennen Sie für eine erfolgreiche Antibiotikatherapie?

Antwort Von Grundmann wurden 1993 folgende Annahmen postuliert:
- Die Krankheit muss durch Mirkoorganismen ausgelöst sein.
- Der Erreger ist auf das Antibiotikum sensibel.
- Der Wirkspiegel am Infektionsort muss ausreichend sein.
- Der Patient muss eine ausreichende Immunkompetenz besitzen.

FRAGE
Auf welche Weise können Antibiotika wirken?

Antwort Antibiotika können die **Zellwandbiosynthese** stören, die **Zytoplasmamembran** schädigen oder **Intermediärstoffwechsel** stören. Dabei ist die Wirkung der Antibiotika von der Zeit und der Konzentration des Antibiotikums abhängig. Eine wichtige Größe bei der Therapie mit Antibiotika ist die minimale Hemmkonzentration, d.h. die Konzentration des Antibiotikums, die gerade noch zu einer Hemmung des Erregerwachstums führt.

FRAGE
Was können Sie zum Thema **Resistenzen** in der Antibiotikatherapie sagen?

Antwort Die Antibiotikaresistenzen nehmen stetig zu und sind assoziiert mit einer höheren Letalität und höheren Krankenhauskosten. Um Resistenzen zu vermeiden, sollen Patienten eine kurze und adäquate Antibiotikatherapie erhalten. Auch eine gleichzeitige Gabe von Antibiotika verschiedener Gruppen kann einer Resistenzentwicklung entgegenwirken.

FRAGE
Was müssen Sie bezüglich der Antibiotikatherapie bei **Nieren- und Leberinsuffizienz** beachten?

Antwort Renal eliminierte Antibiotika müssen bei einer Niereninsuffizienz in der Dosis reduziert werden. Ein Beispiel sind die Aminogykoside, die aufgrund ihrer Ototoxizität bei Niereninsuffizienz reduziert werden müssen. Die Gabe von potenziell hepatotoxischen Substanzen muss bei einer Leberinsuffizienz sorgfältig abgewogen und wenn möglich vermieden werden.

FRAGE
Welche **Indikationen** gibt es für eine **Endokarditisprophylaxe**?

Antwort Eine Endokarditisprophylaxe wird mit **Amoxicillin** oder **Ampicillin** und bei einer bekannten Allergie mit **Clindamycin** vor einem operativen Eingriff durchgeführt. Bei Patienten mit alloprothetischen Klappenprothesen oder Klappenrekonstruktionen, angeborenen Vitien und nach einer überstandenen Endokarditis ist eine prophylaktische Antibiotikagabe bei Eingriffen, die mit einer Einschwemmung von Bakterien einhergehen, indiziert. Dazu zählen Eingriffe im Oropharynx und im Respirationstrakt sowie Operationen bei akuten Infekten im Gastrointestinal- und Urogenitaltrakt.

2.2.4 Beatmung

FRAGE
Welche Indikationen kennen Sie für die Beatmung auf der Intensivstation?

Antwort Die Indikation für eine Beatmungstherapie ist eine **respiratorische Insuffizienz** mit Hypoxämie und/oder Hyperkapnie. Sie kann durch eine Hypoventilation des Patienten oder eine Gasaustauschstörung bedingt sein. Eine Hypoventilation kann zentrale Ursachen haben, z. B. durch eine Depression des Atemzentrums durch Opioide oder zerebrale Schädigungen durch Traumen. Auch neuromuskuläre Störungen, Muskelerkrankungen, Störungen der Atemmechanik und Verlegung der Atemwege sind mögliche Ursachen. Eine Gasaustauschstörung kann durch ein pathologisches Ventilations-Perfusions-Verhältnis oder eine alveolokapilläre Diffusionsstörung bedingt sein.

Eine Indikation zur maschinellen Beatmung kann weiterhin durch die Operation gegeben sein, z. B. Nachbeatmung nach Operationen im Kopf-Hals-Bereich mit Schwellung im Bereich der Atemwege.

FRAGE
Nennen Sie **Komplikationen** einer maschinellen Beatmung!

Antwort Durch den intrathorakal erhöhten Druck werden die Hämodynamik und die kardiale Füllung negativ beeinflusst. Der renale Venendruck wird gesteigert und das Renin-Angiotensin-Aldosteron-System aktiviert, was eine **Hyperhydratation** zur Folge haben kann. Die Lunge kann bei der Beatmung durch das Volumen und den Druck geschädigt werden und die Beatmung ist mit einem erhöhten **Pneumonierisiko** verbunden.

FRAGE
Was ist die **Compliance der Lunge**?

Antwort Die Compliance ist ein Maß für die **Dehnbarkeit** von Lunge und Thorax und ist im Rahmen restriktiver Ventilationsstörungen vermindert. Der Normalwert liegt bei 80–100 ml/cmH_2O. Die Compliance (C) wird nach der folgenden Formel errechnet:

$$C = V_T : (p_{PLAT} - PEEP)$$

Ein ARDS, eine Pneumonie, Aspiration oder Lungenödem sind mit einer verminderten Compliance verbunden.

FRAGE
Was ist ein **endogener PEEP**?

Antwort Der endogene PEEP tritt bei **obstruktiven Ventilationsstörungen** auf und baut sich zusätzlich zu dem am Beatmungsgerät eingestellten PEEP auf. Das inkomplette Ausatmen mit Restvolumina in der Lunge wird auch als **Air-Trapping** bezeichnet. Dies zeigt sich in der veränderten Flow-Zeit-Kurve der Beatmung, die nach der Exspiration nicht wieder auf 0 zurückgeht. Das birgt die Gefahr eines **Volumen- und Drucktraumas** der Lunge.

FRAGE
Was ist eine **NO-Beatmung** und zu welchem Zweck wird sie eingesetzt?

Antwort Bei der NO-Beatmung wird an das Beamtungsgerät ein NO-Gerät angeschlossen und der Inspirationsluft eine definierte Menge NO zugefügt. Eine Indikation für eine NO-Beatmung ist das **ARDS mit schwerer Hypoxie**. Eine Vasodilatation bewirkt eine Zunahme der Lungenperfusion und damit eine bessere Oxygenierung. Eine andere Indikation ist eine **akute pulmonale Hypertonie** mit konsekutivem Rechtsherzversagen, da durch hohe NO-Konzentrationen eine Reduktion des pulmonalarteriellen Drucks bewirkt wird.

FRAGE
Was ist das **„Weaning"**?

PLUS Der Begriff Weaning wird auch bei der Entwöhnung von anderen apparativen Unterstützungsverfahren (z. B. IABP) verwendet.

Antwort Das Weaning bezeichnet die **Entwöhnung von der maschinellen Beatmung**. Das Weaning soll bei Patienten mit einer langen Beatmungszeit langsam und schrittweise erfolgen. Die sedierenden Medikamente müssen für das Weaning reduziert werden, die atrophische Atemmuskulatur und auch die Autoregulation des Atemantriebs müssen trainiert werden. Nach einer langen Beatmungszeit wird das Weaning zunächst durch die Umstellung des Respirators auf eine augmentierte Beatmungsform begonnen. Ist eine kontinuierliche unterstützte Eigenatmung am Respirator vorhanden, werden kurze Phasen der nichtassistierten Spontanatmung mit Sauerstoffzufuhr begonnen. Diese Phasen der Spontanatmung werden dann langsam ausgebaut.

FRAGE
Sie lassen einen Patienten über den **Tubus spontan** atmen?

Antwort Nein, das beschriebene Weaning-Schema bezieht sich auf einen Patienten nach einer Langzeitbeatmung mit einer liegenden Trachealkanüle. Für eine Atmung durch den Tubus ohne Unterstützung ist eine vermehrte Atemarbeit aufgrund des großen Atemwegswiderstandes und Totraumvolumens notwendig und für einen Intensivpatienten nicht geeignet.

FRAGE
Welche **Indikationen** für eine **Trachealkanüle** kennen Sie?

PLUS Mittels Sprechaufsatz oder Sprechkanüle können sich die Patienten mit einer Trachealkanüle verständigen. Während dieser Zeit ist die Trachealkanüle nicht geblockt und es besteht kein sicherer Aspirationsschutz.

Antwort Indikationen sind eine zu erwartende **Langzeitbeatmung** und **protrahiertes Weaning**. Weitere Indikationen sind Ulzerationen im oralen Bereich, mehrere erfolglose Weaningversuche und nach chirurgischen Interventionen im Kopf-Hals-Bereich zur Sicherung der Atemwege.

FRAGE
Was verstehen Sie unter einer **„feuchten Nase"**?

Antwort Die feuchte Nase ist ein Filter, der auf die Trachealkanüle zur Spontanatmung aufgesetzt wird. Feuchte Nase deshalb, weil die Feuchtigkeit der Ausatemluft im Filter zurückgehalten wird und darüber bei der nächsten Inspiration die Einatemluft befeuchtet wird. Zusätzlich wird die Inspirationsluft gefiltert und über einen Anschluss kann Sauerstoff zugeführt werden.

FRAGE
Gibt es eine Möglichkeit einen **extubierten Patienten** bei der Atmung zu unterstützen?

Antwort Die **nichtinvasive Beatmung** (NIV) unterstützt die Atmung des Patienten und ist über eine Mund-Nasen-Maske, Nasenmaske oder einen Beatmungshelm möglich. Sie kann bei einer Schnappatmung oder fehlenden Spontanatmung nicht angewendet werden. Bei der nichtinvasiven Beatmung werden ein **Unterstützungsdruck der Inspiration** und ein **PEEP** eingestellt und die Atemarbeit darüber reduziert. Die Anwendung eines NIV erfordert die Kooperativität des Patienten und bindet darüber das Pflegepersonal mehr (> Kap. 1.3.2).

2.2.5 Ernährung

FRAGE
Wie hoch ist der **tägliche Energiebedarf** eines Intensivpatienten?

Antwort Der Energiebedarf ist abhängig von der Körpergröße und dem Gewicht, dem Alter, der Aktivität und der Grunderkrankung des Patienten. Als Faustregel gilt aktuell ein Energiebedarf von **mindestens 24 kcal/kg KG/d** in körperlicher Ruhe. Der Energiebedarf ist bei Fieber pro Grad über 38 °C um ca. 10 % gesteigert.

FRAGE
Was ist das **Postaggressionssyndrom**?

Antwort Der Postaggressionsstoffwechsel ist die unspezifische metabolische Antwort eines Organismus zur Bereitstellung von Energie bei Traumen, Operationen oder starkem Stress. Der Postaggressionsstoffwechsel ist gekennzeichnet durch:
- gesteigerte Glukoneogenese
- Hemmung der Glykogensynthese
- Proteinkatabolie
- Insulinresistenz

FRAGE
In welche **Phasen** können Sie den Postaggressionsstoffwechsel unterteilen?

Antwort Der Postaggressionsstoffwechsel verläuft in drei Phasen, wobei die Akutphase, die Postaggressionsphase und die Reparationsphase unterschieden werden.

- Die initiale **Akutphase** dauert wenige Stunden an und ist durch einen gesteigerten Katecholamin- und Glukokortikoidspiegel gekennzeichnet. Die Insulinausschüttung in dieser Phase ist supprimiert und es liegt ein erhöhter Glukosespiegel vor. In dieser Phase ist eine Ernährung des Patienten nicht indiziert.
- Die folgende **Postaggressionsphase** ist charakterisiert durch eine katabole Stoffwechsellage und dauert Tage bis Wochen an. Die Proteolyse und die Lipolyse sind gesteigert und es liegt eine periphere Insulinresistenz vor. In dieser Phase soll die Ernährung des Patienten langsam aufgebaut werden.
- Die **Reparationsphase** ist durch eine anabole Stoffwechsellage bestimmt. Die antiinsulinären Hormone sind im Normbereich und der Proteinaufbau und die Lipogenese überwiegen.

FRAGE

Durch welche Methode können Sie den **Energieumsatz** Ihres Patienten einschätzen?

Antwort Der respiratorische Quotient (RQ) ist abhängig vom Substratstoffwechsel. Durch die **indirekte Kalorimetrie** mit Messung des **respiratorischen Quotienten** ist daher eine Aussage über den Energieumsatz und die Ernährung des Patienten möglich. Der respiratorische Quotient wird aus der Kohlendioxidabgabe und der Sauerstoffaufnahme wie folgt berechnet:

$$RQ = VCO_2 : VO_2$$

Der Normwert für den respiratorischen Quotienten liegt bei 0,8 und ab einem RQ von 0,7 liegt ein Hungerzustand vor.

FRAGE

Welche **Indikationen** kennen Sie für den **Aufbau einer parenteralen Ernährung**?

Antwort Eine parenterale Ernährung wird begonnen, wenn eine enterale Ernährung vorübergehend nicht möglich ist. Dazu gehören frische Anastomosen im Gastrointestinaltrakt oder entzündliche Darmerkrankungen. Eine parenterale Ernährung ist auch ergänzend zu einer enteralen Ernährung möglich, wenn diese nicht ausreicht, den Energiebedarf des Patienten zu decken.

FRAGE

Welche **Komponenten** enthält eine parenterale Ernährung?

Antwort Eine ausgewogene parenterale Ernährung enthält **Kohlenhydrate**, **Aminosäuren** und bei einer länger andauernden Therapie auch **Fette**. Dabei dienen die zugeführten Kohlenhydrate und Fette dem Energiestoffwechsel und die Aminosäuren dem Baustoffwechsel. Im Rahmen einer parenteralen Ernährung müssen **Wasser**, **Elektrolyte**, **Spurenelemente** und **Vitamine** in ausreichender Menge substituiert werden.

PLUS 1 g Kohlenhydrate oder 1 g Eiweiß liefert ca. 4 kcal Energie, 1 g Fett liefert ca. 9 kcal Energie.

FRAGE
Welche **Laborparameter** bestimmen Sie, um die Ernährung Ihres Patienten zu überwachen?

Antwort
- Engmaschige Kontrollen des **Blutzuckerspiegels** zur Vermeidung einer Hyper- und Hypoglykämie sind vor allem bei der Infusion von **Insulin** indiziert.
- Bei der Gabe von **Aminosäuren** muss der **Harnstoffwert** zur Stickstoffbilanzierung und Vermeidung eines Harnstoffanstiegs durch die übermäßige Aminosäurenzufuhr regelmäßig kontrolliert werden.
- Wird die parenterale Ernährung mit **Fetten** komplettiert, müssen die Triglyzeride, Transaminasen, Lipase und Amylase im Labor kontrolliert werden.

FRAGE
Warum **substituiert** man das **Phosphat**?

Antwort Phosphat ist für den **Protein-Glukose-** und **Fettstoffwechsel** notwendig. Weiterhin stellt es eine wichtige Puffersubstanz im Säure-Basen-Haushalt dar. Ein Mangel an Phosphat kann eine respiratorische Insuffizienz und Störungen im Nervensystem zur Folge haben.

FRAGE
Was können Sie zu einer **postoperativen enteralen Ernährung** sagen?

Antwort Die enterale Ernährung soll so schnell wie möglich (innerhalb 24 h) postoperativ begonnen werden. Eine enterale Ernährung verhindert eine Mukosaatrophie und bewirkt so den Erhalt der Darmflora, der Darmintegrität und der Immunkompetenz. Eine enterale Ernährung kann per os, über eine gastrale oder jejunale Sonde kontinuierlich oder bolusweise erfolgen. Wichtig ist der langsame Aufbau der Ernährung, um beurteilen zu können, ob die Ernährung vertragen wird.

2.2.6 Grundlagen der Infusionstherapie

FRAGE
Wie verteilt sich das **Gesamtkörperwasser** auf die **Körperkompartimente**?

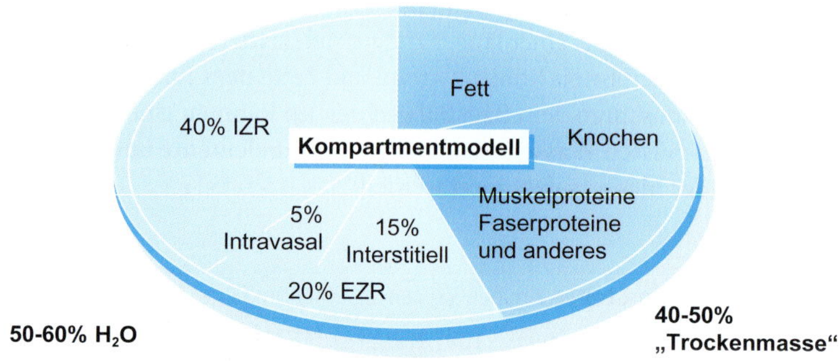

Abb. 2.3 Kompartimentmodell

Antwort Bei einem Erwachsenen beträgt das Gesamtkörperwasser ca. **50 %** des Körpergewichts. 20 % des Körpergewichts ist Extrazellulärflüssigkeit und 40 % Intrazellulärflüssigkeit. Die interstitielle Flüssigkeit hat einen Anteil von 15 % am Körpergewicht und das Plasmavolumen entspricht 5 % des Körpergewichts (➤ Abb. 2.3). Bei Neugeborenen beträgt der Anteil des Körperwassers 70–80 % des Körpergewichts.

FRAGE
Was beschreibt die **Osmolarität**?

Antwort Die Osmolarität ist eine Maß für die **Anzahl der Teilchen in einem Lösungsmittel**. Die Serumosmolarität beträgt 290–300 mosmol/l und wird hauptsächlich durch das **Natrium** bestimmt. Die restlichen Elektrolyte, Harnstoff, Glukose u. a. bestimmen die Serumosmolarität nur zu einem geringen Teil und können in der vereinfachten Formel zur Berechnung der Osmolarität vernachlässigt werden. Die Serumosmolarität kann wie folgt abgeschätzt werden:

$$\text{Osmolarität}\left(\text{mosmol/l}\right) = 2 \times \text{Na}\left(\text{mmmol/l}\right) + \text{Glukose}\left(\text{mg/dl}\right)/18 + \text{Harnstoff}\left(\text{mg/dl}\right)/6$$

FRAGE
Wie hoch ist der **Flüssigkeitsbedarf** eines Erwachsenen?

Antwort Für Erwachsene rechnet man einen Basisbedarf von **1,5 ml/kg KG**.

Eine andere Möglichkeit ist die Anwendung der **4–2–1-Regel**. Sie hat den Vorteil, dass sie auch bei Kindern und sehr kleinen Säuglingen angewandt werden kann.

- für die ersten 1–10 kg: 4 ml/kg KG/h
- 11–20 kg: 2 ml/kg KG/h
- > 20 kg: 1 ml/kg KG/h

Damit ergibt sich für einen Patienten mit 70 kg ein Bedarf von 110 ml/h. Der Flüssigkeitsbedarf kann durch Störungen wie Erbrechen, Fieber oder andere

Flüssigkeitsverluste stark gesteigert sein. Deshalb müssen die Flüssigkeitszufuhr und Flüssigkeitsverluste bei einem **Intensivpatienten stündlich bilanziert** und der korrigierte Basisbedarf individuell errechnet werden.

FRAGE
Wie reguliert der Körper seinen **Wasserhaushalt** physiologisch?

Antwort Der Wasserhaushalt wird durch das intravasale Volumen und durch die Serumosmolarität reguliert. Dabei spielen das Renin-Angiotensin-Aldosteron-System und das antidiuretische Hormon (ADH) eine wichtige Rolle. Ein Absinken des Blutvolumens oder der Natriumkonzentration führt zu einer **Stimulation der Reninsekretion**. Die folgende **Angiotensinausschüttung** bewirkt eine periphere Vasokonstriktion. Das gebildete **Aldosteron** bewirkt eine Natrium- und Wasserretention in den Nieren. Die Wasserausscheidung wird über das durch die Hypophyse freigesetzte **antidiuretische Hormon** (ADH) zusätzlich reduziert. Das intravasale Volumen wirkt selbst an Barorezeptoren im Bereich der Karotiden und Aortenbogen. So wird bei einem intravasalen Volumenmangel der Sympathikus aktiviert.

FRAGE
Wie ist das **Kalium** im Körper verteilt?

Antwort Das Kalium liegt zu 98 % intrazellulär vor und stellt mit Magnesium das Hauptkation der Intrazellularflüssigkeit dar. Es dient dabei der Aufrechterhaltung des Membranpotenzials.

FRAGE
Wie wird das **Serum-Kalium** vom **pH-Wert** beeinflusst?

Antwort Durch einen sinkenden pH-Wert, d. h. durch eine **Azidose**, werden H^+-Ionen in die Zelle aufgenommen und K^+-Ionen kompensatorisch in den Extrazellulärraum abgegeben. Eine Azidose ist demnach mit einem erhöhten Serum-Kalium verbunden. Bei einer **Alkalose** laufen die Vorgänge umgekehrt und der Serum-Kaliumspiegel ist bei einem normalen Gesamtkörper-Kalium vermindert.

FRAGE
Welche Folgen hat ein **Kaliummangel**?

Antwort Ein Kaliummangel kann sich klinisch in einer Muskelschwäche, Obstipation und einer orthostatischen Dysregulation zeigen. Wichtige kardiale Störungen sind die vermehrten Rhythmusstörungen bis hin zur Asystolie oder Kammerflimmern.

FRAGE
Warum können trotz normalen Serum-Kalziums Zeichen einer **Hypokalzämie** auftreten?

Antwort Das im Labor bestimmte Kalzium entspricht dem Gesamtkalzium. Das Kalzium liegt jedoch in einer ionisierten Form (50 %), nichtionisierten proteingebundenen Form (45 %) und an organische Säuren gebunden (5 %) vor. Biologisch aktiv ist das Kalzium nur in der ionisierten Form. Eine Alkalose vermindert die Ionisation des Kalziums und so kann eine hypokalzämische Tetanie trotz eines normalen Gesamtkalziums vorliegen (z. B. Hyperventilationstetanie).

FRAGE
Welche **Puffersysteme** kennen Sie für den **Säure-Basen-Haushalt**?

Antwort Es gibt verschiedene Puffersysteme, die über die Niere und die Lunge reguliert werden. Der wichtigste Puffermechanismus ist das **Bikarbonat-System**, das schnell wirkt und durch die Abatmung als CO_2 quasi unbegrenzt zur Verfügung steht. Plasmaproteine haben eine geringe Pufferkapazität und das Phosphat ist ein vorwiegend intrazellulärer Puffer.

FRAGE
Was ist die **Anionenlücke**?

Antwort Die Anionenlücke ist die **Differenz zwischen Natrium, Chlorid und Bikarbonat**. Sie dient der Differenzierung der Ursachen einer metabolischen Azidose. Außerdem hilft sie bei der Diagnose metabolischer Azidosen bei gemischten Säure-Basen-Störungen. Der Normwert der Anionenlücke liegt bei **8–16 mmol/l**. Eine typische metabolische Azidose mit einer erhöhten Anionenlücke ist die Laktatazidose. Eine Azidose ohne erhöhte Anionenlücke ist z. B. eine diuretikainduzierte Azidose.

2.2.7 Infusionslösungen

FRAGE
In welche **Gruppen** können Sie die Infusionslösungen unterteilen?

Antwort Man kann kristalloide und kolloide Infusionslösungen unterscheiden. Die **kristalloiden** Infusionslösungen lassen sich abhängig vom Natriumgehalt in Vollelektrolyt-, ⅔-, oder Halbelektrolytlösungen unterteilen. Typische kristalloide Infusionslösungen sind NaCl 0,9 %, Ringer-Lösung und Ringerlaktat. Auch die niedermolekularen Kohlenhydratlösungen sind zu den kristalloiden Lösungen zu rechnen. Zu den **kolloiden** Lösungen zählen die künstlichen Kolloide wie Gelatine, Dextran, HAES und das natürliche Kolloid Humanalbumin.

FRAGE

Warum ist die Bezeichnung „physiologische Kochsalzlösung" für **NaCl 0,9 %** nicht korrekt?

Antwort NaCl-Lösungen sind plasmaisoton und enthalten unphysiologisch hohe Konzentrationen von Natrium als Kation und Chlorid als Anion. Es besteht bei einer großen Zufuhr oder Niereninsuffizienz die Gefahr einer hyperchlorämischen Azidose.

FRAGE

Welche kristalloide Infusionslösung verwenden Sie dann zum **Ausgleich größerer Volumendefizite**?

Antwort Zum Ausgleich größerer Volumenverluste sollten **balancierte** Lösungen verwendet werden. Diese Lösungen sind isoton, enthalten eine physiologische Chlorid-Konzentration und zusätzlich Basen organischer Säuren, z. B. **Laktat**, **Azetat** oder **Malat**, die zu Bikarbonat verstoffwechselt werden können. Ringer-Laktat wird aufgrund seiner niedrigen Osmolarität nicht mehr empfohlen. Außerdem ist der O_2-Verbrauch pro Mol gebildetem HCO_3^- bei Laktat höher als bei Azetat und Malat.

FRAGE

Warum sind kristalloide Lösungen **nicht** für den Volumenausgleich plötzlicher und massiver Defizite geeignet?

Antwort Kristalloide Lösungen haben nur einen **geringen Volumeneffekt** (ca. 0,2), da sich kristalloide Flüssigkeiten schnell in allen Kompartimenten, also auch im Extrazellulärraum und dem interstitiellen Raum verteilen. Eine Folge ist die mögliche Überwässerung mit Beeinträchtigung der Organfunktion, z. B. beim Lungenödem, bei gleichzeitig nicht ausreichendem intravasalen Ersatz.

FRAGE

Welche Infusionslösungen schlagen Sie dann für den **Volumenersatz bei massiven Verlusten** vor?

Antwort **Kolloide** sind hochmolekulare Lösungen und können nicht frei durch die Kapillarmembran diffundieren. Dadurch haben sie eine längere Verweildauer im Gefäßsystem. Geeignet sind weiterhin je nach Ursache des Volumenmangels Blut und Gerinnungsprodukte.

FRAGE

Was unterscheidet ein **Plasmaersatzmittel** von einem **Plasmaexpander**?

Antwort Ausschlaggebend ist der **osmotische Druck** der infundierten Lösung. Ist der osmotische Druck einer infundierten Lösung gleich dem des Plasmas verhält sich die Lösung osmotisch neutral und der Volumeneffekt ist gleich der applizierten Menge des Plasmaersatzmittels. Ein Plasmaexpander im Gegensatz dazu hat einen höheren osmotischen Druck als das Plasma und zieht dadurch das Wasser aus dem Interstitium nach intravasal. Der Volumeneffekt liegt damit über der applizierten Menge der Lösung.

FRAGE
Warum stellen **Gerinnungsstörungen** eine **Kontraindikation** für manche kolloidale Lösungen dar?

Antwort Durch einige kolloidale Lösungen, insbesondere die **Dextrane**, wird die Thrombozytenaggregation gehemmt und es kommt weiterhin zu einer **Verdünnungskoagulopathie**. Dieser Effekt ist unerwünscht bei Blutungen und kann diese weiter verstärken. In der plastischen Chirurgie bei Lappenplastiken wird dieser Effekt und die Verbesserung der Rheologie genutzt, um die Durchblutung des Implantats zu fördern. Durch HAES-Präparate kommt es zu einer geringen Beeinträchtigung der Thrombozytenfunktion, Gelatine verhält sich gerinnungsneutral. HAES und Gelatine-Präparate könne bei Bedarf auch bei einer Blutungsneigung zur Volumentherapie eingesetzt werden.

FRAGE
Können Sie etwas zu den einzelnen Kolloiden sagen?

Antwort

- **Humanalbumin** ist ein körpereigenes Kolloid und wird aus dem Plasma gewonnen. Humanalbumin gibt es isoonkotisch mit 5 % und mit volumenexpandierendem Effekt als 10- und 20-prozentige Lösung.
- **Gelatine** ist ein Polypeptid und hat eine intravasale Verweildauer von 2–3 Stunden. Bei der Verwendung von Gelatine sind allergische Reaktionen möglich, sie sind jedoch bei den neueren Präparaten deutlich seltener geworden als früher.
- **Dextrane** sind Polysaccharide aus Glukosemolekülen und die intravasale Verweildauer beträgt je nach verwendetem Molekulargewicht 2–6 Stunden. Sie rufen häufig allergische Reaktionen hervor. Dabei handelt es sich um eine Immunkomplex-Anaphylaxie und kann bei der ersten Gabe von Dextranen auftreten. Dextrane werden wegen der häufigen allergischen Reaktionen und der Beeinträchtigung der Thrombozytenfunktion in der Regel nicht mehr zur Volumentherapie eingesetzt.
- **HAES** besteht aus Polysacchariden, die aus Amylopektin abgeleitet wurden. Die intravasale Verweildauer ist abhängig von der Molekülgröße, Substitutionsgrad und Substitutionsmuster.

FRAGE
Welche Probleme gibt es bei der **unkritischen Verwendung von Kolloiden**?

Antwort Die kolloiden Lösungen werden renal ausgeschieden, wobei die renale Ausscheidung vom Molekulargewicht der Teilchen abhängig ist. Die obere Grenze der renal filtrierbaren Größe liegt bei ca. 70.000 Dalton. Größere Teilchen können über die Niere nicht ausgeschieden werden und reichern sich dort an. Dies hat **Funktionseinschränkungen der Nieren** bis hin zur Dialysepflichtigkeit zur Folge. Deshalb ist die Indikation von Kolloiden bei niereninsuffizienten Patienten kritisch zu stellen. Eine Studie des SepNet zeigte bei der Behandlung von septischen Patienten mit HAES eine erhöhte Inzidenz eines Nierenversagens und eine gesteigerte 90-Tage-Letalität im Vergleich zu der Gruppe die mit Ringer-Laktat behandelt wurde.

PLUS Eine aktuelle Empfehlung für oder gegen die Verwendung einzelner Kolloide ist aufgrund der unterschiedlichen Datenlage aktuell nicht möglich. In der Praxis werden, zumindest im europäischen Raum, häufig HAES-Präparate eingesetzt. Eine Verwendung von Gelatine-Präparaten ist bei Patienten mit Niereninsuffizienz wahrscheinlich von Vorteil, da sie sich durch eine fehlende Nephrotoxizität auszeichnen.

FRAGE
Worin sehen Sie das Problem in einer **zu großzügigen Volumentherapie**?

Antwort Durch eine Gabe an zu viel Volumen kommt es zu einer **Volumenbelastung des Herzens**, was bei einer bestehenden Herzinsuffizienz zu einer kardialen Dekompensation führen kann. Ein weiteres Problem der Volumentherapie ist der Austritt von Flüssigkeit und Proteinen in das Interstitium. Neue Studien haben dabei der endothelialen Glykokalyx eine große Bedeutung zugemessen. Danach ist nicht das onkotische Gefälle zwischen Interstitium und intravasalen Bestandteilen ausschlaggebend, sondern der Konzentrationsgradient an der endothelialen Glykokalyx. Eine Zerstörung dieser Glykokalyx hat einen **vermehrten Übertritt von Flüssigkeit und Proteinen in das Interstitium** zur Folge. Welche Faktoren bei der Destruktion der Glykokalyx eine Rolle spielen ist derzeit noch nicht geklärt. Die interstitielle Flüssigkeitsansammlung hat Ödembildungen mit Organdysfunktionen zur Folge. Eine typische Dysfunktion ist die Störung des Gasaustauschs in der Lunge durch ein Lungenödem.

2.2.8 Störungen des Wasser-Säure-Basen-Haushalts

FRAGE
Was ist das Ziel einer **Infusionstherapie**?

Antwort Ziel ist es, Flüssigkeits- und Elektrolytverluste durch eine Operation oder Erkrankung auszugleichen sowie den Erhaltungsbedarf adäquat zu substituieren.

FRAGE
Welche **Ursachen** für eine **Dehydratation** kennen Sie?

Antwort Bei der Dehydratation wird eine isotone, hypotone und eine hypertone Dehydratation unterschieden. Die Ursachen der jeweiligen Dehydratation sind dabei verschieden:

- Eine **isotone** Dehydratation kann durch Blutverluste, Verbrennungen, renale Verluste oder gastrointestinale Verluste ausgelöst werden.
- Die **hypotone** Dehydratation wird z. B. durch einen Natriummangel in Folge von renalen Verlusten (Diuretikaüberdosierung) ausgelöst.
- Eine ungenügende Wasserzufuhr oder ein übermäßiger Wasserverlust hat eine **hypertone** Dehydratation zur Folge.

FRAGE
Welche klinischen **Symptome** haben dehydrierte Patienten?

Antwort Klinisch zeigen dehydrierte Patienten eine **trockene Haut und Schleimhäute**, einen **weichen Augenbulbus** und fühlen sich allgemein schwach. Auswirkungen auf das Herz-Kreislauf-System wie orthostatische Dysregulation, eine reflektorische **Tachykardie** und **Schocksymptomatik** zeigen eine zunehmende Dekompensation an. Bei ausgeprägten Verlusten kann es zu Bewusstseinseintrübungen bis hin zum Koma kommen.

FRAGE
Warum haben Patienten mit einer hypotonen Dehydratation meist **kein Durstgefühl**?

Antwort Das Durstgefühl wird durch Osmorezeptoren im Hypothalamus gesteuert. Bei einer hypotonen Dehydratation steigt die Plasmaosmolarität nicht an und die **Osmosensoren** werden nicht angesprochen.

FRAGE
Welche Möglichkeiten haben Sie noch, eine Dehydratation zu diagnostizieren?

Antwort Durch die Messung des **ZVD** lässt sich die **verminderte intravasale Füllung** nachweisen. Außerdem hilft die Bestimmung von Hb bzw. Hämatokrit, Elektrolyten sowie Serum- und Urinosmolarität bei der Differenzialdiagnose zwischen isotoner, hypertoner und hypotoner Dehydratation.

FRAGE
Was sind mögliche Ursachen und wie therapieren Sie eine **hypotone Hyperhydratation**?

Antwort Eine hypotone Hyperhydratation entspricht einer Wasserintoxikation. Ursache ist die **Aufnahme von großen Mengen hypotoner Lösungen**, z. B. bei einem Ertrinkungsunfall in Süßwasser oder im Rahmen des TUR-Syndroms. Die Therapie liegt in der **Wasserrestriktion** und Förderung der Wasserausscheidung durch **Diuretika**. Die Hyponatriämie muss durch eine langsame Natriumsubstitution ausgeglichen werden (➤ Kap. 1.6.7).

FRAGE
Worin liegt die Gefahr bei der **Kaliumsubstitution**?

Antwort Wenn ausreichend Zeit vorhanden ist, soll Kalium **oral** substituiert werden. Eine **intravenöse** Kaliumsubstitution soll aufgrund der venenreizenden Eigenschaften über einen **zentralen Venenzugang** erfolgen. Schnelle Anstiege des Serum-Kaliums können schwere Herzrhythmusstörungen durch die Beeinflussung des Reizbildungs- und Reizleitungssystems hervorrufen. Deshalb soll eine intravenöse Kaliumsubstitution immer unter **EKG-Überwachung** und regelmäßigen **Laborkontrollen** erfolgen.

FRAGE
Wie therapieren Sie eine **akute Hyperkaliämie**?

Antwort Durch **Diuretika** wird die renale Elimination von Kalium gesteigert. Die Kaliumausscheidung über den Stuhl wird durch die Anwendung von **Kationenaustauschern** gefördert. Eine **Glukose-Insulin-Infusion** und eine **Anhebung des pH-Wertes** führen zu einer schnellen Kaliumverschiebung nach intrazellulär und senken darüber das Serum-Kalium. Dieser Effekt kann durch eine gleichzeitige Gabe von **β-Mimetika** verstärkt werden. Die Applikation von **Kalzium** ist zur Stabilisierung des Membranpotenzials sinnvoll. Eine sofortige Senkung des Kaliumspiegels kann im Notfall mit einer **Dialyse** erreicht werden. Bei kardialen Problemen kann die Anlage eines passageren Schrittmachers notwendig sein.

FRAGE
Wie stellen Sie eine **Störung im Säure-Basen-Haushalt** fest?

Antwort Mittels **Blutgasanalyse** lassen sich Störungen im Säure-Basen-Haushalt feststellen und nach metabolischer und respiratorischer Ursache unterscheiden.

FRAGE
Wie unterscheidet sich eine **respiratorische** von einer **metabolischen Azidose**?

Antwort Bei einer respiratorischen und einer metabolischen Azidose ist der pH-Wert erniedrigt und der base excess kleiner –3. Eine respiratorische Azidose ist gekennzeichnet durch ein **erhöhtes CO_2** und durch ein **normales** oder kompensatorisch **erhöhtes HCO_3^-**. Die metabolische Azidose ist durch eine Anhäufung von Säuren hervorgerufen und in der Blutgasanalyse gekennzeichnet durch ein **normales CO_2** und **erniedrigtes HCO_3^-**.

FRAGE
Wie therapieren Sie eine **metabolische Azidose**?

Antwort Eine metabolische Azidose kann durch **Puffern mit Natriumbikarbonat** ($NaHCO_3$) ausgeglichen werden. Dabei errechnet sich die nötige Menge wie folgt:

$$NaHCO_3\,[ml] = BE \times kg\,KG \times 0{,}3$$

Bedacht werden muss dabei ein auftretender Kaliummangel, der ebenfalls ausgeglichen werden muss. Außerdem muss die Möglichkeit bestehen, das dadurch vermehrt anfallende CO_2 abzuatmen. Bei Patienten die respiratorisch eingeschränkt sind, kann das unter Umständen erhebliche Probleme bereiten. Alternativ besteht hier die Möglichkeit **TRIS-Puffer** zu verwenden. Ein weiterer Vorteil dieser Substanz ist, dass er natriumfrei ist und daher auch bei Hypernatriämie eingesetzt werden kann. Die Dosierung errechnet sich so:

$$TRIS\,[ml] = BE \times kg\,KG$$

FRAGE
Warum puffern Sie eine respiratorische Azidose nicht mit Natriumbikarbonat?

Antwort Generell sollen metabolische Störungen immer metabolisch und respiratorische Störungen immer respiratorisch behandelt werden. Die Gabe von Natriumbikarbonat bei einer respiratorischen Azidose bewirkt einen weiteren Anstieg des bereits erhöhten CO_2 und ist deshalb nicht geeignet. Tritt eine metabolische Azidose in Kombination mit einer CO_2-Erhöhung auf, so kann mit TRIS gepuffert werden.

MERKE Metabolische Störungen werden immer metabolisch und respiratorische Störungen immer respiratorisch therapiert.

2.2.9 Gerinnungsstörungen und Transfusionstherapie

FRAGE
Welche **Laboruntersuchung** führen Sie zur Bestimmung einer **Gerinnungsstörung** durch?

Antwort Laborchemisch werden Thrombozytenzahl, Fibrinogenkonzentration, pTT, Quick, INR und AT-3-Konzentration bestimmt.

FRAGE
Was ist der **Quick-Wert** und welche Aussage erlaubt er?

Antwort Der Quick erfasst die **Faktoren des exogenen Gerinnungssystems** (Faktor I, II, V, VII und X) und wird in **Prozent** der Norm einer Bezugskurve abgelesen. Er dient der Überwachung der oralen Antikoagulation mit Kumarinen. Ein erniedrigter Quick-Wert kann außerdem eine Lebererkrankung und einen Vitamin-K-Mangel anzeigen.

FRAGE
Was müssen Sie **vor** einer Transfusion eines **Gerinnungs-** oder **Blutpräparats** durchführen?

Antwort Vor der Transfusion muss die Indikation gestellt und dokumentiert werden. Die Patienten müssen über die Transfusion und ihre Risiken aufgeklärt werden. Direkt vor der Transfusion von Erythrozytenkonzentraten, FFPs und Thrombozytenkonzentraten muss ich die Identität des Patienten prüfen, einen Bedside-Test durchführen und die Präparate kontrollieren. Die Transfusion und der Verlauf müssen ebenfalls dokumentiert werden.

FRAGE
Was ist ein **Bedside-Test**?

Antwort Mittels des Bedside-Tests wird direkt vor der Transfusion am Patienten die **AB0-Blutgruppe** des Patienten bestimmt und mit den zu transfundierenden Präparaten verglichen. Der Bedside-Test wird mit bestimmten Untersuchungskarten mit jeweils einem Feld **Anti-A-** und **Anti-B-Serum** durchgeführt. Er soll Verwechselungen von Patienten vermeiden. Auch vorausgegangene Fehler bei der Blutgruppenbestimmung im Labor können dadurch erkannt werden.

FRAGE
Machen Sie auch einen Bedside-Test bei den **Blutkonserven**?

Antwort Nein, ein Bedside-Test bei den Blutkonserven und Gerinnungspräparaten ist nicht notwendig, denn sie sind als Medikamente anzusehen und das Labor garantiert für die richtige Beschriftung.

FRAGE
Müssen Sie den Bedside-Test **selbst** durchführen?

Antwort Der Bedside-Test muss durch den **transfundierenden Arzt** oder unter seiner direkten Aufsicht durchgeführt werden.

FRAGE
Was verstehen Sie unter einer **blutgruppenkompatiblen Transfusion**?

Antwort **Erythrozytenkonzentrate** müssen AB0-blutgruppengleich transfundiert werden. Das Universalspenderblut hat die Blutgruppe 0 und lässt sich praktisch reaktionslos auf jeden Empfänger übertragen. Auch **FFP** sollen AB0-blutgruppenkompatibel transfundiert werden, der Rhesusfaktor muss dabei nicht berücksichtigt werden. **Plasma** der Blutgruppe **AB** kann im Notfall auf jeden Empfänger ohne Berücksichtigung der Blutgruppe übertragen werden. Auch **Thrombozytenkonzentrate** sollen aufgrund der vorhandenen Kontamination mit Erythrozyten blutgruppengleich transfundiert werden. Ungleiche **Rhesusfaktoren** bewirken keine schweren Transfusionsreaktionen. Bei **Mädchen und Frauen im gebärfähigen Alter** sollte wegen der Möglichkeit der Immunisierung jedoch rhesusgleiches Blut übertragen werden oder, falls das nicht möglich ist, eine Anti-D-Prophylaxe verabreicht werden.

MERKE Erythrozytenkonzentrate, FFP und Thrombozytenkonzentrate müssen AB0-blutgruppenkompatibel transfundiert werden.

FRAGE
Um wie viel hebt ein Erythrozytenkonzentrat den **Hb-Wert** an?

Antwort Die Transfusion eines Erythrozytenkonzentrats hebt den Hb-Wert um ca. **1 g/dl** an.

FRAGE
Wann transfundieren Sie Eythrozytenkonzentrate?

Antwort Harte Transfusionstrigger sind **Ischämiezeichen** (z. B. ST-Senkungen), eine **vermehrte O_2-Ausschöpfung** (z. B. erkennbar an einer verringerten zentralvenösen Sättigung) oder Hinweise auf **anaeroben Stoffwechsel** (z. B. Laktaterhöhung) beim normovolämen Patienten. Meist wird jedoch auch der Hb-Wert bei der Indikationsstellung einer Transfusion mit berücksichtigt. Es gilt, dass bei einem **Hb** von **< 6 g/dl** oder ein **Hk < 20 %** meistens transfundiert wird, bei einem Hb von > 8 g/dl meistens nicht. Bei schwer vorerkrankten Patienten, z. B. mit KHK, COPD, septischen Patienten, schwer traumatisierten Patienten sowie bei einem fortgesetzten Blutverlust wird meistens schon bei höheren Hb-Werten transfundiert.

FRAGE
Können Sie sich vorstellen, dass es eine Rolle spielt, **wie schnell** der **Blutverlust** erfolgt?

Antwort Chronische über einen längeren Zeitraum entstandene Blutdefizite werden deutlich besser toleriert als plötzliche Blutvolumenverluste. Im Rahmen eines langsamen Verlusts sind Kompensationsmöglichkeiten möglich, um das Blutvolumen konstant zu halten. Die Abnahme der Sauerstoffträger wird besser toleriert als der schnelle Verlust des zirkulierenden Volumens bei einer akuten Blutung.

FRAGE
Warum werden Erythrozytenkonzentrate vor der Gabe **gewärmt**?

Antwort Eine Erwärmung der Erythrozytenkonzentrate beugt einer **Kälteagglutination**, d.h. einer Transfusionsreaktion aufgrund von Kälteantikörpern vor. Weiterhin verhindert es bei Massivtransfusionen das weitere Auskühlen des Patienten durch die Transfusion. Eine niedrige Temperatur des Blutes hat eine Linksverschiebung der Sauerstoffbindungskurve zur Folge. Daraus resultiert eine erhöhte Sauerstoffaffinität mit erschwerter O_2-Abgabe ins Gewebe.

FRAGE
Welche **Bestandteile** enthält **FFP**?

Antwort FFP („fresh frozen plasma") enthält Gerinnungsfaktoren, Faktoren der Fibrinolyse, Faktoren des Komplementsystems, Albumin und Immunglobuline.

FRAGE
Wie schätzen Sie ein, **wie viel** FFP sie transfundieren müssen?

Antwort 1 ml FFP/kg KG führt zu einem Anstieg der Gerinnungsfaktoren um 1–2 % und somit auch des Quick-Wertes um 1 %.

FRAGE
Nennen Sie **Indikationen** für die Transfusion von FFP!

Antwort Indikationen sind die Akutbehandlung komplexer Gerinnungsstörungen z.B. eine Verlust- oder Verdünnungskoagulaopathie bei großen Blutverlusten (Massivtransfusion) oder Blutungen bei Leberfunktionsstörungen. Häufig werden sie auch bei der Verbrauchskoagulopathie (DIC) eingesetzt.

FRAGE
Welche **Bestandteile** enthält ein **PPSB**?

Antwort Ein Prothrombinkomplexpräparat (PPSB) enthält folgende Bestandteile:

- Faktor II (**P**rothrombin)
- Faktor VII (**P**rokonvertin)

PLUS 1 Einheit PPSB/kg KG hebt den Quick-Wert um 1 % an.

- Faktor X (**S**tuart-Power-Faktor)
- Faktor IX (antihämophiler Faktor **B**)
- Protein C, S, Z

FRAGE
Bei einem **massiv transfundierten** Patienten treten **petechiale Blutungen** auf. Was kann die Ursache sein?

Antwort Ursache kann eine **Thrombozytopenie** aufgrund der Verdünnung und der Thrombozytolyse durch Transfusion von nicht HLA-kompatiblem Blut sein.

FRAGE
Warum müssen Sie einen Patienten in den ersten Minuten während der Transfusion **überwachen**?

Antwort Wird nichtkompatibles Blut transfundiert, sind schwere Transfusionsreaktionen die Folge, deren Ausmaß von der transfundierten Menge abhängig ist. Nach Beginn der Transfusion lassen sich mindestens **Frühkomplikationen** schnell erkennen und die Transfusion stoppen.

FRAGE
Woran erkennen Sie **klinisch** eine **Transfusionsreaktion**?

Antwort Der Patient zeigt kurz nach Beginn der Transfusion typische Symptome wie Schüttelfrost, kalter Schweiß, Tachypnoe, Tachykardie und Blutdruckabfälle bis hin zum Schock sowie eine hämorrhagische Diathese.

FRAGE
Wie reagieren Sie auf eine Transfusionsreaktion?

Antwort Die Gabe der Konserve muss sofort unterbrochen werden. Die Kreislaufreaktion muss durch Volumen und ggf. Katecholamine stabilisiert werden (allgemeine **Schockbehandlung**). Identität von Empfänger und Präparat sind sofort erneut zu überprüfen. Dem Patienten muss zügig Blut entnommen werden, um erneut Blutgruppe, Antikörper, Blutbild, Elektrolyte und Gerinnungsstatus bestimmen zu können. Außerdem sollten Parameter zum Nachweis einer **intravasalen Hämolyse** untersucht werden (freies Hb im Plasma, Haptoglobin-Erniedrigung, indirektes Bilirubin). Weiterhin ist Prophylaxe bzw. Therapie eines **akuten Nierenversagens** notwendig. Das passiert durch großzügige Volumengabe, Steigerung der Diurese durch Schleifendiuretika und, wenn notwendig, Einleitung einer Nierenersatztherapie. Wichtig ist die anschließende genaue Dokumentation des Transfusionszwischenfalls.

FRAGE
Kennen Sie das **TRALI-Syndrom**?

Antwort Es handelt sich um eine **transfusionsassoziierte akute Lungeninsuffizienz**, die typischerweise nach der Transfusion von FFP oder Thrombozytenkonzentraten, die granulozytenspezifische Antikörper enthalten, auftritt. Die Häufigkeit eines TRALI liegt bei 1 : 66.000 Transfusionen. Die Patienten entwickeln innerhalb von 6 Stunden nach der Transfusion eine akute **respiratorische Insuffizienz** bei ausgeprägtem **Lungenödem** und bilateralen **pulmonalen Infiltraten** ohne Zeichen einer Volumenüberladung. Circa 70 % der Patienten werden beatmungspflichtig, ca. 5 % versterben.

FRAGE
Was verstehen Sie unter einer **präoperativen isovolämischen Hämodilution**?

Antwort Das Verfahren der Hämodilution wird heutzutage nur noch selten angewandt. Dabei wird dem Patienten unmittelbar vor Beginn der Operation Blut entnommen, das dann bei Bedarf retransfundiert werden kann. Das entnommene Blutvolumen wird durch kolloide oder kristalloide Lösungen ersetzt. Dieses Verfahren ist nur bei hoch normalen Hb-Werten geeignet. Indikation und Kontraindikationen gleichen denen einer präoperativen **Eigenblutspende**.

FRAGE
Welche Verfahren kennen Sie noch, um eine **Fremdblutgabe** zu vermeiden?

Antwort Vor elektiven Eingriffen ist nach Ausschluss der Kontraindikationen, wie respiratorische oder kardiale Einschränkungen, eine präoperative **Eigenblutspende** möglich. Die Spende muss einige Wochen vor der Operation in mehreren Einzelsitzungen erfolgen. Ein weiteres Verfahren ist die Retransfusion von **aufbereitetem Wundblut** (maschinelle Autotransfusion). Bei einem zu erwartenden Blutverlust von über 1 l kann zu diesem Zweck ein sog. Cellsaver aufgebaut werden. Dabei handelt es sich um ein Saugersystem mit Reservoir zum Sammeln des Blutes und eine Einheit zur Aufbereitung des Wundblutes.

FRAGE
Was ist eine **Verdünnungskoagulopathie**?

Antwort Die Verdünnungskoagulopathie ist gekennzeichnet durch eine Verdünnung der **plasmatischen Gerinnungsfaktoren und Thrombozyten**. Ursächlich dafür kann eine Substitution mit kolloidalen und kristalloiden Infusionslösungen, Blutkonserven (Massivtransfusion) oder eine Hämodilution sein. Die Therapie besteht in einer balancierten Substitution von Erythrozytenkonzentraten, Gerinnungsfaktoren und Thrombozyten im Rahmen einer **Massivtransfusion**.

FRAGE
Charakterisieren Sie eine **disseminierte intravasale Gerinnung** (DIC)!

PLUS Unterbrechung der Therapie mit Heparin bei einer aktiven Blutung.

Antwort Verschiedene Ursachen wie eine Sepsis, ein schweres Trauma, Verbrennungen und Hämolysen führen zu einer generalisierten Aktivierung des Gerinnungssystems. Bei einer DIC besteht ein Ungleichgewicht zwischen Neusynthese und Verbrauch von Thrombozyten und Gerinnungsfaktoren sowie ein Mangel an physiologischen Inhibitoren der Gerinnung. Die DIC verläuft in drei Stadien:

- Im **Triggerstadium** erfolgt die Aktivierung des intrinsischen und extrinsischen Gerinnungssystems. Durch die Bildung von Thrombin kommt es zu Fibringerinnseln mit der Folge von Makro- und Mirkozirkulationsstörungen. Durch die Ablagerung von Fibrin werden Thrombozyten aktiviert und es entwickelt sich eine Thrombozytopenie.
- Im **Stadium des Verbrauchs** nimmt die Thrombozytenzahl und die Zahl an Gerinnungsfaktoren ab und die Folge sind spontane Blutungen.
- Im 3. Stadium, der **Hyperfibrinolyse**, ist das klinische Bild durch Blutungen infolge einer Aktivierung des fibrinolytischen Systems und durch Organversagen gekennzeichnet.

Die Therapie einer DIC ist schwierig und liegt vor allem in der Therapie der Grunderkrankung und Stabilisierung der Vitalfunktionen. Der Bildung von Mikrothromben wird mittels Heparin begegnet. Verbrauchte Gerinnungsfaktoren und Thrombozyten werden gezielt substituiert.

2.3 Spezielle Krankheitsbilder

2.3.1 Sepsis

FRAGE
Was kennzeichnet ein **systemisches Inflammationssyndrom (SIRS)**?

Antwort Das SIRS (systemic inflammatory response syndrome) ist eine **generalisierte hyperinflammatorische Reaktion** auf verschiedene Ursachen infektiöser und nichtinfektiöser Genese. So kann ein SIRS durch ein chirurgisches Trauma, Schock, Verbrennungen und chemische Reize (Pankreatitis) ausgelöst werden. Es weist klinisch und in der Pathogenese viele Parallelen zur Sepsis auf und wird bei einer nachgewiesenen oder vermuteten infektiösen Ursache als Sepsis bezeichnet.

FRAGE
Was verstehen Sie unter einer **Sepsis**?

Antwort Das Wort Sepsis stammt aus dem Griechischen und bedeutet so viel wie „faul machen". Im Deutschen wird sie oftmals als Blutvergiftung bezeichnet. Die Sepsis ist eine komplexe **systemische inflammatorische Antwort** auf eine nachgewiesene oder vermutete Infektionsquelle (Bakterien oder deren Toxine, Viren oder Pilze). Nach der Klinik werden folgende Schweregrade der Entzündungsreaktion unterschieden:

- Bakteriämie
- Sepsis
- schwere Sepsis
- septischer Schock.

Die Definition Sepsis wird klar von der Infektion und der Bakteriämie abgegrenzt. Eine Sepsis ist durch von dem Infektionsort entfernte Organdysfunktionen gekennzeichnet.

TIPP Die Sepsis ist ein häufig gefragtes Thema in der Intensivmedizin.

FRAGE
Was können Sie zur **Pathophysiologie** der Sepsis sagen?

Antwort Die Sepsis ist durch das Ausmaß der Immunantwort des Patienten auf die auslösende Noxe bestimmt. Durch den Infekt kommt es zu einer Aktivierung immunkompetenter Zellen mit Ausschüttung von **inflammatorischen Mediatoren**, wie z. B. Tumor-Nekrose-Faktor α und Interleukin 1. Auch **antiinflammatorische Prozesse** werden aktiviert, wobei das genaue Zusammenspiel von pro- und antiinflammatorischen Prozessen noch nicht geklärt ist.

Durch eine Aktivierung des Gerinnungssystems tritt eine disseminierte intravasale Gerinnung (**DIC**) auf. Endothelzellschäden führen des Weiteren zu einer Störung der Mikrozirkulation und zur Ausbildung eines Kapillarlecks mit einer Flüssigkeitsverschiebung in das Interstitium. Die Herz-Kreislauf-Dysfunktion wird neben dem intravasalen Volumenmangel auch durch eine endotheliale NO-Freisetzung getriggert.

Durch die **Gerinnungsstörung**, **Thrombenbildung** und **Kreislaufinsuffizienz** kommt es zur Schädigung von Organen.

FRAGE
Warum kommt der **Therapie** der Sepsis in der Intensivmedizin eine so große Bedeutung zu?

Antwort Die Sepsis ist eine schwere Erkrankung und hat auch heute noch trotz einer verbesserten Intensivmedizin eine sehr hohe Letalität. Die Sepsis stellt für die Intensivmedizin hinsichtlich der Diagnostik und Therapie eine Herausforderung dar. Zur besseren Erforschung der Erkrankung und Verbesserung der Therapie und Diagnostik wurde 2001 ein Kompetenznetz, das sog. SepNet, gegründet.

FRAGE
Welche **Symptome** weisen auf eine Sepsis hin?

Antwort Als Sepsiskriterien gelten:
- eine **Temperatur** von > 38 °C oder < 36 °C
- eine **Herzfrequenz** von > 90
- eine **Atemfrequenz** von > 20/min oder ein arterieller $\mathbf{CO_2}$ von < 32 mmHg beim spontanatmenden Patienten
- eine **Leukozytose** von > 12.000 oder Leukopenie von < 4.000/ml

Zur Diagnose einer Sepsis müssen zwei dieser Kriterien erfüllt sein. Wenn zusätzlich ein **Prokalzitoninspiegel** von > 2 ng/ml vorliegt, ist eine bakterielle Sepsis sehr wahrscheinlich.

FRAGE
Was tun Sie bei Verdacht auf eine Sepsis?

Antwort Besteht der Verdacht auf eine Sepsis müssen schnellstmöglich Proben der möglichen Sepsisquellen mikrobiologisch untersucht werden. Eine rasche Fokussanierung ist ein zentraler Bestandteil der Sepsistherapie. Nach der Diagnosestellung muss so früh wie möglich (empfohlen innerhalb 1 h) eine kalkulierte antibiotische Therapie eingeleitet werden. Gleichzeitig muss frühzeitig eine supportive Therapie zur hämodynamischen Stabilisierung des Patienten begonnen werden. Man spricht hier von der **„early goal-directed-therapy"**.

FRAGE
Wann und wie nehmen Sie **Blutkulturen** ab?

Antwort Bei dem Verdacht auf eine Sepsis ist eine Entnahme der Blutkulturen **vor** der ersten Gabe der Antibiotika empfohlen. Steht der Patient bereits unter Antibiose, müssen die Blutkulturen direkt vor der nächsten Gabe der Antibiotika entnommen werden. Für die Entnahme einer Blutkultur verwende ich eine sterile Nadel und punktiere nach ausführlicher Hautdesinfektion eine periphere Vene. Meist bietet sich auch an, die Blutkulturen im Rahmen der Anlage von ZVK und Arterie zu entnehmen, da Patienten mit Verdacht auf beginnende Sepsis in der Regel sowieso mit neuen invasiven Zugängen ausgestattet werden. Eine Blutkultur besteht aus 2 zu befüllenden Flaschen, jeweils für anaerobe und aerobe Erreger.

FRAGE
Welche **Zielkriterien** streben Sie zur **hämodynamischen Stabilisierung** eines septischen Patienten an?

Antwort Angestrebt werden sollen folgende Werte
- ZVD ≥ 8 mmHg (bei einem beatmeten Patienten)
- MAP ≥ 65 mmHg

- Diurese ≥ 0,5 ml/kg KG/h
- zentralvenöse Sättigung ≥ 70 %
- Laktat ≤ 1,5 mmol/l

Die erste Maßnahme zur hämodynamischen Stabilisierung ist die **Volumengabe**. Lässt sich der Patient trotz Volumengabe nicht stabilisieren, beginnt man eine Therapie mit **Inotropika** (Dobutamin) und **Vasopressoren** (Noradrenalin).

FRAGE

Sie haben bei einem intubierten Patienten auf der Intensivstation den Verdacht auf eine Sepsis, welche **Infektionsorte** müssen Sie noch bedenken?

Antwort Durch eine längere Beatmung können **ventilatorassoziierte Pneumonien** (VAP) auftreten. Deshalb entnehme ich Sekret aus den tiefen Atemwegen. Ein **ZVK** muss entfernt und die Spitze mikrobiologisch untersucht werden. Zur Vervollständigung der Proben wird auch eine **Urinkultur** des Patienten abgenommen.

FRAGE

Welche Möglichkeiten kennen Sie, eine **ventilatorassoziierte Pneumonie** zu vermeiden?

Antwort Die beste und sicherste Methode, eine ventilatorassoziierte Pneumonie (VAP) zu vermeiden ist, die Beatmungszeit so kurz wie möglich zu halten. Wenn möglich, sollten nichtinvasive Beatmungsmethoden bevorzugt werden. Muss ein Patient intubiert werden, sollte möglichst früh mit dem Weaning von der Beatmung begonnen werden. Intubierte Patienten sollten in 30°-Oberkörperhochlage gelagert werden, um eine kontinuierliche Aspiration zu vermeiden. Vor Flachlage sollte die Magensonde abgesaugt werden.

PLUS Die gründliche Mundpflege eines beatmeten Patienten ist ein wichtiger Bestandteil der Vorbeugung einer ventilatorassoziierten Pneumonie.

2.3.2 Lungenversagen

FRAGE

Nennen Sie **Ursachen** eines **akuten Lungenversagens**!

Antwort Man unterscheidet das pulmonal bedingte Lungenversagen von dem extrapulmonal bedingten Lungenversagen. **Pulmonale** Ursachen können Pneumonie, Aspiration, Inhalation toxischer Gase oder Lungenkontusionen sein. Sepsis, SIRS, Massivtransfusion und Schock sind mögliche **extrapulmonale** Ursachen eines akuten Lungenversagens. Das Lungenversagen wird nach der Schwere der Oxygenierungsstörung in das acute lung injury (**ALI**) und acute respiratory distress syndrom (**ARDS**) eingeteilt.

FRAGE
Was ist der **Oxygenierungsindex**?

Antwort Der Oxygenierungsindex errechnet sich nach folgender Formel:

$$\text{Oxygenierungsindex} = paO_2\,(\text{mmHg}) : FiO_2$$

Der Normalwert für den Oxygenierungsindex ist **> 450 mmHg**. Bei einem Oxygenierungsindex **< 300 mmHg** liegt ein **ALI** und bei **< 200 mmHg** ein **ARDS** vor.

FRAGE
Was können Sie zur **Pathophysiologie** des Lungenversagens sagen?

Antwort Dem akuten Lungenversagen liegen eine Entzündungsreaktion der Lunge mit der Folge einer schwer gestörten alveolokapillären Permeabilität und der Einstrom proteinreicher Flüssigkeit in die Alveolen zugrunde. Durch die interstitielle und alveoläre Ödembildung und die Suppression der Surfactantbildung durch lungenspezifische Noxen ist die alveoläre Ventilation mechanisch gestört.

FRAGE
Wie **beatmen** Sie einen Patienten mit einem akuten Lungenversagen?

PLUS Die Toleranz der erhöhten CO_2-Werte nennt man permissive Hyperkapnie.

Antwort Patienten mit einem akuten Lungenversagen werden lungenprotektiv mit einem erhöhten PEEP und einem reduzierten Tidalvolumen beatmet. Der eingestellte PEEP kann bei schweren Oxygenierungsstörungen > 10 mbar liegen. Eine Studie des ARDS-Netzwerks hat eine Reduktion der Letalität durch ein **reduziertes Atemzugvolumen von 6 ml/kg KG** festgestellt. Im Extremfall spricht man **Airway-Pressure-Release-Ventilation**, bei der ein kontinuierlicher Atemwegsdruck von ca. 30 mmHg eingestellt wird, der für die Atemzüge jeweils abgesenkt wird. Durch den erhöhten PEEP und das verminderte Tidalvolumen ist eine ausreichende CO_2-Elimination nicht gegeben. Dies nimmt man zugunsten der lungenprotektiven Beatmung in Kauf. Der daraus resultierenden respiratorischen Azidose muss mit der Pufferung durch alkalische Valenzen und ggf. einer Reduktion der Kohlenhydratzufuhr zugunsten von Fetten begegnet werden.

FRAGE
Welche **weiteren Maßnahmen** können die **Oxygenierung** verbessern?

Antwort Eine Lagerungstherapie des Patienten mit einer **intermittierenden Bauchlagerung** für 12 Stunden rekrutiert dorsal gelegene Lungenanteile und verbessert die Oxygenierung. Jedoch hat die Bauchlage keinen gesicherten Effekt auf das Outcome des Patienten. Die Oxygenierung kann durch **Phasen einer unterstützten Spontanatmung** ebenfalls verbessert werden. Patienten mit einem Lungenversagen müssen streng negativ bilanziert werden.

2.3.3 Nierenversagen und Nierenersatztherapie

FRAGE
Nennen Sie **Ursachen** für ein **akutes Nierenversagen**!

Antwort Unterschieden wird das Nierenversagen nach folgenden Ursachen:
- **prärenales** Nierenversagen mit Störung der renalen Perfusion: Ursächlich für ein prärenales Nierenversagen können vermindertes Herzzeitvolumen, Hypovolämie oder renale Hypoperfusion sein.
- **renales** Nierenversagen mit Funktionsstörung des Nierenparenchyms: Eine Schädigung des Nierenparenchyms im Sinne eines renalen Nierenversagens kann im Rahmen von Erkrankungen der Nieren oder ischämisch/toxisch bedingt sein.
- **postrenales** Nierenversagen mit Störung der Harnableitung

FRAGE
Welche **Stadien** unterscheiden Sie beim akuten Nierenversagen?

Antwort Nach dem AKIN (Acute Kidney Injury Network) lassen sich folgende Stadien unterscheiden:
- **AKIN 1**: Kreatininanstieg um 0,3 mg/dl innerhalb 48 h, Urinausscheidung < 0,5 ml/kg KG/h für 6 h
- **AKIN 2**: Verdoppelung des Kreatininwerts, Urinausscheidung < 0,5 ml/kg KG/h für 12 h
- **AKIN 3**: mindestens Verdreifachung des Kreatininwerts oder Kreatinin > 4 g/dl und akuter Anstieg ≥ 0,5 mg/dl, Urinausscheidung < 0,3 ml/kg KG/h oder Anurie für 12 h

FRAGE
Welche **Therapieansätze** kennen Sie für die Behandlung eines akuten Nierenversagens?

Antwort Ziel der Therapie ist die Beseitigung und gleichzeitige Behandlung der Symptome des Nierenversagens. Eine Verbesserung der hämodynamischen Situation oder Beseitigung der Obstruktion unter Vermeidung zusätzlicher Noxen führt häufig zu einer schnellen Verbesserung der Nierenfunktion. Für die Therapie des Nierenversagens ist eine **Flüssigkeitsbilanzierung** obligat, um eine Überwässerung des Patienten zu vermeiden. Die Diurese kann durch **Diuretika** gesteigert werden. Dabei wird eine kontinuierliche Infusion der Diuretika (Furosemid) der Bolusgabe vorgezogen. Ein Effekt der Diuretikagabe auf die Dauer und die Prognose des Nierenversagens ist jedoch nicht erwiesen. Elektrolytverschiebungen müssen ggf. medikamentös ausgeglichen werden. Bei einem medikamentös nicht therapierbaren akuten Nierenversagen mit Anstieg der harnpflichtigen Substanzen ist eine **Nierenersatztherapie** indiziert.

FRAGE

Wie gehen Sie bei einer Rhabdomyolyse vor, um die Nieren zu schützen?

Antwort Bei einer Rhabdomyolyse oder schweren Hämolyse ist eine Alkalisierung des Harns und forcierte Diurese das Mittel der Wahl, um ein Nierenversagen zu vermeiden.

FRAGE

Erläutern Sie **Hämodialyse** und **Hämofiltration**!

Antwort Die **Hämodialyse** besteht aus einem Blutkreislauf und einem Dialysatkreislauf, die im Gegenstromprinzip zirkulieren. Aufgrund des Konzentrationsgefälles zwischen Blut und Dialysat diffundieren harnpflichtige Bestandteile im Blut durch eine semipermeable Membran in das Dialysat. Die Diffusion betrifft nur Bestandteile im Blut mit einem kleinen Molekulargewicht. Große Bestandteile wie Eiweiße werden zurückgehalten.

Die **Hämofiltration** entzieht dem Körper Flüssigkeit ohne ein Dialysat. An einer Filtermembran wird durch Druck konvektiv Plasmawasser filtriert. Durch die Hämofiltration können schnelle Volumenänderungen bewirkt werden, die Clearance für kleinmolekulare Bestandteile ist nur gering.

In der Intensivmedizin werden beide Verfahren häufig zu einer **Hämodiafiltration** kombiniert.

FRAGE

Wozu dient die **Plasmapherese**?

Antwort Das Prinzip der Plasmapherese entspricht einer **Hämofiltration**. Durch großporige Filter werden hierbei auch **Plasmabestandteile** mit einem **großen Molekulargewicht** filtriert. Der Plasmapherese kommt im Rahmen der Behandlung akuter immunologischer Erkrankungen eine große Bedeutung zu. Die Eiweißverluste und die Verluste an Gerinnungsfaktoren müssen nach der Behandlung durch Humanalbumin und FFP-Gabe ausgeglichen werden.

FRAGE

Ist die Hämoperfusion zur **Negativbilanzierung** eines Patienten geeignet?

Antwort Nein, die Hämoperfusion dient der Therapie akuter Intoxikationen und ist kein Nierenersatzverfahren. Hierbei wird das Blut über eine Kapsel mit Aktivkohle geleitet und so proteingebundene Toxine aus dem Blut entfernt.

2.3.4 Apparative Unterstützungsverfahren

FRAGE
Was ist das Prinzip der **intraaortalen Ballongegenpulsation** (IABP)?

Antwort Ein doppellumiger Ballonkatheter wird transfemoral in der thorakalen Aorta platziert. Der Ballon wird in der Diastole mit Helium aufgeblasen und verbessert darüber die Koronarperfusion. Der systolische Aortendruck (Nachlastsenkung) und der diastolische Ventrikeldruck (Vorlastsenkung) werden reduziert. Die IABP wird bei Patienten im **kardiogenen Schock** zur Verbesserung der linksventrikulären Funktion angewandt.

FRAGE
Welche Methode gibt es, das **Herz vollständig zu entlasten**?

Antwort Die Herz-Lungen-Funktion lässt sich komplett durch den Einsatz **kardiopulmonaler Bypass-Systeme** ersetzen. Die Verwendung dieser Systeme ist zeitlich limitiert und mit einer hohen Komplikationsrate verbunden. Das venöse Blut wird über eine in die V. cava eingebrachte Kanüle drainiert und einem Oxygenator zugeführt. Nach der Anreicherung mit Sauerstoff und Entzug des Kohlendioxids wird das Blut angewärmt über einen in der Aorta platzierten Katheter zurückgeführt. Die Anlage eines solchen Systems dient der Überbrückung von einer Akutsituation vor einer Operation (PCI) oder bei einer zu erwartenden kardialen Besserung (z. B. Myokarditis) im Rahmen der Therapie.

PLUS Für die Unterstützung des Herzens ist eine arteriovenöse Kanülierung notwendig.

FRAGE
Haben Sie schon einmal von dem **Impella-System** gehört?

Antwort Das Impella-System ist ein intrakardial implantierbares System zur vorübergehenden links-, rechts- oder biventrikulären Unterstützung. Der Katheter wird transvalvulär an der Aorten- oder Pulmonalklappe platziert und pumpt das Blut direkt distal der jeweiligen Klappe in die Aorta oder den Truncus pulmonalis. Die Verweildauer des Systems ist auf ca. 7 Tage beschränkt. Es dient der Überbrückung eines **akuten Links- oder Rechtsherzversagens**, z. B. nach Kardiotomie bei Problemen bei der Beendigung der extrakorporalen Zirkulation, nach Transplantation oder einer Myokarditits.

FRAGE
Mit welchem Ziel wird eine **extrakorporale Membranoxygenierung** (ECMO) angewandt?

Antwort Die ECMO ist ein vorübergehendes **Lungenersatzverfahren** und wird bei einer unzureichenden Oxygenierung durch konventionelle Verfahren angewandt. Dabei wird das Blut aus der V. cava inferior entnommen,

PLUS Zur Unterstützung der Lunge ist eine venovenöse Kanülierung notwendig.

über einen Membranoxygenator transportiert und über die V. cava superior zurückgeleitet. Die Invasivität einer maschinellen Beatmung kann durch Hinzunahme einer ECMO reduziert werden. Für die ECMO ist eine Heparinisierung notwendig. Dadurch können Blutungskomplikationen entstehen.

2.3.5 Hirntod

FRAGE
Was bezeichnet der Begriff Hirntod?

Antwort Der Hirntod ist definiert als ein irreversibles Erloschensein der Gesamtfunktion des Gehirns einschließlich des Hirnstamms. Die Herz- und Kreislauffunktion wird medikamentös und durch eine künstliche Beatmung aufrechterhalten.

FRAGE
Was sind die **Voraussetzungen** für die Diagnose des Hirntods?

Antwort Es muss der Nachweis einer primären (Blutung, Trauma) oder sekundären (Hypoxie) Schädigung des Gehirns erfolgen. Die Diagnostik wird von zwei unabhängigen, dem Transplantationsteam nicht zugehörigen, Ärzten mit Erfahrung in der intensivmedizinischen Behandlung von Patienten mit Hirnschäden durchgeführt.

FRAGE
Wie erfolgt die **Hirntoddiagnostik**?

Antwort Im Rahmen der Hirntoddiagnostik müssen die erloschenen Hirnfunktionen nachgewiesen werden. Ein Schock, Hypothermie, Medikamentenüberhang oder Stoffwechselentgleisungen müssen zuvor ausgeschlossen werden. Das **Fehlen von spezifischen Reflexen** wie dem Tracheal-, Kornealreflex, okulozephalen Reflex und die fehlende Pupillenreaktion auf Licht werden untersucht. Ein **Apnoetest** komplettiert die klinische Untersuchung. Dabei wird der Patient primär mit 100 % Sauerstoff beatmet und dann die Beatmung unterbrochen. Dadurch wird eine Hyperkapnie auf mehr als 60 mmHg induziert und in der arteriellen Blutgasanalyse kontrolliert. Der fehlende Atemantrieb wird anhand fehlender Thoraxbewegung und Triggerung am Respirator dokumentiert. Bei einem primären Hirnschaden wird diese Untersuchung nach 12 Stunden und bei einer sekundären Hirnschädigung nach frühestens 3 Tagen wiederholt, um die **Irreversibilität** nachzuweisen.

FRAGE
Kennen Sie **apparative Methoden** die Hirntoddiagnostik zu ergänzen?

Antwort Mittels Null-Linien-EEG und dem Verlust akustisch evozierter Potenziale lässt sich die Diagnose des Hirntods stützen. Durch eine transkranielle Doppler-Sonografie kann der zerebrale Zirkulationsstillstand nachgewiesen werden.

2.4 Allgemeine Aspekte der Intensivmedizin

FRAGE
Warum ist eine **Dekubitusprophylaxe** wichtig?

Antwort Dekubitalgeschwüre sind Verletzungen der Haut durch eine lokale Druckbelastung („Wundliegen") auf einer Körperstelle. Abhängig vom Grad des Dekubitus wird die Epidermis bis hin zum darunterliegenden Muskel und Knochen verletzt. Dadurch ist die **Barrierefunktion der Haut** gestört und die betroffenen Körperstellen dienen als **Eintrittspforte für Erreger**. Im schlimmsten Fall droht eine Sepsis. Schwere Dekubitalgeschwüre müssen chirurgisch saniert und ggf. plastisch gedeckt werden. Dadurch kann die Therapie der grundlegenden Erkrankung verzögert oder sogar in den Hintergrund gedrängt werden. Die durch Dekubitalgeschwüre verursachten chronischen Schmerzen stellen zudem eine enorme psychische Belastung für die Patienten dar.

FRAGE
Welche **Grade** können Sie bei einem Dekubitus unterscheiden?

Antwort Die Klassifikation des Dekubitus nach der **Infiltrationstiefe** (nach Daniel) unterscheidet folgende Grade:

- 1: Rötung
- 2: Rötung, Blasenbildung, dermaler Defekt
- 3: Defekt der Subkutis bis hin zur Faszie
- 4: Verlust aller Hautschichten, Schädigung von Muskulatur und Knochen

FRAGE
Wie sieht eine Dekubitusprophylaxe aus?

Antwort Durch eine sorgfältige **Hautpflege**, regelmäßiges Umlagern des Patienten und durch Abpolstern von Drähten und Schläuchen können Dekubitalgeschwüre vermieden werden. Die **Lagerungstherapie** soll dabei nach einem festgelegten Schema erfolgen. Ist eine ständige Umlagerung aus medizinischer Sicht nicht möglich, können Spezialbetten verwendet werden. So gibt es z. B. das Clinitronbett, bei dem mittels Druckluft ein Quarzsand aufgewirbelt und der Druck auf den Körper dadurch reduziert wird.

FRAGE

Welche **Ziele** verfolgt eine **physiotherapeutische Behandlung** auf der Intensivstation?

Antwort Physiotherapie ist in verschiedenen Phasen einer Intensivtherapie wichtig. Bei analgosedierten und beatmeten Patienten beugt das regelmäßige Durchbewegen **Kontrakturen** vor. Die Kraft der innervierten Muskulatur wird erhalten und teilgelähmte Muskulatur in ihrer Innervation geschult. Weiterhin hilft die Physiotherapie, Komplikationen wie **Thrombosen** und **Pneumonien** zu vermeiden. Eine wichtige Rolle spielt dabei auch eine Atemtherapie in den verschiedenen Phasen der Entwöhnung von einer Beatmung. In den Phasen der Erholung nach einer schweren Erkrankung ist eine schrittweise Mobilisation von großer Bedeutung. Der Patient erfährt durch die Physiotherapie Erfolgserlebnisse und hat die Möglichkeit der individuellen Gestaltung als ersten Schritt zurück in ein selbstbestimmtes Leben.

FRAGE

Wie werden **Keime** am häufigsten übertragen?

Antwort Die wichtigsten Überträger sind die Hände des Pflegepersonals und der Ärzte. Deshalb müssen vor und nach jedem Patientenkontakt die Hände gründlich desinfiziert werden. Bei invasiven Arbeiten am Patienten müssen sterile Handschuhe und ggf. Kittel getragen werden. Ist ein Patient aufgrund eines Keims isolationspflichtig, muss beim Betreten des Zimmers zusätzlich eine Schutzkleidung getragen werden.

FRAGE

Bei einem Patienten ist im Abstrich ein **multiresistenter Staphylococcus aureus** (MRSA) festgestellt worden. Wie verfahren Sie mit dem Patienten?

Antwort Ein Patient mit einem MRSA muss von anderen Patienten **isoliert** werden und die Isolation darf erst nach drei negativen Abstrichen aufgehoben werden. Auch die Patienten, die mit diesem Patienten in einem Zimmer lagen, müssen zunächst isoliert werden. Erst wenn bei ihnen negative Abstriche nachgewiesen wurden, kann die Isolation aufgehoben werden. Eine antibiotische Therapie bei systemischen Infektionen oder Pneumonien muss resistenzgerecht angepasst werden.

FRAGE

Wie pflegen Sie ein **Tracheostoma**?

Antwort Ein Tracheostoma soll mindestens 1-mal täglich neu verbunden werden. Das Vorgehen entspricht dabei einem aseptischen Verbandswechsel. Die Wunde wird z. B. mit Betaisodona-Lösung gereinigt und es werden ein neues Kanülenhaltebändchen sowie eine neue Trachealkompresse angelegt.

Eine endotracheale Absaugung erfolgt unter sterilen Kautelen. Der Absaugkatheter wird mit sterilen Handschuhen angefasst und ohne Sog in die Trachea eingebracht. Aufgrund der Bronchialreizung sollte so wenig wie möglich, aber so oft wie nötig abgesaugt werden, um Infektionen oder Verlegungen der Lunge vorzubeugen.

KAPITEL

3 Notfallmedizin

3.1 Kardiopulmonale Reanimation/Advanced Life Support (ALS)

FRAGE

Sie kommen als Notarzt zu einer **bewusstlosen Person**. Schildern Sie mir nun bitte Ihr Vorgehen im Sinne des Advanced Life Supports.

Antwort Wird eine bewusstlose Person aufgefunden, so müssen zunächst im Sinne des BLS-Algorithmus **Bewusstsein**, **Atmung** und **Kreislauf** kontrolliert werden. Bei fehlenden Lebenszeichen wird unverzüglich mit der CPR (30:2) begonnen. Falls der Patient noch nicht reanimiert wurde oder man den Kollaps nicht beobachtet hat, wird der Patient zunächst 2 Minuten reanimiert. Unter Advanced Life Support werden nach den Richtlinien des ERC (European Resusciation Council) die weiterführenden Maßnahmen im Rahmen einer Reanimation verstanden. Sie umfassen unter anderem die periphervenöse Punktion, eine EKG-Analyse, die Defibrillation, die Atemwegssicherung und die Medikamentengabe.

Nach diesen Richtlinien muss **parallel** zu den Reanimationsmaßnahmen eine **EKG-Analyse** stattfinden – entweder durch EKG-Elektroden oder durch Defibrillationselektroden –, um einen **defibrillierbaren Rhythmus** (Kammerflimmern oder pulslose ventrikuläre Tachykardie = PVT) erkennen zu können.

Je nach vorliegendem EKG teilt sich nun der Algorithmus in einen **„Defibrillationsschenkel"** und einen **„Asystolieschenkel"** (siehe ALS-Algorithmus).

FRAGE

Beschreiben Sie nun Ihr Vorgehen bei einem **defibrillierbaren Rhythmus**.

PLUS Eine endotracheale Medikamentengabe wird nicht empfohlen.

Antwort **Defibrillationsschenkel**: Liegt eine pulslose ventrikuläre Tachykardie oder ein Kammerflimmern vor, so erfolgt nach 2 Minuten CPR eine Defibrillation mit (geräteabhängig) 120–360 J. Die CPR wird danach sofort wieder aufgenommen. Erst nach 2 Minuten Herzdruckmassage erfolgt eine erneute Rhythmuskontrolle. Ist der EKG-Rhythmus weiterhin defibrillierbar, so erfolgt eine erneute Defibrillation mit maximaler Energie (200–360 J) und anschließend sofortiger Wiederaufnahme der CPR. Liegt nun eine Asystolie vor, so wird in den **Asystolieschenkel** gewechselt. Nach dem ersten Reanimationszyklus sollte zunächst die Intubation erfolgen, nach dem zweiten die Anlage eines venösen Zugangs. Für diese Maßnahmen darf die Reanimation jedoch nicht länger als 30 Sekunden unterbrochen werden. Nach gesichertem Atemweg kann parallel zur Herzdruckmassage eine kontinuierliche Beatmung mit 100 % O_2 erfolgen. Nach dem zweiten erfolglosen Schock sollte 1 mg Adrenalin i. v. gegeben werden. Diese Maßnahme wird alle 3–5 Minuten wiederholt. Nach der dritten erfolglosen Defibrillation kann Amiodaron (300 mg) injiziert werden. Parallel zur CPR sollten immer evtl. reversible Ursachen ausgeschlossen werden!

FRAGE

Und wie ist Ihr Vorgehen bei einem **nichtdefibrillierbaren Rhythmus**?

Antwort Liegt ein nichtdefibrillierbarer Rhythmus (Asystolie, Pulslose elektrische Aktivität) vor, so muss nach 2 Minuten CPR und Rhythmusanalyse 1 mg Adrenalin gegeben werden. Die Adrenalingabe ist alle 3–5 Minuten zu wiederholen. Zusätzlich kann 3 mg Atropin i. v. gegeben werden. Falls bei der Rhythmusanalyse eine Defibrillation möglich ist, so wird ggf. in den Defibrillationsschenkel gewechselt. Liegt ein potenziell adäquater Rhythmus vor, so erfolgt eine Pulskontrolle (> Abb. 3.1).

FRAGE

Sie haben **reversible Ursachen für einen Herz-Kreislauf-Stillstand** angesprochen. Was meinen Sie damit?

Antwort Während der CPR sollten frühzeitig Informationen zusammengetragen werden, die Aufschluss über die Situation bzw. den Grund des Kreislaufstillstands geben. Hierzu sollten die Symptome des Patienten vor dem Kreislaufstillstand erfragt werden, Allergien ausgeschlossen werden, eine kurze Anamnese erhoben und evtl. verabreichte Medikamente erfragt werden. Zu den potenziell reversiblen Gründen für einen Herzkreislaufstillstand gehören **H**ypoxie, **H**ypovolämie, **H**ypo- oder **H**yperkaliämie, **H**ypothermie, **H**erzbeuteltamponade, **I**ntoxikationen, **T**hrombembolie und ein **S**pannungspneumothorax (**4 H's** und **HITS**).

MERKE

Merksatz für die Anamnese:
SAMPLE → **S**ymptome, **A**llergie, **M**edikation, **P**atientengeschichte, **l**etzte Mahlzeit, **E**reignis.

FRAGE

Wann brechen Sie eine Reanimation ab?

Antwort Eine bestimmte Aussage zu dieser Frage ist nicht möglich. Allgemein sollte eine CPR nicht zu früh unterbrochen werden. Vor allem bei gesunden, unterkühlten Personen gilt der Satz „No one is dead until warm and dead". Jedoch sollte niemand mit **sicheren Todeszeichen** reanimiert werden. Eine Entscheidung über die Beendigung der Reanimationsmaßnahmen muss von Fall zu Fall getroffen werden. Falls nach 20 Minuten Reanimation eine

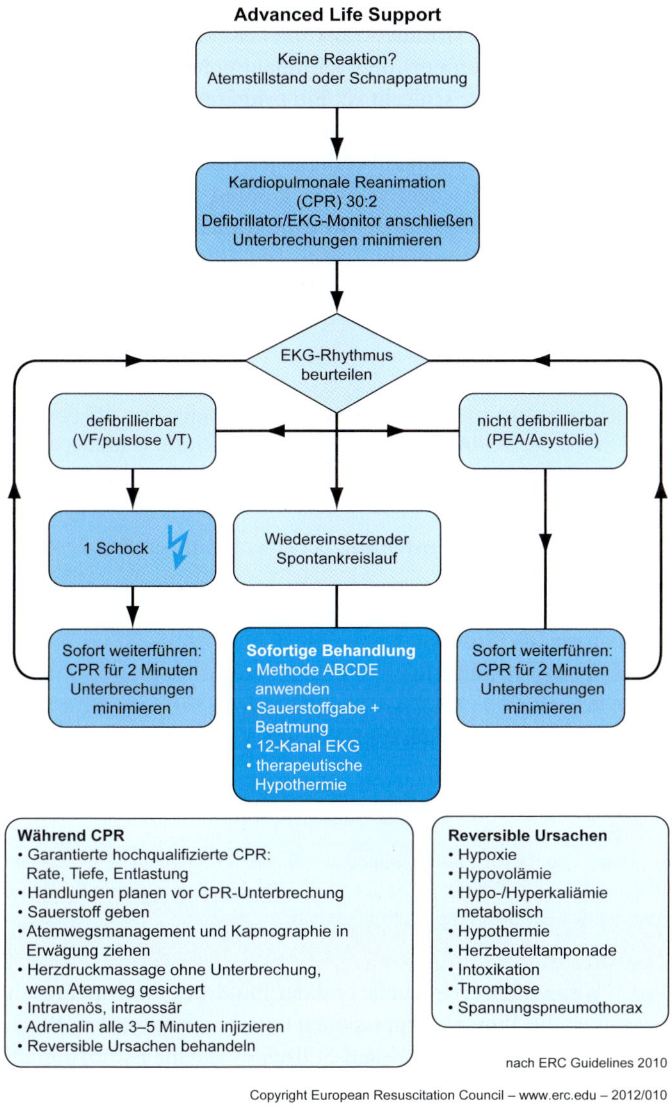

Abb. 3.1 ALS-Algorithmus beim Erwachsenen [L235]

Asystolie oder PEA persistiert, sollte an ein Ende der Reanimation gedacht werden. Liegt eine entsprechende **Patientenverfügung** vor, so sollte sich das Vorgehen der Reanimation danach richten.

FRAGE

Was können Sie mir über die **Prognose einer CPR** sagen?

Antwort Der Erfolg einer CPR hängt von verschiedenen Faktoren ab. So verändern patientenbezogene Faktoren wie die Grunderkrankung, zugrunde liegender Herzrhythmus oder das Alter des Patienten entscheidend das Outcome. Bezüglich der Grunderkrankung lässt sich z. B. sagen, dass vor allem bei schweren Traumen und kardiopulmonalen Erkrankungen im Endstadium die Prognose schlecht ist. Ein primäres Kammerflimmern geht im Gegensatz zur Asystolie und PEA mit einer besseren Prognose einher. Darüber hinaus sind die Rahmenbedingungen und die Qualität der Reanimationsmaßnahmen entscheidend. Die größten Auswirkungen auf das Outcome hat hierbei der **Beginn der Reanimationsmaßnahmen** – je länger die Zeit bis zu Reanimationsbeginn, desto schlechter die Prognose! Günstig auf den Erfolg wirkt sich hingegen eine Hypothermie, z. B. nach Beinaheertrinken aus.

FRAGE

Der neue Rettungsassistent fragt Sie nach erfolgreicher Intubation während der Reanimation, wie er das **Beatmungsgerät** einstellen soll. Welche Anweisungen geben Sie ihm?

Antwort Eine **Standardeinstellung** bei einem mittelgroßen Erwachsenen könnte wie folgt aussehen:
- CMV
- Atemfrequenz 10–12/min
- Tidalvolumen 6–10 ml/kg KG
- FiO_2 100 %
- Verhältnis Inspiration/Exspiration 1 : 2
- P_{max} 30 mbar

FRAGE

Angenommen, Sie haben eine Reanimation bei einem 60-jährigen Patienten erfolgreich durchgeführt, der Patient ist intubiert und hat wieder einen hinreichenden Kreislauf. Was ist nun auf dem Weg ins Krankenhaus zu tun?

PLUS Nach den Leitlinien ist eine endotracheale Intubation geübten Notärzten vorbehalten.

Antwort Wenn die Herzfrequenz und der Blutdruck des Patienten ausreichen, so sollten die Thoraxkompressionen unterbrochen werden. Wegen der Gefahr eines erneuten Herz-Kreislauf-Stillstands ist eine Extubation im Rettungsdienst nicht sinnvoll. Solange keine Spontanatmung vorliegt, sollte der Patient intubiert bleiben und **kontrolliert beatmet** werden. Dazu ist meist eine **Analgosedierung** notwendig. Während des Transports in die nächste geeignete Klinik liegt die Hauptaufgabe in der Stabilisierung des Patienten. Oft müssen Katecholamine (z. B. Arterenol) zur **Blutdruckstabilisierung** eingesetzt werden.

FRAGE

Können Sie bitte die Prinzipien der **Postreanimationsbehandlung** auf einer Intensivstation schildern?

Antwort Nach einer CPR ist eine intensivmedizinische Behandlung notwendig. Neben dem frühzeitigen Reanimationsbeginn hat diese Behandlung einen entscheidenden Einfluss auf das neurologische Langzeitergebnis. Primär sind Patienten in der Postreanimationsbehandlung durch Herzrhythmusstörungen, Hypotonie, Hypoglykämie, Störungen des Elektrolythaushalts, Organversagen und Sepsis gefährdet. Das Ziel der intensivmedizinischen Maßnahmen ist die **„Hirnprotektion"**. Durch Normotonie, Normokapnie und Normoglykämie soll eine Stabilisierung des Patienten erreicht werden.

Um einen ausreichenden zerebralen und koronaren Perfusionsdruck aufrechtzuerhalten sollte eine **Normotonie mit ausreichender Diurese** angestrebt werden. Ziel der Beatmungstherapie sollten Normalwerte für paO_2, $paCO_2$ und pH sein. Bis vor Kurzem wurde eine Hypothermiebehandlung zur Neuroprotektion empfohlen, da sie zur Verlangsamung des Stoffwechsels im Gehirn und zur verminderten Bildung freier Radikale führt. Ende 2011 wurde diese Empfehlung jedoch aufgehoben.

FRAGE

Welche ätiologischen Unterschiede zwischen **Kinder-** und **Erwachsenenreanimation** gibt es?

Antwort Der häufigste Grund für einen Kreislaufstillstand bei **Kindern** ist eine **Hypoxie**. Diese kann durch pulmonale Erkrankungen, Atemwegsverlegungen, Aspiration von Gegenständen oder Traumen entstehen. Bei **Erwachsenen** liegt einem nichttraumatischen Kreislaufstillstand zu 80 % eine **kardiale** Erkrankung zugrunde.

FRAGE

Welche Folgen ergeben sich daraus für Ihr Vorgehen bei der **Kinderreanimation**?

Antwort Nach einer vorsichtigen Ansprache des Kindes müssen beim bewusstlosen Kind zuallererst die Atemwege freigemacht werden. Hierzu wird der Kopf leicht überstreckt und das Kinn leicht angehoben, alternativ kann der Esmarch-Handgriff angewendet werden. Gleichzeitig wird durch Hören, Fühlen und Beobachten überprüft, ob eine normale Atmung vorliegt. Falls keine normale Atmung vorliegt, prüft man, ob die Atemwege verlegt sind. Dann erfolgen initial 5 Beatmungen. Liegen nach diesen 5 Atemhüben weiter keine Lebenszeichen vor, so wird die CPR mit 15 Thoraxkompressionen und wieder 2 folgenden Beatmungen fortgeführt (➤ Abb. 3.2, ➤ Abb. 3.3).

FRAGE

Kennen Sie ein für den **Laien erkennbares Kriterium** für die Diagnose „Kreislaufstillstand" bei Kindern?

Antwort Für einen Laien ist es oft äußerst schwer, zu erkennen, ob ein Puls vorhanden ist oder nicht. Daher wird für die Basisreanimation **keine Pulskontrolle** für die Diagnose eines Kreislaufstillstands gefordert, bzw. es wird sogar empfohlen, sie zu unterlassen, um nicht unnötig Zeit zu verlieren. Laienhelfer sollten deshalb bei komatösen Kindern, die keine Lebenszeichen zeigen und nicht adäquat atmen, **sofort** mit der **CPR** beginnen. Diese Empfehlung gilt auch für die Basisreanimation beim Erwachsenen. Professionelle Helfer sollten versuchen, einen zentralen Puls zu tasten, um einen Stillstand festzustellen. Hierfür werden im Allgemeinen die A. femoralis, bei Kindern die älter als 1 Jahr sind, die A. carotis communis und bei Säuglingen die A. brachialis empfohlen. Diese Maßnahme darf jedoch nicht länger als 10 Sekunden dauern.

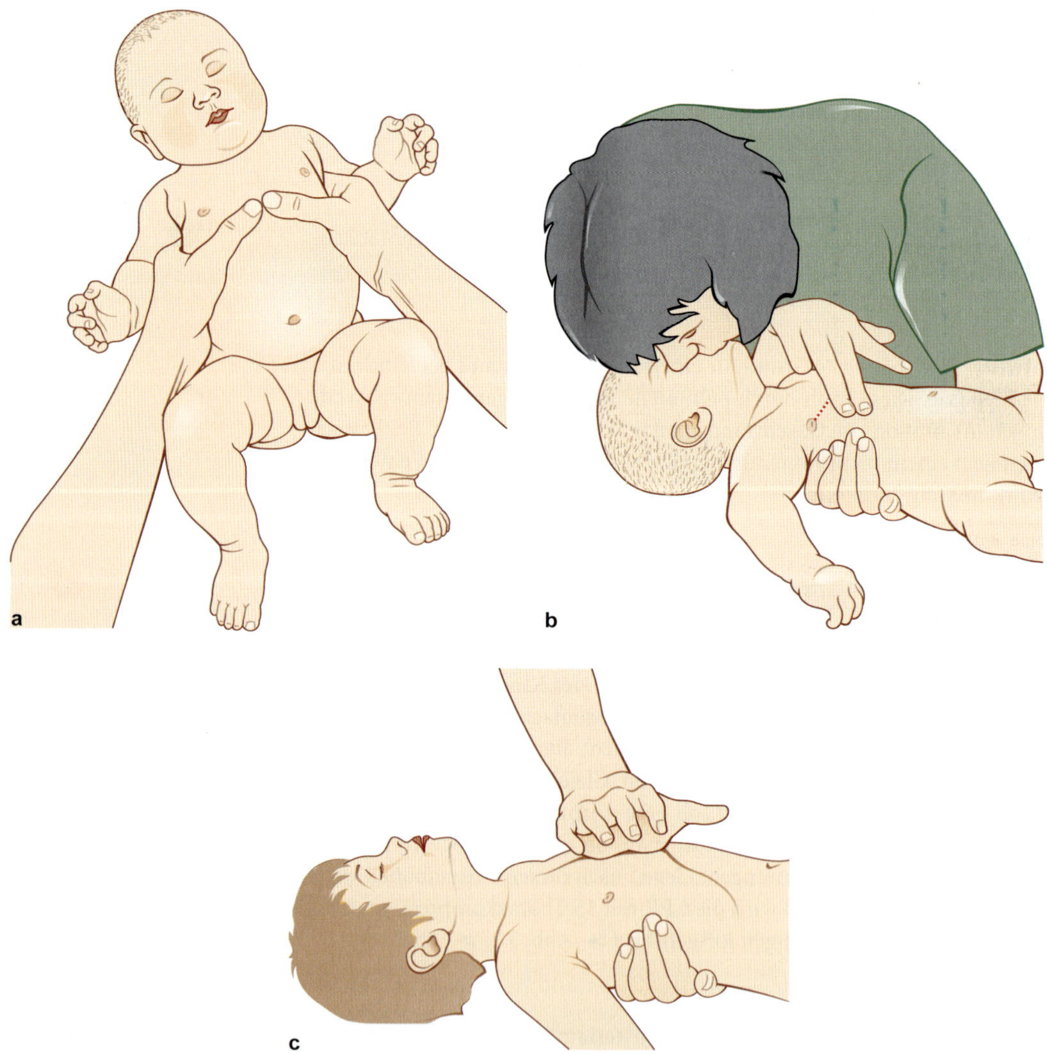

Abb. 3.2 Kardiopulmonale Reanimation beim Kind [L126]
a) Herzkompression beim Säugling: die Daumen werden nebeneinander im mittleren Sternumdrittel direkt unterhalb der Intermamillarlinie aufgelegt.
b) Herzkompression beim Kleinkind: mit zwei Fingern der einen Hand, die andere Hand als Widerlager im Rücken; die Beatmung erfolgt Mund-zu-Nase/Mund-zu-Mund
c) Herzkompression beim älteren Kind: mit dem Ballen der einen Hand, die andere Hand als Widerlager im Rücken

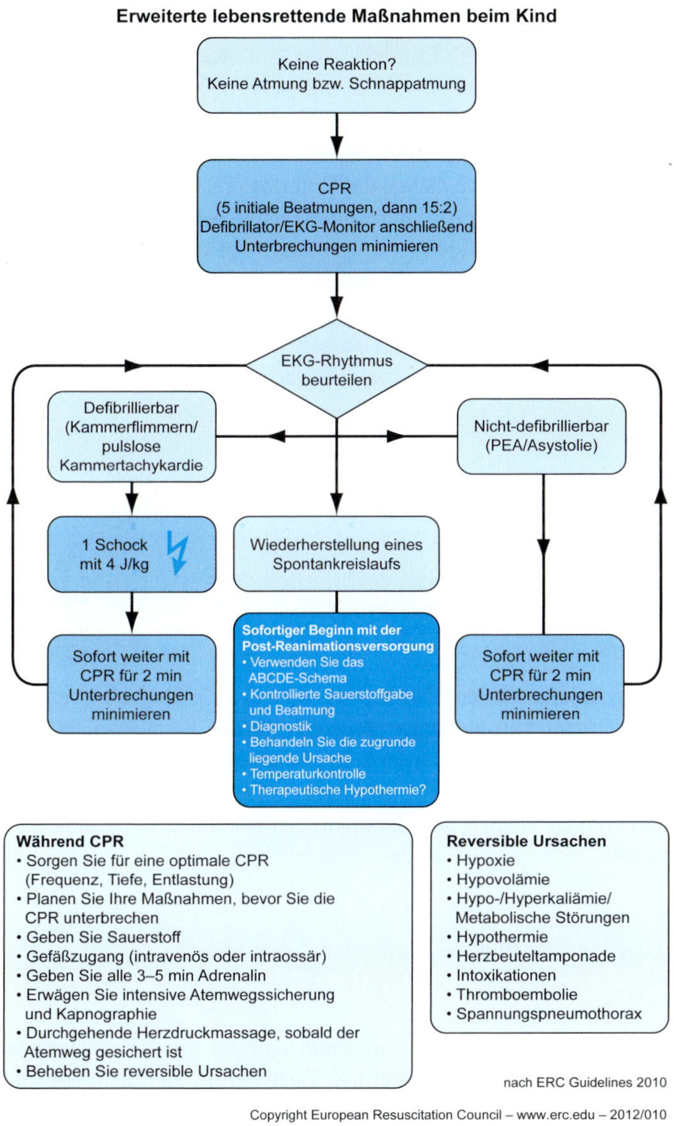

Abb. 3.3 ACLS-Algorithmus für den pulslosen Herzstillstand bei Kindern [L235]

FRAGE

Welche **Besonderheiten** ergeben sich bei Kinderreanimationen bezüglich des **Alters**?

Antwort Bei der Kinderreanimation wird prinzipiell in zwei Phasen eingeteilt. Das Vorgehen unterscheidet sich bei Säuglingen von < **1 Jahr** von dem bei Kindern > **1 Jahr**. Unterschiede gibt es für das Tasten des Pulses, die Kopfposition, die Art der Thoraxkompression und die Beatmung.

FRAGE
Können Sie mir diese **Unterschiede** erklären?

Antwort Das **Freimachen der Atemwege** erfolgt bei älteren Kindern durch Überstreckung und nach vorne Ziehen des Unterkiefers, wie beim Erwachsenen. Bei Säuglingen hingegen wird der Kopf in achsengerechter „Neutralposition" gelagert und der Unterkiefer nur leicht nach vorne gezogen.

Die **Thoraxkompressionen** erfolgen beim Säugling entweder mit zwei Fingern oder, wenn zwei Helfer da sind, indem man den Brustkorb mit beiden Händen umfasst und mit den beiden Daumen von vorne komprimiert. Bei älteren Kindern ist das Vorgehen wie beim Erwachsenen.

3.2 Kardiale Notfälle

FRAGE
Was verstehen Sie unter einer **Herzinsuffizienz** und wie kann sie eingeteilt werden?

Antwort Als Herzinsuffizienz bezeichnet man die Unfähigkeit des Herzens, das vom Organismus benötigte **Herzzeitvolumen** bei normalem enddiastolischen Ventrikeldruck zu fördern. Die Einteilung erfolgt nach **Lokalisation** (Rechts-, Links- oder Globalinsuffizienz), **Verlauf** (akut, chronisch), **Schweregrad** (NYHA Stadien oder kompensiert, dekompensiert) und nach **Hämodynamik** (Vorwärts-, Rückwärtsversagen).

FRAGE
Können Sie das **klinische Bild** einer Herzinsuffizienz beschreiben?

Antwort Die Symptomatik der Herzinsuffizienz ist vielseitig. Typische Symptome sind Dyspnoe, Ödeme, Nykturie, Tachykardie, Pleuraergüsse und pektanginöse Beschwerden. Je nach Lokalisation bzw. Ursache unterscheidet sich die Klinik:

- Bei einer **Linksherzinsuffizienz mit Vorwärtsversagen** (low output) kommt es zur peripheren Minderperfusion und dadurch zu muskulärem Schwächegefühl und Leistungsminderung.
- Eine **Linksherzinsuffizienz mit Rückwärtsversagen** führt zur Lungenstauung mit Dyspnoe, Auswurf, Tachypnoe, Husten bis hin zu Hämoptysen und Lungenödem.
- Bei einer **Rechtsherzinsuffizienz** hingegen kommt es durch den rechtsventrikulären Rückstau zu Beinödemen, Halsvenenstau, Aszites, Stauungsleber, Stauungsenteropathie und Stauungsnieren mit Proteinurie.

FRAGE

Was sind **Ursachen** für eine Herzinsuffizienz?

Antwort Ursachen für Herzinsuffizienz sind allgemein Erkrankungen, die den Herzmuskel schädigen können und zu einem verminderten Herzzeitvolumen führen. Allen voran der Myokardinfarkt und die koronare Herzkrankheit, arterielle Hypertonie, Herzrhythmusstörungen, Klappenvitien und Kardiomyopathien. Darüber hinaus können Lungenkrankheiten, Stoffwechselstörungen und Anämien zur Herzinsuffizienz führen.

FRAGE

Welche allgemeinen **Maßnahmen** treffen Sie bei einem Patienten mit akuter Herzinsuffizienz?

Antwort Zunächst sollte der Patient sitzend gelagert werden, d. h. **Oberkörper hoch**, Beine tief um den venösen Rückstrom zu senken. Die nächste Maßnahme ist die Gabe von **Sauerstoff**, 3 l/min über eine Nasensonde oder 6 l/min über eine O_2-Maske. Eine Intubation bzw. Beatmung ist bei schwerster Hypoxie und Erschöpfung in Erwägung zu ziehen. Zudem sollte der Patient **beruhigt** werden und ein **peripherer Zugang** gelegt werden.

PLUS Jeder Patient mit einer chronischen Herzinsuffizienz kann jederzeit dekompensieren!

FRAGE

Welche **Medikamente** stehen Ihnen zur Behandlung der akuten Herzinsuffizienz zur Verfügung?

Antwort Primär ist an die **Sauerstoffgabe** und die Oberkörperhochlagerung zu denken. Des Weiteren ist eine leichte **Sedierung** bei Unruhe und Dyspnoe mit Morphin oder Diazepam sinnvoll. Im Frühstadium der akuten Herzinsuffizienz werden **Vasodilatatoren** empfohlen, jedoch sollte vorher eine Hypotonie (RR syst. mind. 90 mmHg) ausgeschlossen werden! Beispielsweise können Nitrate (z. B. 2 Hübe Nitroglyzerin sublingual) oder Nitroprussidnatrium zur Vorlastsenkung bei pulmonaler Stauung verwendet werden. Bei Überwässerung und Lungenstauung bieten sich **Diuretika** (z. B. 20–40 mg Furosemid) an. Liegt eine periphere Minderperfusion oder ein Pumpversagen vor, muss auf **Katecholamine** bzw. positiv inotrope Substanzen (Dobutamin, Dopamin, Adrenalin, Noradrenalin oder Phosphodiesterasehemmer) zurückgegriffen werden.

PLUS Der Anstieg des SaO_2 zeigt innerhalb von wenigen Minuten ein adäquates Ansprechen auf die Therapie!

FRAGE

Für **welches Katecholamin** würden Sie sich bei einer akut aufgetretenen Herzinsuffizienz entscheiden?

Antwort **Dobutamin** ist als β_1-Sympathomimetikum das Mittel der ersten Wahl zur Inotropiesteigerung. Es wirkt über die β_1-Rezeptoren **positiv inotrop** ohne den peripheren Widerstand zu erhöhen und ist damit optimal bei ausreichend vorhandenem Kreislauf. Im Gegensatz zu Noradrenalin (Arterenol) wird die renale Perfusion durch Dobutamin kaum vermindert (➤ Kap. 2.2.1).

FRAGE

Welche **Blutdruckmedikamente** sind bei der akuten Herzinsuffizienz streng **kontraindiziert**?

Antwort **Kalziumantagonisten** wie Diltiazem, Nifedipin und Verapamil sind sehr wirksame Vasodilatatoren. Dennoch dürfen sie zur Therapie der Herzinsuffizienz nicht verwendet werden, da für keine der Substanzen bisher eine Verbesserung der systolischen Dysfunktion nachgewiesen werden konnte. Zudem ist die Mortalität vor allem bei ischämischer Genese der Herzinsuffizienz erhöht! Bei kombinierter Gabe von Nitraten mit Kalziumantagonisten kann es darüber hinaus zu überschießenden RR-Abfällen kommen.

FRAGE

Wie äußert sich die **Klinik** eines **Myokardinfarkts**?

Antwort Leitsymptom ist der linksseitige oder retrosternale **Thoraxschmerz**, häufig begleitet von **Unruhe** und **Dyspnoe**. Der Ischämieschmerz kann in den linken Arm, den Unterkiefer, aber auch in den Oberbauch **ausstrahlen**. Dazu können **Hypotonie**, **Tachykardie** oder **Bradykardie**, **Blässe**, **Kaltschweißigkeit**, **Nausea** und **Erbrechen** kommen. Zu beachten ist, dass sich bei Diabetikern (häufig keine Schmerzen) und Frauen häufig eine **atypische Klinik** zeigt.

FRAGE

Sie kommen nun als Notarzt zu einer Patientin mit dem typisch klinischen Bild eines Myokardinfarkts. Im **EKG** zeigen sich eindeutige Zeichen für einen solchen. Welche sind das?

Antwort Im EKG können bei akutem Infarkt folgende Zeichen zu sehen sein:

- ST-Hebungen über den Brustwandableitungen (> 0,1 mV) und über den Extremitätenableitungen (> 0,2 mV) bei transmuralen Infarkten
- ST-Senkungen oder negative T-Wellen bei einer Innenschichtischämie
- neu aufgetretener Linksschenkelblock
- In späteren Stadien können ein Erstickungs-T, monophasische ST-Streckenelevation, ein terminales negatives T und ein Infarkt-Q zu sehen sein.

MERKE Cave: ein unauffälliges EKG schließt keinen Infarkt aus!

FRAGE

Schildern Sie bitte kurz die **medikamentöse Basistherapie** bei einem akuten Myokardinfarkt.

Antwort Nach Anlage eines Basismonitoring (EKG, Blutdruck, Pulsoxymetrie) und eines peripheren Zugangs besteht die medikamentöse Initialtherapie in 1–2 Hübe **Glyzerolnitrat** sl. Diese Maßnahme kann wiederholt werden und schließlich auf eine intravenöse Gabe von 5–10 µg/min übergegangen werden. Bei weiter anhaltenden Beschwerden ist eine Analgesie mit 3–5 mg **Morphin** bis zur Schmerzfreiheit indiziert. Bei einer vagalen Reaktion behandelt man mit **Atropin** 0,5 mg, ansonsten wird bei fehlenden Kontraindikationen eine **Betablockade** (z. B. mit Metoprolol 2–5 mg) empfohlen.

Zur Basistherapie gehört weiterhin die Thrombozytenaggregationshemmung mit **ASS** und eine Heparinisierung entweder mit 5000 IE **Heparin** oder einem niedermolekularen Heparin. Eine routinemäßige Sauerstoffgabe wird nicht mehr empfohlen, da sich durch diese Maßnahme ein schlechteres Outcome der Patienten gezeigt hat. Sauerstoff sollte nur zur Therapie einer Hypoxämie zum Einsatz kommen.

FRAGE

Kennen Sie **Komplikationen** nach einem Herzinfarkt? Und was ist die **häufigste Todesursache** in den ersten Stunden nach einem akuten Herzinfarkt?

Antwort Der gefährlichste Zeitraum nach einem Herzinfarkt sind die ersten 48 Stunden, die von ca. 40 % der Patienten nicht überlebt werden! Als Frühkomplikationen kommen zum einen **Herzrhythmusstörungen**, allen voran VES, VT, Kammerflimmern, Tachykardien und Bradykardien vor. Darüber hinaus zeigt sich bei ⅓ der Patienten eine **Linksherzinsuffizienz** mit den Folgen eines kardiogenen Schocks oder Lungenödems. Die Folgen einer **abgelaufenen Nekrose** können zu einer Herzwandruptur oder -tamponade oder Papillarmuskelabriss mit nachfolgender akuter Mitralinsuffizienz führen.

Die größte Gefahr besteht in malignen Arrythmien. Das **Kammerflimmern** ist die häufigste, ein Pumpversagen die zweithäufigste Todesursache.

FALLBEISPIEL

Sie werden als Hausarzt zu einer 70-jährigen Patientin mit Schwindel und Atemnot gerufen. Beim Tasten des Pulses fällt ihnen eine auffallend langsame Frequenz von 30–40/min auf.

FRAGE

Welche **Ursachen** könnten hinter der **Bradykardie** stehen?

Antwort Es kommen zahlreiche Ursachen infrage. Zum einen können **Medikamente** wie Betablocker, Digitalis, Sedativa, Clonidin oder Kalziumantagonisten zu einer Bradykardie führen. Grundlage der langsamen Frequenz kann aber auch die Störung des Reizleitungssystems durch einen **Myokardinfarkt** sein. **Reizleitungsstörungen** wie ein Sick-Sinus-Syndrom, sinuatriale Blöcke oder ein AV-Block können ebenfalls zugrunde liegen. Weitere Ursachen können ein erhöhter Hirndruck, Hyperkaliämie oder eine Hyperthyreose sein. Darüber hinaus kann eine starke Dominanz des Parasympathikus durch Schlaf, Irritation des Magen-Darm-Trakts oder nächtliche Miktion (Miktionssynkope) ebenfalls zu Bradykardien führen.

FRAGE

Welche **Therapiemöglichkeiten** haben Sie zur Behandlung einer Bradykardie?

Antwort Eine Bradykardie ist nicht immer zwangsläufig eine behandlungsbedürftige Herzrhythmusstörung. Entscheidend ist die Klinik im Zusammenhang mit der niedrigen Herzfrequenz. Die Symptome erklären sich durch ein erniedrigtes HZV mit einhergehender Minderperfusion vitaler Organe. In der medikamentösen Therapie der Bradykardie mit einhergehenden Instabilitätszeichen stehen **Parasympatholytika** sowie **Sympathikomimetika** zur Verfügung. Als erste Maßnahme kann 0,5 mg Atropin verabreicht werden. Falls sich die Bradykardie darauf nicht ausreichend bessert, kann Atropin erneut gegeben werden. Ein Maximum von 3 mg sollte nicht überschritten werden. Als weitere Medikamente stehen Ipratropiumbromid, Adrenalin oder Orcipenalin zur Verfügung. Die dauerhafte Therapie behandlungsbedürftiger Bradykardien sollte jedoch durch einen **Herzschrittmacher** erfolgen.

FRAGE

Welche Elektrolyte können Herzrhythmusstörungen auslösen?

Antwort Am häufigsten entstehen Herzrhythmusstörungen (HRST) durch Entgleisungen des **Kalium**haushalts. Aber auch erhöhte bzw. erniedrigte **Kalzium**- und **Magnesium**werte können zu Herzrhythmusstörungen führen.

FRAGE

Was verstehen Sie unter einem **hypertensiven Notfall** bzw. einer hypertensiven **Dringlichkeit**?

Antwort Ein hypertensives Notfallgeschehen ist gekennzeichnet durch systolische Blutdrücke von > 220 mmHg und/oder diastolische Drücke von > 110 mmHg. Es wird hierbei in den hypertensiven Notfall (hypertensive emergency) und die hypertensive Dringlichkeit (hypertensive urgency, früher hypertensive Krise) unterschieden.

- Die **hypertensive Dringlichkeit** wird definiert durch einen stark erhöhten Blutdruck ohne akute Organschädigung, tritt in ca. 75 % der Fälle auf und eine Blutdrucksenkung innerhalb der nächsten 24 Stunden ist ausreichend.

- Der **hypertensive Notfall** ist definiert durch einen stark erhöhten Blutdruck, einhergehend mit **Endorganschäden**. Die Hypertonie wird also begleitet von zerebraler, kardialer, vaskulärer oder renaler Symptomatik. Hier ist eine sofortige Blutdrucksenkung zur Vermeidung von Organschäden notwendig.

Grundsätzlich kann jede Hypertonieform in eine hypertensive Dringlichkeit übergehen!

FRAGE
Schildern Sie bitte die **Therapiemöglichkeiten** zur Blutdrucksenkung bei einem **hypertensiven Notfall**!

Antwort Neben den Basismaßnahmen wie venöser Zugang, Oberkörperhochlagerung, Sauerstoffgabe und Monitoring der Vitalfunktionen stehen in der ambulanten Erstversorgung verschiedene Antihypertensiva zur Verfügung. Der Blutdruck sollte innerhalb der ersten 2 Stunden um maximal 25 % gesenkt werden. Oberstes Gebot ist es, dem Patienten durch die Therapie keinen Schaden zuzufügen! Bei Patienten mit kardialen Endorganschäden, akutem Koronarsyndrom, Linksherzinsuffizienz oder Lungenödem ist **Nitroglyzerin** das Mittel der ersten Wahl. Es führt zur Senkung der Vor- und Nachlast, sowie zu einer koronaren Dilatation. Liegt ein hypertensiver Notfall mit zerebralen Endorganschäden (zerebraler Insult) vor, so ist **Urapidil** (z. B. Ebrantil 25 mg) das Mittel der 1. Wahl. Gegebenenfalls kann auch auf **Clonidin** (z. B. Catapresan) zurückgegriffen werden. Wichtig ist hier, dass der Druck nicht zu schnell und zu stark gesenkt wird, da es bei fehlender zerebraler Autoregulation zu einer Minderperfusion des Infarktareals kommen kann. In der Schwangerschaft, bzw. bei EPH-Gestose stehen Alpha-Methyldopa, Dihydralazin (Nepresol) oder Urapidil zur Verfügung. Hierbei sollte zur adäquaten uteroplazentaren Perfusion ein Blutdruck von diastolisch 90 mmHg angestrebt werden.

PLUS Bei gleichzeitiger hypertensiver Enzephalopathie sollte auf Clonidin als Antihypertensivum verzichtet werden, da es neurologische Symptome verschleiern könnte.

FALLBEISPIEL
Im Nachtdienst werden sie zu einer Patientin gerufen. Sie hat am Vortag eine Knie-TEP in Vollnarkose bekommen. Sie klagt über plötzlich aufgetretene Dyspnoe und thorakale Schmerzen. Ihnen fällt Tachypnoe, Tachykardie und Hustenreiz bei der Patientin auf.

FRAGE
Wie lautet Ihre **Verdachtsdiagnose**?

Antwort In dieser Situation würde ich zunächst an eine **Lungenembolie** denken.

FRAGE
Durchaus. Welche **Differenzialdiagnosen** haben Sie im Hinterkopf?

Antwort Zu den wichtigen Differenzialdiagnosen bei akuten thorakalen Schmerzen gehören das akute Koronarsyndrom, die Perikarditis, die Pleuritis und die Aortendissektion. Bei akut auftretender Luftnot muss außerdem an ein Lungenödem, eine psychogene Hyperventilation oder, v. a. bei jungen Patienten oder nach ZVK-Anlage, an einen Pneumothorax gedacht werden. Des Weiteren sollte man auch andere Gründe wie die Gallenkolik, Ulkusperforation oder Pankreatitis im Hinterkopf haben.

FRAGE

Wie ist also Ihr **weiteres Vorgehen**?

PLUS Der Grund für einen tödlichen Verlauf einer Lungenembolie ist in der Regel ein irreversibles Rechtsherzversagen!

Antwort Zunächst ist eine körperliche Untersuchung, v. a. eine **Auskultation** und **Perkussion** des Thorax durchzuführen, so kann z. B. ein Pneumothorax oder ein Lungenödem ausgeschlossen werden. Es sollte sofort ein **Labor** (D-Dimere, Herzenzyme, Troponin) und Blutgase abgenommen werden. Ein **EKG** gehört mit zur akuten Diagnostik, wobei zu beachten ist, dass nur in 25 % der Fälle typische Veränderungen auftreten! Für eine Lungenembolie sprechen eine Tachykardie, ein S1Q3-Typ, ein inkompletter Rechtsschenkelblock, T-Negativierungen rechtspräkordial und ST-Anhebungen mit terminal negativem T in Ableitung III. Zum Ausschluss anderer Erkrankungen und zur Diagnostik einer akuten Rechtsherzbelastung oder eines Thrombus kann ein **Herzecho** dienen, wobei es zur Diagnose der Lungenembolie nicht sehr sensitiv/spezifisch ist. Ebenso nur unsichere Hinweise gibt ein Röntgen-Thorax. Das Mittel der 1. Wahl zur Diagnose der Lungenembolie ist eine **CT-Angiografie** zur Darstellung der A. pulmonalis.

MERKE Nur in 25 % der Fälle treten im EKG typische Veränderungen bei Lungenembolie auf!

FRAGE

Kennen Sie eine **Einteilung** zur Beurteilung des **Schweregrades** einer Lungenembolie?

PLUS Wird bei Verdacht auf eine Lungenembolie unter der Reanimation lysiert, so muss die Reanimation für weitere 180 Minuten fortgeführt werden.

Antwort Zum Schweregrad einer Lungenembolie gibt es verschiedene Einteilungen. Die Einteilung nach **Grosser** unterscheidet 4 Schweregrade, die die klinische Symptomatik, den PA-Mitteldruck, den systemisch arteriellen Blutdruck, PaO_2 und die Gefäßobliteration berücksichtigt. Eine weitere, alte Einteilung unterteilt lediglich nach Hämodynamik in nichtmassive, submassive und massive Lungenembolie. Die neuen **ESC-Guidelines** von 2008 klassifizieren anhand des Sterblichkeitsrisikos, wobei hier der Schock oder die Hypotonie, die rechtsventrikuläre Dysfunktion und die myokardiale Schädigung (Troponinerhöhung) entscheidend sind.

FALLBEISPIEL

Sie haben nun einen Patienten mit akuter, massiver Lungenembolie. Der Patient zeigt systolische Blutdrücke von unter 100 mmHg, das Troponin ist erhöht.

FRAGE
Wie therapieren Sie?

Antwort Die Basistherapie der akuten Lungenembolie beinhaltet eine Immobilisation des Patienten mit Oberkörperhochlagerung und die **Sauerstoffgabe**. Eine leichte **Analgosedierung** mit Diazepam oder Morphin kann hilfreich sein. Bereits bei Verdacht auf eine Lungenembolie sollte mit einer **Antikoagulation** begonnen werden. Hierzu wird ein Bolus **Heparin** (80 IE/kg bzw. 5.000 IE) verabreicht. Bei Lungenembolie mit hohem Sterblichkeitsrisiko kann eine systemische **Lysetherapie** mit rt-P, Streptokinase oder Urokinase notwendig sein. Bei hämodynamischer Instabilität sollte Volumen substituiert werden und evtl. eine Therapie mit Noradrenalin oder Dobutamin erfolgen.

MERKE
Bei vermuteter oder gesicherter Lungenembolie ist eine zügige Antikoagulation mit Heparin in therapeutischer Dosis die wichtigste Maßnahme bezüglich Therapie und Prognose!

FRAGE
Auf Ihrem Piepser steht das Einsatzschlagwort **„Thoraxschmerz"**. Welche **Differenzialdiagnosen** gehen Ihnen dabei durch den Kopf.

Antwort Beim Leitsymptom Thoraxschmerz kommen primär kardiale, extrakardiale und extrathorakale Ursachen in Frage.

- Bei den **kardialen** Ursachen muss beispielsweise an ein akutes Koronarsyndrom, eine Perikardtamponade oder eine Myokarditis gedacht werden
- Bei den **extrakardialen** Ursachen sind pulmonale Ursachen wie Lungenembolie, Pneumothorax, Pneumonie, Pleuritis führend, aber auch die Aortendissektion kommt infrage.
- **Extrathorakale** Ursachen sind z. B. vertebragene Schmerzen, Interkostalneuralgien oder aber auch psychische Erkrankungen.

FRAGE
Halten Sie die Differenzierung zwischen **NSTEMI** und **STEMI präklinisch** für wichtig?

Antwort Die Unterscheidung zwischen NSTEMI und STEMI ist präklinisch manchmal nicht möglich. Darüber hinaus kommt beiden im Rettungsdienst zunächst die gleiche Behandlung zu. Bei einem eindeutigen STEMI wird der direkte Transport in ein Krankenhaus mit Herzkatheterlabor empfohlen.

FRAGE
Bei der Therapie des **akuten Koronarsyndroms (ACS)** wird die Gabe von **Clopidogrel** empfohlen. Was ist das Problem bei der präklinischen Clopidogrel-Gabe?

Antwort Die präklinische Gabe von Thrombozytenaggregationshemmern ist immer wieder Gegenstand heißer Diskussionen. Eines der Probleme bei der präklinischen Therapie mit Clopidogrel besteht in der Tatsache, dass es in **Tablettenform** verabreicht wird. Bei der Gabe von 600 mg entspricht dies 8 Tabletten, deren Einnahme für einen evtl. vigilanzgeminderten Patienten mit ACS anstrengend sein kann und ein **Aspirationsrisiko** darstellt. Darüber hinaus hat Clopidogrel eine lange Anschlagszeit von ca. 6 Stunden und sorgt 5–7 Tage lang für eine Thrombozytenaggregationshemmung. Daraus ergibt sich z. B. das Problem, dass Patienten mit einer Hauptstammstenose bzw. Operationsindikation für einen ACVB unnötig lange warten müssen.

FRAGE
Warum geben Sie **Betablocker** beim ACS?

Antwort Die Gabe von Betablockern ist durch Senkung des myokardialen Sauerstoffs **antiischämisch** wirksam. Durch die Beseitigung der Ischämie kommt der Betablockade auch eine **analgetische** Wirkung zu. Darüber hinaus sorgen Betablocker für eine Hebung der Flimmerschwelle und schirmen vor sympathischen Reizen ab. Eine Prognoseverbesserung bezüglich der Lebensqualität und des Überlebens ist nachgewiesen.

FRAGE
Geben Sie bei jedem Patienten mit ACS einen Betablocker?

Antwort Die Gabe von Betablockern wird kontrovers diskutiert. Prinzipiell muss der Betablocker langsam und zunächst niedrig dosiert verabreicht werden. Dies macht jedoch nur bei hyperdynamen Patienten einen Sinn. **Ausschlusskriterien** für die Gabe von Betablockern sind u. a. ein systolischer Blutdruck von < 120 mmHg, eine Herzfrequenz < 60/min, eine Vortherapie mit Verapamil, vorbekannte AV-Blöcke und ein Asthma bronchiale in der Anamnese.

FRAGE
Eine Schwester auf Station erkundigt sich bei Ihnen, ob sie einem Patienten mit stark erhöhtem Blutdruck **Nifedipin sublingual** geben darf. Was halten Sie davon?

Antwort Die sublinguale Gabe von Nifedipin bei hypertensiven Krisen sollte mit Vorsicht erfolgen. Laut Herstellerangaben wird Nifedipin sublingual nicht resorbiert und sollte geschluckt werden, um nach 15–20 Minuten eine Wirkung zu erzielen. Die Wirkung setzt nach 5–10 Minuten ein, erreicht nach 20–30 Minuten das Maximum und hält 2–5 Stunden an. Des Weiteren besteht die Gefahr **überschießender Reaktionen** und das Hervorrufen von **Reflextachykardien**. Diese wiederum bergen das Risiko kardialer Ischämien. Kalziumantagonisten aus der Nifedipin-Gruppe mit schnellem Wirkeintritt dürfen nicht bei instabiler Angina pectoris und akutem Myokardinfarkt verabreicht werden. Zudem ist Nifedipin schlechter zu steuern und durch die möglichen lebensbedrohlichen Folgen verbietet sich somit eigentlich die Anwendung von Nifedipin bei hypertensiven Notfällen oder Dringlichkeiten. Bei Bedarf sollte in der hypertensiven Krise also eher auf **Urapidil**, **Nitroprussid-Natrium** oder **Nitro-Spray** zurückgegriffen werden.

MERKE

Bei instabiler Angina pectoris und aktuem Myokardinfarkt sind Kalziumantagonisten aus der Nifedipin-Gruppe mit schnellem Wirkeintritt kontraindiziert.

FRAGE

Sie kommen als Notarzt zu einem hämodynamisch instabilen Patienten mit **Herzrhythmusstörungen**. Müssen Sie nun ein **12-Kanal-EKG** schreiben?

Antwort Zur Differenzierung zwischen verschiedenen Arrhythmien sollte, wenn möglich, ein 12-Kanal-EKG geschrieben werden. Um eine adäquate Therapie einzuleiten, ist das 12-Kanal-EKG ebenfalls erforderlich. Ein weiteres Argument ist die Dokumentation der Herzrhythmusstörung, um für die Langzeittherapie die richtige Entscheidung treffen zu können.

FRAGE

Welche Herzrhythmusstörungen halten Sie aus prognostischer Sicht **präklinisch** für **behandlungsbedürftig**?

Antwort Alle **hämodynamisch symptomatischen** Herzrhythmusstörungen sollten präklinisch als Notarzt therapiert werden. Darüber hinaus sind aus prognostischer Sicht der AV-Block II° Typ Mobitz, der AV-Block III°, WPW-Syndrome bei Patienten mit VHF, ventrikuläre Tachykardien und Kammerflimmern behandlungsbedürftig.

FRAGE

Können Sie mir kurz die präklinischen **Therapiegrundzüge** bei **AV-Blöcken** erklären?

Antwort Prinzipiell sind die AV-Blöcke **I° und II° Typ Wenckebach nicht behandlungsbedürftig**.

Der AV-Block **II° Typ Mobitz** und der AV-Block **III°** sind jedoch aus prognostischer Sicht behandlungsbedürftig. Die Akuttherapie ist jedoch nur bei Symptomatik erforderlich. Präklinisch bietet sich Atropinsulfat (1–1,5 mg i. v.) oder Orcipenalin (0,25–0,5 mg i. v.) an. Zudem kann bei kritischen Patienten eine passagere Schrittmacherstimulation in Erwägung gezogen werden. Das Ziel beim AV-Block III° ist es, die Herzfrequenz und damit den ventrikulären Ersatzrhythmus anzuheben. Die Langzeittherapie sollte mittels Implantation eines Schrittmachers (DDD) erfolgen.

PLUS Externe Schrittmachertherapie nur unter Sedierung.

FALLBEISPIEL

Sie werden als Notarzt zu einem hämodynamisch instabilen Patienten gerufen. Im EKG zeigt sich eine ventrikuläre Tachykardie mit Frequenzen zwischen 100 und 150/min.

FRAGE
Sollte diese HRST **präklinisch behandelt** werden?

Antwort In der Regel sollten anhaltende ventrikuläre Tachykardien präklinisch therapiert werden, da sie hämodynamisch relevant sind. Unbehandelt kann eine ventrikuläre Tachykardie auf dem Transport in die Klinik schnell in ein **Kammerflimmern** übergehen und der Patient reanimationspflichtig werden. Die Kardioversion einer VT kann medikamentös oder elektrisch mittels Defibrillator erfolgen. Die **medikamentöse Kardioversion** kann mit Amiodaron (5 mg/kg über 20 Minuten) oder mittels Ajmalin (1 mg/kg i.v.) erfolgen. Die **elektrische Kardioversion** sollte in kurzer Analgosedierung mit 50–100 J erfolgen. Bei der Kardioversion muss unbedingt darauf geachtet werden, dass R-Zacken-getriggert stimuliert wird!

3.3 Respiratorische Notfälle

FRAGE
Sie kommen als Notarzt zu einer zyanotischen Patientin, die um Luft ringt. An welche häufigen Ursachen müssen Sie differenzialdiagnostisch denken?

Antwort Die Ursachen für eine **Dyspnoe** sind vielfältig. Am häufigsten sind pulmonale und kardiovaskuläre Ursachen. Bei den **Störungen des Atmungssystems** muss an Asthma bronchiale, Lungenembolie, exazerbierte COPD sowie Pneumonien gedacht werden. Des Weiteren muss an Obstruktionen der Atemwege (Fremdkörper, Laryngospasmus, Tumoren, Reizgasinhalation) gedacht werden, die sich durch einen inspiratorischen Stridor bemerkbar machen. **Kardiovaskuläre** Ursachen wären hingegen z. B. eine Linksherzinsuffizienz mit Stauung/Ödem oder eine chronische Rechtsherzinsuffizienz mit Pleuraergüssen.

FALLBEISPIEL
Sie sind privat auf einer Familienfeier. Plötzlich werden sie von einem Verwandten gerufen, da es einem Onkel nicht gut ginge. Er habe ein bekanntes Asthma und bekäme keine Luft.

FRAGE
Können Sie beschreiben, wie der Patient wahrscheinlich aussieht?

Antwort Je nach Stärke des Asthmaanfalls unterscheidet sich die Klinik:

- Liegt eine **milde bis moderate Form** vor, so ist die Atem- und Herzfrequenz meist erhöht, während noch keine Dyspnoe beim Sprechen vorliegt.
- Beim **akuten**, **schweren** Asthmaanfall kann der Patient nicht mehr adäquat sprechen und kämpft unter Einsatz der Atemhilfsmuskulatur um

Luft. Es zeigt sich eine **Orthopnoe mit exspiratorischem Stridor**. Häufig sitzen die Patienten dyspnoisch mit erhöhtem Oberkörper und stützen die Arme auf, um die Atemhilfsmuskulatur zu unterstützen. Sie versuchen dabei durch eine Lippenbremse die Bronchien vor dem kollabieren zu schützen. Die Lippen sind je nach Stadium blau, der Patient ist kaltschweißig und unruhig. Meist ist auch ohne Stethoskop ein **Giemen** und **Brummen** zu hören.

- Bei einem **lebensbedrohlichen** Asthmaanfall kann auch eine **Bradykardie** vorliegen und der Patient durch eine Hyperkapnie somnolent sein (CO_2-Narkose). In diesem Fall können paradoxe thorakoabdominelle Bewegungen zu sehen sein. Ist über der Lunge nichts mehr zu hören, so spricht man von einer **„silent chest"**. Je lauter die Geräusche, desto harmloser die Situation – bei ruhigem, erschöpftem Patienten handelt es sich oft um eine sehr ernste Lage!

FRAGE
Was können Sie als Privatperson tun?

Antwort Der Patient sollte, wenn dies nicht der Fall ist, in eine sitzende Position, leicht vorgebeugt mit aufgestützten Armen (**Kutscher-**, **Torwartposition**) gebracht werden. Wenn notwendig, sollten beengende Kleidungsstücke geöffnet werden, um die Atmung zu erleichtern. Es sollte beruhigend auf den Patienten und die Umgebung eingewirkt werden. Der Patient sollte mit **Lippenbremse** ausatmen, um einem Kollaps der Bronchiolen entgegenzuwirken. Wichtig: falls möglich das Allergen entfernen. Ist ein Asthmaspray greifbar, sollte dieses verabreicht werden.

FRAGE
Was tun Sie nun als Notarzt bei einem **Status asthmaticus**?

Antwort Unter dem Begriff Status asthmaticus wird ein lang anhaltender, schwerer Asthmaanfall verstanden, der nicht sofort auf β_2-Mimetika anspricht. Heute wird zunehmend der Begriff „akutes schweres Asthma" oder bei besonders schweren Anfällen „lebensbedrohliches Asthma" verwendet.

PLUS Die Angst vor einer CO_2-Narkose bei COPD-Patienten ist im Asthmaanfall unbegründet und kommt nur selten vor!

Bezüglich des Vorgehens als Notarzt ist zu sagen, dass zunächst die gleichen Basismaßnahmen wie o. g. getroffen werden sollten. Die erste Maßnahme beim schweren akuten Asthmaanfall ist Sauerstoff mit 2–4 l/min. Dem Patienten ist ein sicherer venöser Zugang zu legen. Die medikamentöse Therapie sollte anfangs durch **β_2-Mimetika** (z. B. 2 Hübe Fenoterol, Salbutamol) erfolgen, wobei bei mehrmaliger Gabe v. a. bei herzkranken Patienten Vorsicht vor Tachykardien geboten ist! Zusätzlich gibt man **Kortikosteroide**, z. B. Prednisolon 50–100 mg initial i. v. als Bolus. Eine weitere Therapiemöglichkeit besteht in der Gabe von **Magnesiumsulfat** (1–2 mg Mg-5-Sulfat 50 % i. v. über 20 min), zur Membranstabilisierung, besonders dann, wenn der Patient nur gering auf β_2-Mimetika anspricht. Die Gabe von Theophyllin i. v. im akuten Asthmaanfall führt verglichen mit β_2-Mimetika zu keinem zusätzlichen bronchodilatatorischem Effekt und wird deshalb nicht mehr empfohlen. Bei wachen, kooperativen Patienten kann eine nichtinvasive CPAP-Beatmung sinnvoll sein. Ultima Ratio bei schwerer Ateminsuffizienz ist die Intubation und Beatmung.

FRAGE

Was für eine Narkose würden Sie bei einem Patienten mit **Status asthmaticus** durchführen.

PLUS Ketamin hat einen bronchodilatatorischen Effekt, ist aber gleichzeitig auch hypersalivatorisch.

Antwort Ist der Patient erschöpft und atmet nur insuffizient, kann eine maschinelle Beatmung indiziert sein. Zur Intubation gilt es, einen möglichst großlumigen Tubus zu verwenden. Die Intubation sollte nur in tiefer Narkose erfolgen. Im akuten Anfall sollte zur Ileuseinleitung Midazolam, Ketamin oder Propofol und Succinylcholin verwendet werden.

FRAGE

Welche **Ursachen** für einen **Pneumothorax** kennen Sie?

Antwort Als Ursachen für einen Pneumothorax kommen **Traumen**, **ärztliche Interventionen**, **Lungenerkrankungen** oder der **idiopathische Spontanpneumothorax** infrage. Offene oder geschlossene Thoraxtraumata gehen oft mit einem Pneumothorax einher. Durch Anlage von zentralen Venenkathetern, nach Pleurapunktion oder Überdruckbeatmung kann es ebenfalls zu einem Pneumothorax kommen. Ein **Spontanpneumothorax** kann im Rahmen von Lungenerkrankungen (Asthma bronchiale, Lungenkarzinomen, Tbc) auftreten. Vor allem bei jungen, großen, schlanken Männern kann es im Wachstum zum Spontanpneumothorax kommen.

FRAGE

Können Sie mir verschiedene **Formen** des Pneumothorax nennen?

Antwort Man unterscheidet je nach Ursache den idiopathischen Spontanpneumothorax vom traumatischen, sekundären und iatrogenen Pneumothorax.

- Die häufigste Form ist der **Spontanpneumothorax**, der häufig bei jungen Männern vorkommt.
- Der **sekundäre Spontanpneumothorax** ist meist die Folge von Lungenerkrankungen.
- Hiervon zu unterscheiden ist der **geschlossene** oder **offene traumatische Pneumothorax**.
- Ein **iatrogener Pneumothorax** kann schnell durch Fehlpunktionen oder Operationen entstehen.
- Eine Komplikation ist der lebensbedrohliche Spannungspneumothorax, bei dem bei jedem Atemzug Luft in den Pleuraspalt gelangt, von hier aber nicht entweichen kann. Hierdurch wird die betroffene Pleurahöhle wie

durch ein Ventil immer weiter aufgepumpt. Dabei kommt es zur Verschiebung des Mediastinums, womit die Herzfunktion, der venöse Rückfluss und die Lungenfunktion rasch eingeschränkt werden.
- Weitere Pneumothoraxformen sind der **Mantelpneumothorax** und der **Spitzenpneumothorax**, die sich auf das radiologische Erscheinungsbild beziehen.
- Befindet sich Blut im Pleuraspalt spricht man von einem **Hämatothorax**.

FALLBEISPIEL

In den Schockraum kommt ein junger Patient nach Verkehrsunfall mit multiplen Frakturen. Er klagt über thorakale Schmerzen und bekomme schlecht Luft. Bei der körperlichen Untersuchung fällt ihnen ein abgeschwächtes Atemgeräusch links und gestaute Halsvenen auf.

FRAGE

Welche **Verdachtsdiagnose** haben Sie und wie ist Ihr Vorgehen?

Antwort Bei einem Polytrauma erleiden etwa 50 % der Patienten ein Thoraxtrauma (Lungenkontusion, Pneumothorax etc.). Die Symptomatik des Patienten lässt am ehesten auf einen Pneumothorax schließen. Die gestauten Halsvenen, das abgeschwächte Atemgeräusch und die instabilen Kreislaufverhältnisse lassen an einen **Spannungspneumothorax** denken. Akut ist es wichtig, den Spannungspneumothorax **sofort zu entlasten**. Dies kann z. B. durch eine großlumige Nadel (2./3. ICR medioklavikular) geschehen, somit wird die Spannung entlastet und es kann dann in Ruhe eine Thoraxdrainage gelegt werden. Die **Thoraxdrainage** kann entweder im **2./3. ICR medioklavikular** (Monaldi) oder im **4./5. ICR der vorderen Axillarlinie** (Bülau) angelegt werden.

FRAGE

Wie ist Ihr Vorgehen bei einem Patienten mit **akuter Exazerbation einer COPD** und **respiratorischer Globalinsuffizienz**?

Antwort Bei diesem Patienten ist eine Verbesserung der Oxygenierung notwendig. Das passiert durch **Sauerstoffgabe**, medikamentöse Therapie mit **Bronchodilatatoren** und **Kortikosteroiden** und evtl. eine zusätzliche möglichst **nichtinvasive Beatmungstherapie** (NIV).

Meistens kommt es im Rahmen von Atemwegsinfekten zu einer Exazerbation. Daher ist in den meisten Fällen eine kalkulierte Antibiotikatherapie (Aminopenicillin, Makrolid, Cefalosporin) indiziert.

Eine weitergehende Diagnostik mit Notfalllabor (D-Dimere, Troponin, CRP, Prokalzitonin), EKG, Röntgenthorax und Herzecho kann andere Ursachen, Komplikationen oder Erkrankungen anzeigen bzw. ausschließen. Je nach Zustand des Patienten kann die Aufnahme auf eine Intensivstation mit Beatmung notwendig sein.

FRAGE

Wann würden Sie einen Patienten mit exazerbierter COPD auf die **Intensivstation** legen? Und wann würden Sie sich für eine **invasive Beatmung** entscheiden?

Antwort Eine Aufnahme auf Intensivstation sollte auf jeden Fall bei **somnolentem Zustand** erfolgen. Zu der klinischen Einschätzung richtet sich eine Aufnahme auf Intensivstation nach den Blutgasen. Bei **persistierender Hypoxämie** ($paO_2 < 60$ mmHg), **persistierender Hyperkapnie** ($paCO_2 > 60$ mmHg) und **respiratorischer Azidose** (pH < 7,35) trotz adäquater Sauerstofftherapie ist zunächst eine nichtinvasive Beatmung in Form von CPAP-Ventilation angebracht. Kommt es nach Ausschöpfung der medikamentösen Therapie und trotz nichtinvasiver Beatmung nicht zur Besserung, sollte eine invasive Beatmung erfolgen.

FRAGE

Was wissen Sie über das **(Beinahe)-Ertrinken**?

Antwort Der Ertrinkungstod ist als unfallbedingte Todesursache sehr häufig. Bei jungen Männern und Kindern ist sie sogar die häufigste Ursache für einen Unfalltod. Die gravierendste Folge des Ertrinkens ist die lang andauernde Hypoxie, deren Dauer über den Outcome entscheidet. Weitere Probleme des überlebten Beinahe-Ertrinkens liegen in der Auswaschung des Surfactants, der Atelektasenbildung und in der Bildung von intrapulmonalen Shunts. Bis zu 24 Stunden nach dem Ertrinkungsunfall kann es zu einem Lungenödem oder einem ARDS kommen.

Zu unterscheiden ist das **„trockene"** Ertrinken, bei dem durch einen Laryngospasmus kein Wasser aspiriert wird vom **„nassen"** Ertrinken, bei dem Wasser in die Lunge gelangt. Traditionell wurde das Süßwasser- vom Salzwasserertrinken unterschieden, da sich hier die Pathomechanismen unterscheiden. Beim Aspirieren von **Süßwasser** wird das Wasser rasch nach intravasal resorbiert, wodurch es durch eine hypotone Hyperhydratation nachfolgend zur Hämolyse kommen kann. Beim **Salzwasserertrinken** können durch das leicht hypertone Wasser ein Lungenödem und eine hypertone Dehydratation entstehen. Für die präklinische Notfalltherapie ergibt sich daraus jedoch keine Auswirkung, da die aspirierten Mengen meist sehr gering sind.

Da bei fast allen Ertrinkungsunfällen eine **Hypothermie** vorliegt, ist der erste und wichtigste Schritt die Behandlung der Unterkühlung. Kalte, nasse Kleidung muss entfernt werden, der Patient in warme Decken gehüllt und vorgewärmte Infusionen verabreicht werden. Durch eine Maskenbeatmung kommt es bei einer Mehrzahl der Patienten nach Beinahe-Ertrinken zur Aspiration. Um die Atemwege zu sichern, sollte deshalb zügig eine Intubation erfolgen und dann eine Magensonde gelegt werden. Bei Herz-Kreislauf-Stillstand gelten die allgemeinen Regeln des ALS.

FRAGE

Was ist eine **Hyperventilationstetanie** und wie kommt sie zustande?

Antwort Zur Hyperventilationstetanie kommt es durch eine anfallartig gesteigerte Ventilation deren Folge zunächst eine **Hypokapnie** mit **respiratorischer Alkalose** ist. Sekundär kommt es zu einem Abfall des Bikarbonats. Darüber hinaus wird die Alkalose dadurch kompensiert, dass Protonen z. B. Kalzium an Proteine binden. Wichtig ist, dass es sich nur um eine **Verminderung des freien Kalziums** handelt, während das Gesamtkalzium normal ist (relative Hypokalzämie). Die resultierende relative Hypokalzämie führt zu einer Übererregbarkeit des Nervensystems, die der Grund für die typischen neuromuskulären Symptome ist. Kennzeichnend für das Hyperventilationssyndrom sind **Parästhesien**, **periphere Krämpfe**, **Pfötchenstellung** und **Karpfenmund**. Durch eine zerebrale Vasokonstriktion kann es weiterhin zu Synkopen und zu einer **reduzierten Krampfschwelle** kommen.

FRAGE
Ein 15-jähriges Mädchen wird Ihnen mit Atemnot von einem Rockkonzert gebracht. Sie diagnostizieren ein **Hyperventilationssyndrom**. Was sind die Therapieprinzipien?

Antwort Die **Beruhigung** der Patientin durch Zusprechen, Aufklärung und die Aufforderung, ruhig und normal zu atmen, ist enorm wichtig. Zudem kann durch **Rückatmung von CO_2** mit einer Plastiktüte versucht werden, eine Normokapnie zu erreichen. Bei erreichter Normokapnie normalisieren sich der pH-Wert und die relative Hypokalzämie wieder. Eine Gabe von Kalzium ist vor allem beim reinen psychogenen Hyperventilationssyndrom nicht indiziert!

3.4 Neurologische Notfälle

FRAGE
Welche **zentrale Frage** stellen Sie sich als Notarzt bei einem **bewusstseinsgestörten Patienten**, falls Sie den Verdacht auf ein neurologisches Geschehen haben?

Antwort Bei Bewusstseinsstörungen sollte man sich prinzipiell die Frage stellen, ob **sie mit oder ohne fokalneurologisches Defizit** einhergeht. Liegt eines vor (Nystagmus, Bewegungsstörung, Paresen), so sollte unverzüglich eine Klinik mit Neurologie und Bildgebung angefahren werden. Liegt kein fokalneurologisches Defizit vor, so sollte der Patient in die nächste Notaufnahme zum Ausschluss internistischer Erkrankungen gebracht werden.

FRAGE
Sie treffen als Notarzt einen bewusstseinsgetrübten Patienten an und bereiten sich in Gedanken auf eine **Intubation** vor. Wofür wären Ihnen die Neurologen in der Klinik dankbar?

Antwort **Vor** der Intubation eines bewusstseinsgetrübten Patienten sollte unbedingt so weit wie möglich ein **grober neurologischer Status** erhoben werden. Eine kurze Untersuchung auf Paresen, Reflexe, Blickwendung, Pupillen und Atmung kann sowohl für die spätere Diagnostik als auch für die Verlaufsentwicklung eines neurologischen Geschehens wertvolle Informationen beinhalten.

FRAGE

Die Amerikaner geben bei **unklarem Koma** im Schockraum immer ein **Vitamin**. Können Sie sich vorstellen, welches Vitamin das ist und warum sie es geben?

Antwort Ich könnte mir vorstellen, dass es sich dabei um **Vitamin B_1** handelt, und dieses i. v. bei einem Koma unklarer Genese gegeben wird. Bei einem Verdacht auf eine Wernicke-Enzephalopathie sollte frühestmöglich mit der Gabe von **Thiamin** begonnen werden. Im Verlauf der Behandlung kann hiermit, zusammen mit der absoluten Alkoholabstinenz, evtl. eine deutliche Prognoseverbesserung erreicht werden.

FRAGE

Welche Fragen gehen Ihnen als Notarzt durch den Kopf, wenn Sie zu einem Patienten gerufen werden, der über **Kopfschmerzen** klagt?

Antwort Die Ursachen für Kopfschmerzen sind vielfältig. Das wichtigste Ziel ist, **vital bedrohliche Ursachen** für den Kopfschmerz zu erkennen. Dazu gehören z. B. eine **Subarachnoidalblutung**, ein **Subduralhämatom**, eine **Sinusvenenthrombose** oder eine **Meningitis**. Auch Zeichen auf eine intrakranielle Druckerhöhung wie eine **Bewusstseinstrübung**, **Übelkeit und Erbrechen** oder eine **Pupillendifferenz** sind zu beachten. Die klinische Untersuchung, Schmerzcharakter, Lokalisation und Begleitsymptome können Hinweise geben, z. B. **Nackensteifigkeit** bei einer Meningitis oder Subarachnoidalblutung. Ich würde einen Patienten mit unklarem Kopfschmerz auf jeden Fall in ein Krankenhaus bringen, in dem eine intrakranielle Bildgebung erfolgen kann.

FRAGE

Sie treffen auf einen Patienten mit Kopfschmerzen ohne fokalneurologisches Defizit. An welche **Differenzialdiagnosen** denken Sie?

Antwort Häufige Ursachen für Kopfschmerzen **ohne** ein **fokalneurologisches Defizit** sind **Migräne**, **Spannungskopfschmerzen**, **Clusterkopfschmerz** oder die **Trigeminusneuralgie**. Es sollte jedoch immer daran gedacht werden, dass auch eine Subarachnoidalblutung und eine Meningitis ohne fokalneurologisches Defizit einhergehen können!

FRAGE

Angenommen Sie treffen auf einen Patienten mit Kopfschmerzen und einem fokalneurologischen Defizit – welche Differenzialdiagnosen haben Sie im Kopf?

Antwort Kopfschmerzen **mit fokalneurologischem Defizit** können unter anderem vaskulären, infektiösen und neurologischen Ursprungs sein. So können eine **hypertensive Krise** mit Enzephalopathie oder Ischämien, **Sinusvenenthrombosen** (z. B. bei Frauen die frisch entbunden haben), vor allem aber auch **intrazerebrale Blutungen** mit Kopfschmerzen und fokalneurologischem Defizit einhergehen. Bei den infektiösen Ursachen muss immer an eine Meningitis oder Herpes-Enzephalitis gedacht werden. Darüber hinaus können auch komplizierte Migräneanfälle mit einem fokalneurologischen Defizit verbunden sein. Kopfschmerzen mit fokalneurologischem Defizit sind immer ein **Einweisungsgrund** in eine neurologische oder neurochirurgische Klinik!

FRAGE
Können Sie mir kurz die Klinik einer **Subarachnoidalblutung** beschreiben?

Antwort Häufig berichten die Patienten über einen **plötzlichen Vernichtungskopfschmerz** einhergehend mit **Übelkeit und Erbrechen**. In der Hälfte der Fälle geht eine SAB mit einer **Bewusstseinseintrübung** einher. Patienten mit einer SAB können darüber hinaus eine Nackensteifigkeit und Hirnnervenausfälle zeigen.

FRAGE
Können Sie sich vorstellen, wie viele Patienten mit einer SAB lebend ein Krankenhaus erreichen?

Antwort Nur ca. **50 %** aller Patienten mit einer SAB erreichen das Krankenhaus lebend.

MERKE
Patienten mit Verdacht auf eine SAB sollten unverzüglich unter Stabilisierung des Kreislaufs in die nächste neurochirurgische Klinik gebracht werden.

FRAGE
Als Notarzt haben Sie bei einem Patienten den Verdacht auf eine SAB. Beschreiben Sie mir bitte Ihr **Vorgehen**.

Antwort Der Patient sollte unverzüglich unter Monitoring der Vitalfunktionen in ein **Zentrum mit Neurochiurgie/-radiologie** gebracht werden. Man muss darauf gefasst sein, dass sich sein Zustand auf dem Transport verschlechtern kann und er intubiert werden muss. Bewusstseinsgetrübte Patienten sollten großzügig intubiert werden, um eine **Hypoxämie** oder **Hyperkapnie** zu **vermeiden**. Zur Abschirmung eines wachen Patienten kann eine leichte Analgosedierung erfolgen (z. B. 5 mg Diazepam und 15 mg Dipidolor i. v.). Der Blutdruck sollte mit systolischen Werten von 120–150 mmHg im Normbereich gehalten werden. Fieber und eine Hyperglykämie sind unbedingt zu vermeiden.

FRAGE

Sie haben als Hausarzt bei einem Patienten den Verdacht auf eine bakterielle **Meningitis**. Beschreiben Sie mir bitte ihr Vorgehen.

Antwort Zeigt der Patient z. B. eine Trias aus **Fieber**, **Bewusstseinsstörung** und **Meningismus**, so liegt mit hoher Wahrscheinlichkeit eine bakterielle Meningitis vor. Der Patient sollte unverzüglich in ein Krankenhaus eingewiesen werden. Bei alleinigem klinischen Verdacht sollte sofort eine **Antibiose** verabreicht werden (z. B. Cephalosporin 3. Generation + Ampicillin) und ausreichend Flüssigkeit substituiert werden.

FRAGE

Welche bekannten **klinischen Zeichen** kennen Sie, die für eine **Meningoenzephalitis** sprechen?

Antwort Einen wichtigen Anhalt für eine Meningoenzephalitis können die Zeichen nach Lasègue, Kernig und Brudzinski sein:

- Das **Lasègue-Zeichen** ist positiv, falls der Patient beim Anheben des gestreckten Beines Schmerzen verspürt.
- Beim **Kernig-Zeichen** sind die Knie und die Hüfte des Patienten gebeugt und eine Kniestreckung kann wegen Schmerzen nicht durchgeführt werden.
- Von einem positiven **Brudzinski-Zeichen** spricht man, wenn es bei einem liegenden Patienten, dem der Kopf passiv gebeugt wird, zu einer reflektorischen Beugung der Beine kommt.

FRAGE

Gelten die klinischen Zeichen auch uneingeschränkt bei **Kindern**?

Antwort Prinzipiell können Kinder ähnliche Meningitis-Zeichen zeigen, diese treten jedoch oft **erst spät** auf! Gerade kleine Kinder zeigen **oft keine charakteristischen Symptome**, sondern sind nur kränklich und reizbar. Warnsignale sind Beinschmerzen, kalte Hände und Füße oder eine abnorme Hautfarbe.

FRAGE

Was ist häufiger bei einem **Schlaganfall** anzutreffen – eine zerebrale Ischämie oder eine Blutung?

Antwort Insgesamt hat der Apoplex in Deutschland eine sehr hohe Prävalenz (500–800/100.000). Die Inzidenz von **zerebralen Ischämien** ist in Deutschland deutlich **höher** als die der Blutungen.

MERKE Ein CT ist bei einem akuten Schlaganfall zwingend notwendig!

FALLBEISPIEL

Sie kommen als Notarzt zu einem Patienten im Altenheim mit Verdacht auf einen Schlaganfall. Er zeigt eine Halbseitenlähmung links, RR 190/110 mmHg, HF 100/min, SpO_2 96 %, BZ 170 mg/dl.

FRAGE

Wie gehen Sie vor? Senken Sie den Blutdruck?

Antwort Nach einem **Basischeck** der Vitalfunktionen, einer kurzen **Anamnese** und **körperlichen Untersuchung** wird der Patient je nach Bewusstseinslage entweder mit erhöhtem Oberkörper oder in Seitenlage gelagert. Wichtig ist, kurz zu eruieren, ob schon vorher neurologische Defizite vorlagen. Der Patient soll **Sauerstoff** bekommen und einen venösen Zugang an der nichtgelähmten Seite erhalten. Danach erfolgt unter Kontrolle und Sicherung der Vitalfunktionen ein zügiger Transport zur **nächsten Stroke-Unit**. Zeitverluste sollten auf jeden Fall vermieden werden, um eine evtl. notwendige Lysetherapie nicht zu verzögern. Bezüglich des Blutdrucks sollten die notärztlichen Maßnahmen **zurückhaltend** sein! Da die Autoregulation der zerebralen Gefäße gestört ist, kann eine Blutdrucksenkung zur Verschlimmerung der Schädigung führen. Hypertensive Blutdruckwerte behandelt man in der Akutphase des Schlaganfalls nur dann, wenn kritische Werte (> 220 mmHg systolisch, > 120 mmHg diastolisch) überschritten werden oder Organkomplikationen auftreten. **Falls notwendig** muss die medikamentöse **Blutdrucksenkung langsam** erfolgen. Hierzu bietet sich z. B. die vorsichtige Titration von Urapidil (5–15 mg) an. Darüber hinaus sollte auf Hirndruckzeichen geachtet werden, um evtl. eine zügige neurochirurgische Versorgung zu ermöglichen. Blutzuckerwerte < 60 mg/dl oder > 300 mg/dl sollten behandelt werden.

FRAGE

Sie haben einen Patienten mit Schlaganfall erfolgreich und sicher in die Klinik gebracht. Was will der Neurologe in der Notaufnahme nun von Ihnen wissen?

Antwort Wegen dem Lysezeitfenster von ca. 3 Stunden ist der **Beginn der Symptomatik** bei dem Patienten enorm wichtig. Darüber hinaus spielt die **Dauermedikation** des Patienten, vor allem eine eventuelle Antikoagulation, eine wichtige Rolle. Wesentliche **Vorerkrankungen** (Myokardinfarkt, Operationen, Verletzungen, Tumore) sollten ebenfalls übergeben werden.

FRAGE

Welche Gründe für **zerebrale Krampfanfälle** kennen Sie?

Antwort Es gibt sehr unterschiedliche Gründe für zerebrale Krampfanfälle. Sie können zum einen **idiopathisch** auftreten, v. a. bei familiärer Disposition und/oder genetischen Vorerkrankungen. Andererseits können sie auch **symptomatisch** als Folge von anderen Erkrankungen auftreten. So sind Krampfanfälle oft **toxisch** bedingt, z.B. bei Drogenintoxikationen oder beim Alkohol- oder Drogenentzug. Des Weiteren muss immer auch an einen **entzündlichen** Prozess im Sinne einer Meningitis oder Enzephalitis gedacht werden. Weitere Gründe können zerebrale **Raumforderungen** (Tumoren, Blutungen), zerebrale Ischämie und natürlich ein **Schädel-Hirn-Trauma** sein. Epileptische Anfälle können jedoch auch durch metabolische Entgleisungen wie eine Hyper- oder Hypoglykämie oder Urämie oder Elektrolytstörungen bedingt sein. Wichtig ist, an die vielfältigen Gründe für einen zerebralen Krampfanfall zu denken, um kausale Ursachen zu beheben.

FRAGE

Schildern Sie mir bitte die **Basismaßnahmen**, die Sie als Privatperson bei einem Patienten mit epileptischem Anfall treffen können.

Antwort Der Patient muss unbedingt vor Eigenverletzungen bewahrt werden. An eine Polsterung, Entfernen von spitzen Gegenständen (Stühle, Vasen, etc.) und evtl. Umlagerung des Patienten sollte gedacht werden. Nach einem Anfall ist ein postiktaler, soporöser Patient in die **stabile Seitenlage** zu bringen. Falls der Patient erbrochen hat, ist die Mundhöhle vorsichtig von Erbrochenem oder Blut zu befreien.

Keine Notfallmaßnahmen sind die Einbringung eines Gummikeils oder eines Beißschutzes! Von einer Fixation der Gliedmaßen ist wegen der Gefahr einer Gelenkluxation ebenfalls abzusehen.

FRAGE

Was ist ein **Status epilepticus**?

Antwort Als Status epilepticus wird ein außergewöhnlich lang anhaltender Anfall, bzw. eine Serie von Anfällen bezeichnet. Kennzeichnend ist, dass der Patient zwischen den Anfällen **bewusstlos** bleibt. Früher sprach man erst bei einer Dauer von 30–60 Minuten von einem epileptischen Status. Nun spricht man nach 5 Minuten bei generalisierten tonisch-klonischen Anfällen und bei Absencen und fokalen Anfällen nach 20–30 Minuten von einem Status epilepticus.

FALLBEISPIEL

Sie werden als Notarzt zu einem Notfall in einer Schule gerufen. Ein 18-jähriger Schüler liegt im Klassenzimmer auf dem Boden und krampft. Die Lehrerin schildert, dass er nun mehr seit ca. 10 Minuten nicht ansprechbar sei und Muskelzuckungen in den Armen und Beinen zeige.

FRAGE

Schildern sie Ihr Vorgehen.

Antwort In diesem Fall ist von einem **generalisiert-klonischen Anfall** auszugehen. Es ist unverzüglich ein möglichst krampfungefährdeter Zugang zu legen (Ellenbeuge ist ungeeignet) und gut zu sichern. Ein Basismonitoring sollte parallel angelegt werden, um die Vitalparameter zu messen. Die primäre antikonvulsive Therapie erfolgt mit einem **Benzodiazepin** (z. B. Lorazepam 0,1 mg/kg KG, Diazepam 0,25 mg/kg KG). Bei Kindern oder Erwachsenen, bei denen kein i. v. Zugang gelegt werden kann, kann Diazepam auch rektal (10–20 mg Rektiole Diazepam) oder Midazolam nasal gegeben werden. Bei Unwirksamkeit des Benzodiazepins sollte auf **Phenytoin** 15–20 mg/kg KG zurückgegriffen werden (50 mg/min über 5 min, Rest über 30 min, max. 30 mg/kg KG). Die nächste Stufe wäre die Einleitung einer **Narkose** mit Thiopental (3–5 mg/kg KG) und Midazolam (0,2 mg/kg KG) ohne die Verwendung von Muskelrelaxanzien.

Parallel sollte eine Hypoglykämie mittels Stix ausgeschlossen werden. Bei Verdacht auf einen ethanolassoziierten Anfall wird Thiamin 100 mg i. v. gegeben.

MERKE

Ein generalisiert tonisch-klonischer Anfall ist lebensbedrohlich und benötigt sofort intensivmedizinische Behandlung!

FRAGE

Auf was müssen Sie bei der i. v. Gabe von **Phenytoin** achten?

Antwort Phenytoin darf eigentlich nur unter **Intensivüberwachung** gegeben werden, da es stark **proarrythmische** Nebenwirkungen hat. Außerdem muss ein sicherer Zugang vorliegen, da es bei Paravasaten zu Hautnekrosen kommen kann.

3.5 Gastrointestinale Notfälle

FRAGE

Kennen Sie Leitsymptome für das **akute Abdomen**?

Antwort Leitsymptom ist der akute starke bis stärkste **Bauchschmerz**. Bei der klinischen Untersuchung findet man meistens eine deutliche **Abwehrspannung**. Weitere Symptome können **Übelkeit** mit **Erbrechen**, eine **Darmatonie** und im Extremfall eine **Schocksymptomatik** sein. Durch die Schmerzen entsteht oft eine oberflächliche Atmung. Erhöhte Temperatur und Exsikkose sind auch zu beobachten.

FRAGE

Nennen Sie mir bitte verschiedene **Ursachen** eines akuten Abdomens.

Antwort Zum akuten Abdomen kann es z. B. durch den **Verschluss eines Hohlorgans** kommen (Ileus, inkarzerierte Hernie). Oft liegen akute **Entzündungen** intraabdomineller Organe (Appendizitis, Cholezystitis, Pankreatitis,

Divertikulitis, Andexitis) vor. Weitere Ursachen können eine **Organperforation** (Ulkus, Divertikel, Trauma), eine akute **Durchblutungsstörung** (Pfortaderthrombose, Mesenterialinfarkt) oder eine **intraabdominelle** Blutung (Aneurysma-, Milzruptur, Extrauteringravidität) sein. Auch **extraabdominelle Ursachen** können sich unter dem Bild eines akuten Abdomens darstellen. Dazu gehören z. B. ein Hinterwandinfarkt, eine basale Pneumonie, metabolische Entgleisungen oder eine Hodentorsion.

FRAGE

Bei welcher **Verdachtsdiagnose** eines akuten Abdomens geben Sie zügig **viel Volumen**?

Antwort Bei fast allen Formen des akuten Abdomens ist eine großzügige Volumengabe indiziert. Das gilt insbesondere für einen **Ileus**, wo es durch Volumenverschiebungen zum Verlust großer Flüssigkeitsmengen kommt.

FRAGE

Welche therapeutischen Möglichkeiten haben Sie als Notarzt bei einer akuten **gastrointestinalen Blutung**?

Antwort Die therapeutischen Möglichkeiten sind präklinisch bei gastrointestinalen Blutungen sehr beschränkt. Das Therapieziel muss es sein, **Sekundärkomplikationen** durch massiven Blutverlust zu vermeiden. Nach einer schnellen Einschätzung der Situation, einer kurzen klinischen Untersuchung und der Erhebung der Vitalparameter sollte unverzüglich die nächste geeignete Klinik angefahren werden. Die therapeutischen Möglichkeiten beschränken sich auf die Sicherung der Vitalfunktionen und adäquate Volumengabe mit Kolloidlösung über möglichst zwei großlumige Zugänge. Unter Umständen kann auch eine Intubation und Beatmung angezeigt sein.

FRAGE

Was halten Sie von der präklinische Anlage einer **Magensonde**?

Antwort Das Legen einer Magensonde ist sicherlich sinnvoll, sollte jedoch in der Notaufnahme erfolgen. Das Risiko für eine Perforation, Blutung oder Aspiration ist präklinisch zu groß. Darüber hinaus dauert die Anlage einer Magensonde bei wachem Patienten zu lange und verzögert nur unnötig die Diagnostik und die Therapie.

FRAGE

Welche speziellen Methoden zur Therapie einer **Ösophagusvarizenblutung** gibt es und halten Sie diese präklinisch für sinnvoll?

Antwort Zur Tamponade von Ösophagusvarizen oder Mallory-Weiss-Blutungen stehen die **Sengstaken-Blakemore-** und die **Linton-Nachlass-Sonde** zur Verfügung. Die Idee ist, dass bei massiven kreislaufwirksamen oberen GI-Blutungen die Blutung durch eine Ballontamponade kontrolliert werden kann. Innerklinisch ist die Anlage solcher Sonden bei Ösophagusvarizen sicher sinnvoll. Präklinisch birgt die Anlage zu hohe Risiken. Das Einzige was dem Patienten hilft, ist der zügige Transport in eine Bereitschaftsklinik zur therapeutischen Notfallendoskopie.

FRAGE

In welches Krankenhaus fahren Sie mit einem Patienten mit akuter oberer gastrointestinaler Blutung?

Antwort Das anzusteuernde Krankenhaus sollte über eine **Notfallendoskopiemöglichkeit**, eine **Intensivstation** und eine **Viszeralchirurgie** verfügen.

FRAGE

Was halten Sie von der Aussage, dass Patienten mit einem unklaren oder akuten Abdomen präklinisch **keine Analgetika** verabreicht werden sollten?

Antwort Es sollte kein Patient unnötig Schmerzen erleiden, vor allem dann nicht, wenn er unter Bauchschmerzen leidet und den Notarzt gerufen hat. Der Gedanke, dass durch eine adäquate Analgesie die Symptomatik oder eine Abwehrspannung verschleiert wird, sollte der Vergangenheit angehören. Darüber hinaus dient die Schmerzbekämpfung auch dazu, die Kaskade beim Multiorganversagen frühzeitig zu unterbrechen.

MERKE

Voraussetzung für die Analgesie ist eine vorherige zielgerichtete Anamnese mit Untersuchung und sorgfältiger Dokumentation des Befundes.

FRAGE

Zu welchen **Medikamenten** würden Sie also präklinisch als Notarzt bei z. B. Verdacht auf eine **Ulkusperforation** greifen?

Antwort An präklinischen Analgetika empfiehlt sich eine Kombination aus einem **Nichtopioidanalgetikum** (z. B. Metamizol 1 g als Kurzinfusion) mit einem **Spasmolytikum** (z. B. Butylscopolamin 10–20 mg i. v.) und einem **Opiat** (z. B. Morphin 2–4 mg, Piritramid 7,5–15 mg). Wichtig ist, dass die oft beschriebene negative Wirkung der Opiate auf den Sphinktertonus (z. B. bei Gallenkoliken) zu vernachlässigen ist.

3.6 Psychiatrische Notfälle

FRAGE
Wie ist der psychiatrische Notfall **definiert**?

Antwort Von einem psychiatrischen Notfall wird gesprochen, wenn es durch eine akut aufgetretene psychiatrische Erkrankung oder eine Eskalation einer bestehenden Erkrankung zur Gefährdung von Leben und Gesundheit des Patienten und/oder seiner Umgebung kommt.

FRAGE
Sind psychiatrische Notfälle **häufig**?

Antwort Die Häufigkeit psychiatrischer Notfallsituationen wird oft unterschätzt. Knapp **9 %** aller Notfälle im Rettungsdienst gehen auf psychiatrische Krankheitsbilder zurück. Psychiatrische Notfälle stehen damit nach internistischen und chirurgischen Notfällen an dritter Stelle!

Notärzte werden am häufigsten zu Einsätzen mit Alkohol und drogenassoziierten Störungen, Erregungszuständen und Suizidhandlungen gerufen.

FRAGE
Beschreiben Sie mir bitte die wichtigsten **Leitsymptome** des psychiatrischen Notfalls.

Antwort Wichtige Leitsymptome für den psychiatrischen Notfall sind Störungen der Stimmung, des Bewusstseins und des Antriebs. Meist liegen mindestens zwei der Symptome parallel vor. Das Problem besteht darin, zwischen einer psychischen und einer somatischen Störung zu differenzieren.

FRAGE
Nennen Sie mir bitte ein paar absolute Notfälle, die eines Notarztes bedürfen.

Antwort Situationen, in denen akuter Handlungsbedarf besteht, sind Situationen, in denen für den Patient oder dessen Umfeld eine **akute Lebensgefahr** besteht. Hierzu gehören z. B. **Suizidpläne** bzw. ein **Suizidversuch**, **Aggressivität** oder konkrete **Fremdtötungsabsichten** im Rahmen von bestehenden Erkrankungen, **schwere Intoxikationen** und das oft unterschätzte **Delir**.

FRAGE
Wohin würden Sie als Notarzt einen Patienten bringen, der psychiatrische Symptome zeigt?

Antwort Besteht aufgrund einer somatischen Erkrankung, die sich durch psychische Symptome äußert, eine Gefährdung für die Gesundheit, so erfolgt die Einweisung in ein somatisches Krankenhaus. Liegt eine psychiatrische Grunderkrankung vor oder fehlen Hinweise auf eine somatische Erkrankung, so kann der Patient direkt in die Psychiatrie gebracht werden. Im Zweifel sollte jedoch zunächst immer zuerst eine somatische Ursache ausgeschlossen werden!

FRAGE
Gibt es **allgemeine Verhaltensregeln** bei psychiatrischen Notfällen?

Antwort Am wichtigsten ist es, auf seinen **Eigenschutz** zu achten und sich bei aggressiven Personen nicht selbst gefährden. Der Patient sollte immer **ernst** genommen werden und ihm eine gewisse **Wertschätzung** entgegengebracht werden. Durch eine bestimmte Höflichkeit können ihm ggf. **Grenzen** gesetzt werden oder er kann auf mögliche Folgen seines Handelns hingewiesen werden. Man sollte sein Vorgehen immer vorher **erklären** und dem Patienten **nichts versprechen**, das evtl. nicht eingehalten werden kann. Man sollte versuchen, sich kurz und prägnant zu äußern und **keine Diskussionen** anfangen. Auf keinen Fall sollte man moralisieren, Schuldzuweisungen machen, sich provozieren lassen oder den Wahn eines Patienten infrage stellen.

FRAGE
Kennen Sie psychiatrische Ursachen für **Erregungszustände**?

Antwort Wichtige Ursachen für Erregungszustände sind **Manie**, **agitierte Depression**, **schizophrene Psychosen**, **Intoxikationen**, **Entzug**, **hirnorganische Psychosyndrome** oder psychogene Reaktionen im Rahmen von **Belastungs- oder Persönlichkeitsstörungen**. Wichtig ist hier wiederum, dass viele internistische und neurologische Erkrankungen ebenfalls Erregungszustände hervorrufen können, die immer abgeklärt werden sollten.

FRAGE
Was ist das Ziel einer **Pharmakotherapie bei akuten Erregungszuständen** (z. B. manischer Patient) und auf welche Medikamente würden Sie zurückgreifen?

Antwort Das Ziel einer Pharmakotherapie bei Erregungszuständen sollte es sein, eine Kontakt- und Gesprächsfähigkeit herzustellen sowie eine Explorationsfähigkeit zu erhalten. Die Therapie sollte einen raschen Wirkungseintritt haben, die aktuelle Symptomatik abmildern sowie ggf. eine Fremd- oder Selbstgefährdung mindern.

Hierzu eignen sich vor allem Benzodiazepine und Neuroleptika. Bei den **Benzodiazepinen** kommen vor allem Diazepam und Lorazepam infrage. Sie wirken angst- und spannungslösend, sedierend und antikonvulsiv. Als **Neuroleptikum** besitzt Haldol® eine antipsychotische und dämpfende Wirkung.

Haldol gilt als das sicherste antipsychotische Notfallmedikament und ist auch bei Alkoholdelir und Alkoholpsychosen zugelassen.

FRAGE

Sie geben einem Patienten mit psychotischen Symptomen **Haldol®**. Was kann dabei passieren?

PLUS Ein relativ häufig verschriebenes Medikament, das als Nebenwirkung Frühdyskinesien hervorrufen kann, ist **Metoclopramid**. Es wirkt als Dopamin-Antagonist antiemetisch und wird deshalb oft verordnet.

Antwort Haldol kann, wie andere klassische Neuroleptika, sog. **neuroleptikainduzierte Frühdyskinesien**, also bizarre, unwillkürliche Kontraktionen der quergestreiften Muskulatur hervorrufen. Dazu gehören akute dystone Reaktionen, eine akute Akathisie und das medikamentöse Parkinson-Syndrom. Im Sinne der dystonen Reaktionen können die Patienten eine tonisch konjugierte Blickwendung nach oben (okulogyre Krise), einen Blepharospasmus, Torticollis, Zungenprotrusionen (linguale Dystonie), Schlundkrämpfe (pharyngeale/laryngeale Dystonie), einen Opisthotonus oder bizarre Extremitätenhaltungen entwickeln.

Akute dystone Reaktionen können sehr schmerzhaft sein und werden in der Regel mit der parenteralen Gabe von **Beperiden** (z. B. Akineton® 5 mg i. v.) behandelt. Nach ca. 10 Minuten kommt es dann zu einer schnellen Besserung der Symptomatik.

FRAGE

Was bedeutet **Suizidalität**?

Antwort Suizidalität bezeichnet die **Gefährdung zum Selbstmord**. Sie beschreibt die Gesamtheit aller Denk- und Verhaltensweisen eines Menschen, die selbstdestruktiven Charakter haben können und durch Handeln oder Nichthandeln den eigenen Tod anstreben oder in Kauf nehmen.

FRAGE

Gibt es **Kriterien** für akute Suizidalität?

Antwort Die akute Suizidalität ist ein absoluter psychiatrischer Notfall und erfordert wegen der unmittelbaren Gefährdung von Leben und Gesundheit eine unmittelbare stationäre Einweisung. Kriterien für eine akute Suizidalität beinhalten die direkte Äußerung suizidaler Gedanken, eine gedanklich starke Beschäftigung mit Suizidoptionen, die schon lange andauern und oft zwanghaften Charakter haben. Personen mit Suizidversuchen in der Anamnese sind besonders gefährdet, vor allem dann, wenn sie keine Distanz zur vollzogenen suizidalen Handlung aufweisen. Suizidversuche im Freundes- oder Familienkreis sowie manifeste psychiatrische Erkrankungen erhöhen ebenfalls das Risiko für einen Suizid. Besonders aufmerksam sollte man sein, wenn die Person konkrete Vorbereitungen getroffen hat und über kein soziales Netzwerk verfügt. Auch plötzliche Heiterkeit bzw. Gelassenheit nach Angst und Depressivität sind besonders gefährlich.

FRAGE

Was können Sie mir zum Thema **Einwilligungsfähigkeit** bei psychiatrischen Notfällen erzählen?

Antwort Therapeutische Maßnahmen dürfen nur dann durchgeführt werden, wenn die Einwilligung des Betroffenen nach vorheriger Aufklärung vorliegt. Hierfür ist die Einwilligungsfähigkeit notwendig. Diese ist nur gegeben, wenn der Patient die für die Behandlung relevanten Informationen versteht und sie rational verarbeiten kann. Darüber hinaus muss der Patient seine momentane Situation und die sich daraus ergebenden Folgen einschätzen können. Diese Voraussetzungen sind bei psychiatrischen Notfällen oft nicht gegeben.

Der Gesetzgeber hat solche Probleme unter dem Gesichtspunkt der **mutmaßlichen Einwilligung** oder des **rechtfertigenden Notstandes** im § 34 StGb geregelt. Hiernach sind unaufschiebbare ärztliche Handlungen, die nicht zuvor durch einen Richter oder eine Behörde geregelt werden können, möglich und straffrei.

FRAGE

Sie wollen einen Patienten, den sie als akut suizidgefährdet einschätzen, **zwangseinweisen**. Erklären Sie bitte kurz die rechtliche Situation.

Antwort Die Mehrzahl der Suizidenten begeht einen suizidalen Akt in einem Zustand der krankhaften Einschränkung der Willensbildung. Dadurch ist eine stationäre Einweisung im Sinne des **rechtfertigenden Notstandes nach § 34** des StGb auch gegen den Willen des Patienten gerechtfertigt. Für den Notfall gelten die **Unterbringungsgesetze** der einzelnen Bundesländer mit dem Ziel des Schutzes der Allgemeinheit und der einzelnen Person. Eine Behandlung des Patienten gegen seinen Willen muss von einem Richter genehmigt werden. Die kurzfristige Zwangseinweisung in eine psychiatrische Klinik erfolgt durch den Notarzt und die Polizei.

3.7 Pädiatrische und gynäkologische Notfälle

FRAGE

Kennen Sie Zeichen für **respiratorische Störungen bei Kindern**?

Antwort Zeichen für respiratorische Störungen bei Säuglingen und Kleinkindern sind Nasenflügeln, Einziehungen am Jugulum, am Rippenbogen und der Interkostalräume durch Zuhilfenahme der Atemhilfsmuskulatur. Zyanose, motorische Unruhe, Bewusstseinsstörungen und Bradykardie sind hingegen Spätzeichen für respiratorische Störungen und erfordern eine sofortige Intubation und Beatmung.

FRAGE

Wie können Sie klinisch **Verlegungen der oberen Atemwege** von einer Obstruktion der **tiefen** Atemwege bei Kindern unterscheiden?

Antwort Bei Verlegung der **oberen** Atemwege ist meist ein **inspiratorischer Stridor** zu hören und **Einziehungen** über dem Jugulum und interkostal zu sehen. Zeigt das Kind ein **verlängertes Exspirium**, **Giemen** und evtl. eine **Überblähung** der Lunge, so ist eher von einer bronchialen oder bronchiolären Obstruktion auszugehen. Ein **exspiratorischer Stridor** ist ebenfalls ein Kennzeichen für eine Enge der **unteren** Atemwege.

FRAGE

Nennen Sie bitte die häufigsten **Gründe** für eine Verlegung der oberen Atemwege bei Kindern.

Antwort Bei Kindern ist die Aspiration von **Fremdkörpern** relativ häufig (z.B. Bonbons, Lego). Eine andere Ursache sind **infektbedingte** Schwellungen. Bei den letzteren unterscheidet man den Pseudokrupp von einer Epiglottitis.

FRAGE

Was tun Sie, wenn ein Kind einen **Fremdkörper** verschluckt hat?

Antwort Wenn das Kind hustet, hat es den Fremdkörper wahrscheinlich aspiriert. Hier ist es wichtig zu beurteilen, ob das Kind **effektiv hustet**. Ist dies der Fall, so sollte man beobachten, ob der Fremdkörper zum Vorschein kommt und sich das Kind beruhigt. Man kann durch die Körperhaltung (Kopf tief) das Abhusten des Fremdkörpers unterstützen. Falls der Fremdkörper nicht zum Vorschein kommt und das Husten persistiert und das Kind ansonsten stabil ist, würde ich es mit in die Klinik nehmen und dort den Fremdkörper in Narkose und evtl. mithilfe einer **Bronchoskopie** entfernen lassen. Ist das Kind bewusstlos, muss ich intubieren. Eventuell kann ich bei der **Laryngoskopie** den Fremdkörper sehen und entfernen. Bei Kreislaufstillstand sind die Maßnahmen der kardiopulmonalen Reanimation angezeigt. Ist eine Intubation bei kompletter Verlegung der Atemwege nicht möglich, muss der Atemweg invasiv gesichert werden, z.B. durch eine **Konitomie**.

FRAGE

Wie unterscheiden sich die **Epiglottitis** und der **Pseudokrupp**?

Antwort Bei der Differenzialdiagnose des Krupp-Syndroms unterscheidet man Epiglottitis und Pseudokrupp (➤ Tab. 3.1). Ein „echter Krupp“ bzw. die Diphtherie, kommt in Europa dank flächendeckender Impfungen kaum mehr vor.

Tab. 3.1 Differenzialdiagnose des Krupp-Syndroms

	Epiglottitis	**Pseudokrupp/Laryngotracheitis**
Erreger	Bakterien (Hämophilus influenzae, Strepto-, Staphylokokken)	Viren (Parainfluenza-, Influenza-, Rhino-, Adenoviren)
Verlauf	foudroyant, schnell	langsamer, protrahierter Verlauf
Stridor	inspiratorisch, leise	in- und exspiratorisch
Atmung	langsam, ruhig	schnell, mühevoll
Verhalten	ruhig, konzentriert, schwer krank	unruhig, agitiert, wenig beeinträchtigt
Speichelfluss	häufig	fehlt
Fieber	> 39 °C	kein oder wenig Fieber
Stimme	kloßig	heiser
Husten	selten	bellend!!
Schlucken	Schluckbeschwerden	keine Schluckbeschwerden

FRAGE

Schildern Sie kurz ihr **Vorgehen** bei einer **stenosierenden Laryngo-Tracheitis**.

Antwort Die Therapie liegt in der **Beruhigung** von Eltern und Kind, Gabe von O_2, **Inhalation** von Adrenalin, evtl. rektale Verabreichung von **Kortikoiden** (Rectodelt®). Eine medikamentöse Sedierung ist selten notwendig.

FRAGE

Unterscheidet sich Ihr **Vorgehen** bei einer **akuten Epiglottitis**?

Antwort Die Epiglottitis ist im Gegensatz zum Pseudokrupp ein absolut **lebensbedrohlicher** Zustand. Eine Manipulation am Kind sollte auf jeden Fall vermieden werden – **keine** Absaugung, i. v. Zugänge, oder Laryngoskopieversuche! In möglichst ruhiger Atmosphäre solle das Kind auf dem Arm der Mutter unverzüglich ins nächste Krankenhaus gebracht werden. Bei zunehmender Hypoxie, Atemnot und Erschöpfung sollte eine vorsichtige Maskenbeatmung versucht werden. Eine Intubation sollte, falls möglich vermieden werden!

MERKE

Bei einer Epiglottitis darf kein Rectodelt® gegeben werden!

FRAGE

Nennen Sie bitte Ursachen für **Krampfanfälle** im Kindesalter.

Antwort Die Ursachen für Krampfanfälle bei Kindern sind Fieber, Meningitis, Intoxikationen, Säuglingstoxikose, akute Dehydratation, Hypoglykämie oder Schädel-Hirn-Traumen.

FRAGE

In welchem Alter bekommen Kinder typischerweise **Fieberkrämpfe** und wie sehen diese aus?

Antwort Fieberkrämpfe kommen meist bei Kindern **zwischen einem halben und 6 Jahren** vor. Sie werden meist begleitet von einem **akuten Fieberanstieg** und sind meist **nur kurz andauernd**. Die Krampfanfälle sind meist **generalisiert tonisch-klonisch**. Kinder mit bekannter Epilepsie neigen oft zu Krampfanfällen bei fieberhafter Erkrankung. Bei Krampfanfällen mit Fieber sollte immer an eine Meningitis oder eine Enzephalitis gedacht und diese ausgeschlossen werden.

FRAGE

Wie therapieren Sie Kinder mit akuter **Dehydratation** bei einer Gastroenteritis?

Antwort Falls das Kind noch dazu in der Lage ist, selbst zu **trinken** und ausreichend Flüssigkeit zu sich nehmen kann, sollte eine **orale Rehydratation** angestrebt werden. Ist das Kind stark exsikkiert und zeigt schon eine Tachykardie mit Tachypnoe und hohem Fieber, so sollten **i. v. Infusionen** gegeben werden. Bei akuten Dehydratationen sollten ca. 20 ml/kg KG Vollelektrolytlösung in 30 Minuten infundiert werden. Der aktuelle Bedarf richtet sich nach dem Alter, dem Basisbedarf, dem Defizit und den anhaltenden Verlusten.

FRAGE

Wie äußert sich eine **vorzeitige Plazentalösung**?

Antwort Unter einer vorzeitigen Plazentalösung wird jede partielle oder vollständige Ablösung der Plazenta vor der Geburt bezeichnet. Es handelt sich zwar um eine seltene, aber eine für Mutter und Kind sehr gefährliche Situation (für das Kind höchste perinatale Mortalität!). Charakteristisch für eine vorzeitige Plazentalösung sind **heftige, plötzlich auftretende Unterleibsschmerzen**. Sie werden meistens, aber nicht immer, von einer **vaginalen Blutung** begleitet. Der Uterus tastet sich druckdolent und ist bretthart.

FRAGE

Wie gehen Sie bei einer vorzeitigen Plazentalösung vor?

Antwort Die Schwangere muss sofort in die nächste **Klinik** transportiert werden und dort unmittelbar eine **Sectio** bekommen. Die aufnehmende Klinik ist unbedingt zu benachrichtigen, damit der Eingriff ohne Zeitverzug begonnen werden kann. Die beste Lagerung für den Transport sind die **Fritsche-Lagerung** bzw. die **Linksseitenlage** mit gleichzeitiger **Schocklagerung**. Während des Transports sollte die Patientin mit Diazepam sediert werden und evtl. eine Tokolyse erfolgen. Von digitalen Untersuchungen oder einer Tamponade der Vagina ist unbedingt abzusehen!

FRAGE
Welches **Medikament** steht Ihnen zur **Tokolyse** auf dem RTW zur Verfügung?

Antwort Zur Wehenhemmung kann im Notfall das β-Sympatomimetikum **Fenoterol** (Berotec®-Spray) verwendet werden. Aufgrund der hohen β_2-Rezeptordichte des Myometriums bewirkt Fenoterol eine Uterusrelaxation.

Zusätzlich steht mit **Nifedipin** ein zweites tokolytisches Medikament zur Verfügung, dass über die Erschlaffung der glatten Muskulatur ebenfalls zur Hemmung der Wehen führt.

FRAGE
Was versteht man unter **Präeklampsie** und **Eklampsie**?

Antwort Als Präeklampsie wird eine **Hypertonie** in der Schwangerschaft bezeichnet, die nach der 20. SSW von einer **Proteinurie** begleitet wird. Zusätzlich existiert die alte Bezeichnung **EPH-Gestose**, die neben der Proteinurie und dem Hypertonus noch die **Ödeme** einschließt. Die Präeklampsie kann in eine Eklampsie übergehen und sollte daher früh erkannt werden. Unter Eklampsie wird die Steigerung der Präeklampsie mit **tonisch-klonischen Krämpfen** bis hin zum Koma bezeichnet.

FRAGE
Welche **Maßnahmen** ergreifen Sie bei schwerer schwangerschaftsinduzierter Hypertonie bzw. einer drohenden Eklampsie?

Antwort Der Blutdruck sollte langsam gesenkt werden (ca. 10 mmHg/h). Eine Unterversorgung der Plazenta bzw. des Kindes muss auf jeden Fall vermieden werden. Für die antihypertensive Therapie eignet sich **Dihydralazin** (z. B. Nepresol® 5 mg i. v.) oder **Urapidil** (z. B. Ebrantil® 20 mg i. v.). Falls notwendig, sollte die Patientin leicht sediert werden (z. B. Valium®). Zur antikonvulsiven Therapie könnte Magnesiumascorbat verwendet werden (initial 2–4 g i. v., dann als Dauerinfusion mit 1 g/h).

FRAGE
Was tun Sie, wenn Sie als Notarzt zu einer **Geburt** gerufen werden? Ist es sinnvoll, einen Versuch zu unternehmen, die Geburt aufzuhalten?

Antwort Ist eine Geburt spontan in Gang gekommen, kann man sie in aller Regel nicht aufhalten oder verzögern. Solange die Geburt sich in der Eröffnungsphase befindet, ist meist noch genug Zeit, die Schwangere in eine Klinik zu transportieren. Hat die Austreibungsphase begonnen, d. h. sind Presswehen vorhanden, die in der Regel gut zu erkennen sind, oder ist der Kopf des Kindes während der Wehen zu erkennen, sollte man nicht mehr versuchen, die Patientin noch vor der Geburt des Kindes zu transportieren.

FRAGE

Welche **Vorbereitungen** treffen Sie bei anstehender Geburt, die nicht mehr aufzuhalten ist?

Antwort Der Wagen sollte vorgeheizt sein und die Fahrt unterbrochen werden. Falls möglich sollte sofort ein Baby-NAW und/oder eine Hebamme nachgefordert werden. Zudem sollte Geburtsbesteck gerichtet werden. Sehr wichtig ist es, möglichst warme Tücher bereit zu haben, in die das Neugeborene eingepackt werden kann, damit es nicht auskühlt. Die Absauger sollte einsatzbereit sein und der Babynotfallkoffer geöffnet werden. Natürlich sollten die Hände desinfiziert werden und sterile Handschuhe angezogen werden.

FALLBEISPIEL

Sie kommen als Notarzt zu einer Hausgeburt. Das Kind ist vor 20 Minuten zur Welt gekommen und munter. Die Hebamme erklärt ihnen, dass es postpartal zu starkem Blutverlust gekommen ist, die Plazenta ist vollständig abgestoßen.

FRAGE

Wie schätzen Sie die Lage ein und was können Sie tun?

Antwort Eine postpartale Blutung mit Uterusatonie kann zu massiven Blutverlusten führen. Die Mutter muss **ohne Zeitverlust ins nächste Krankenhaus** gebracht werden. Auf dem Weg sollten ihr zwei **großlumige Zugänge** gelegt und eine Volumentherapie begonnen werden. Um die Blutung zu stoppen, kann der Credé- oder Hamilton-Handgriff angewendet werden. Beim **Credé-Handgriff** erfolgt ein Hochziehen des Uterus mit Kompression von außen. Beim **Hamilton-Handgriff** wird der Uterus mit einer Hand von vaginal nach oben gedrückt und mit der zweiten Hand von außen komprimiert.

FALLBEISPIEL

Sie werden zu einer schwangeren Patientin in der 25. SSW gerufen. Sie ist tachykard, hat eine kaltschweißige Haut und ist hyperventiliert. Sie berichtet, dass ihr plötzlich schwindelig geworden sei, und dass sie kurz das Bewusstsein verloren hätte. Ihr gehe es aber schon besser.

FRAGE

Welche **Verdachtsdiagnosen** haben Sie und wie gehen Sie vor?

Antwort Die Symptome der Patientin und ihre fortgeschrittene Schwangerschaft lassen bei Abklingen der Symptomatik auf ein **V.-cava-Kompressionssyndrom** schließen. Differenzialdiagnostisch sollte an eine Lungenembolie oder eine **vasovagale Synkope** gedacht werden. Das V.-cava-Kompressionssyndrom tritt meist im dritten Trimenon in Rückenlage auf. Durch den größer gewordenen Fetus kommt es zur Kompression der V. cava und damit zur Unterbrechung des venösen Rückstroms mit zentralem Volumenmangel. Die Schwangere sollte in **Linksseitenlage** gelagert werden, um die Hohlvene zu entlasten und einen venösen Rückstrom zu gewährleisten. Sie sollte gynäkologisch abgeklärt werden, um andere Probleme auszuschließen.

3.8 Stoffwechsel-Notfälle

FRAGE
Wie würden Sie eine **Hypoglykämie** definieren?

Antwort Die Hypoglykämie ist durch die sog. **Whipple-Trias** gekennzeichnet:
- **Plasmaglukose < 50 mg/dl** bzw. 2,8 mmol/l
- klinische Symptome einer Hypoglykämie
- **Besserung der Klinik durch Gabe von Glukose**

Es gibt also keinen definitiven Wert, ab dem von einer Hypoglykämie gesprochen werden kann.

FRAGE
Wie stellt sich ein Patient mit Hypoglykämie dar?

Antwort Der Beginn der Symptomatik ist oft gekennzeichnet durch **Heißhunger, Übelkeit** und **Erbrechen.** Die Symptome sind unter anderem Ausdruck einer sympathoadrenergen Gegenregulation. Es kommt zu **innerer Unruhe, Schwitzen, Tachykardien** und **Tremor.** Durch eine ungenügende Glukoseversorgung des Gehirns kann es auch **Verwirrtheit, Grimassieren, Kopfschmerzen, Schwindel, Sehstörungen, Verhaltensänderungen, Krampfanfällen, Koma** und zur **Hemiplegie** kommen. Wichtig ist, daran zu denken, dass eine Hypoglykämie den Symptomen eines akuten Schlaganfalls sehr ähneln kann.

PLUS Im Rettungsdienst erfolgt bei jedem Patienten eine Blutzuckermessung.

MERKE Bei jeder unklaren Bewusstlosigkeit muss eine Blutzuckerbestimmung erfolgen!

FRAGE
Bitte erklären Sie mir kurz die **präklinische medikamentöse Therapie** bei einer Hypoglykämie.

Antwort Zur Therapie bietet sich bei **Erwachsenen** initial **Glukose 40 % i. v.** an (0,5–1 ml/kg KG). Bei **Kindern** sollte Glukose **20 %** verwendet werden (1–2,5 mg/kg KG). Eine Broteinheit entspricht ungefähr 10 g Glukose, dies führt zu einer Blutzuckeranhebung von ca. 30–40 mg/dl.

PLUS Im Zweifel gilt bei unklarer Bewusstlosigkeit, v. a. bei älteren Menschen, „erst essen dann messen", d. h. Glukosegabe auch ohne BZ-Messung.

FRAGE
Können Sie ein **diabetisches Koma** von einem **hypoglykämischen Koma** unterscheiden, ohne den Blutzucker zu bestimmen?

Antwort Die Unterscheidung, ob bei einer unbekannten, bewusstlosen Person ein hypoglykämischer Schock oder ein diabetisches Koma vorliegt ist ohne Blutzuckerbestimmung nicht leicht. Dennoch lassen sich die beiden Krankheitsbilder in ihrer Entwicklung und Klinik unterscheiden. Während sich ein diabetisches Koma **langsam** und über Tage entwickelt, tritt eine Hypoglykämie meist **schnell** und innerhalb von Minuten auf. Typischerweise klagen Personen mit einem hypoglykämischen Koma über **Durst**, während Personen mit Unterzucker eher angeben, **Hunger** zu empfinden. Ist keine Anamnese möglich, so kann der Muskeltonus des Patienten einen Aufschluss über die Diagnose geben. Während Patienten mit Coma diabeticum meist eine **hypotone Muskulatur** aufweisen und sich nie Krämpfe zeigen, sind die Muskeln von hypoglykämischen Personen **hyperton** und zeigen oft einen Tremor. Ein weiteres Unterscheidungsmerkmal ist die Haut, die bei diabetischem Koma trocken und heiß ist – bei hypoglykämischem Schock eher feucht. Aussagekräftig ist darüber hinaus die Atmung. Beim ketoazedotischen Koma kann z. B. der typische **Azetongeruch** wahrgenommen werden.

MERKE Bestehen nur geringste Zweifel, darf kein Insulin gegeben werden! Während eine Glukosegabe beim diabetischen Koma kaum zur Verschlechterung führt, kann die Insulingabe beim hypoglykämischen Patienten letal sein!

FRAGE
Schildern Sie bitte kurz die typischen **Symptome** einer **Urämie**.

Antwort Eine Urämie bezeichnet ein Syndrom, das sämtliche Symptome einer **fortgeschrittenen Niereninsuffizienz** beinhaltet. Sie kommt zustande durch die Unfähigkeit der Niere, die harnpflichtigen Substanzen auszuscheiden. Dadurch kommt es zu folgenden charakteristischen Symptomen:

- Die Patienten riechen urinartig (**Foetor uraemicus**).
- **Erbrechen**, **Diarrhö**, **Übelkeit**
- Die Haut ist oft trocken bis blassgelb (**Café au Lait**) und durch einen **Pruritus** gereizt.
- Die Patienten zeigen oft **Konzentrationsschwäche**, **Antriebslosigkeit**, **Bewusstseinsstörungen** bis hin zum Koma.
- Aufgrund der fehlenden Ausscheidung kommt es je nach Stadium der Niereninsuffizienz zur **Dehydratation** mit Polyurie oder zur Hyperhydratation mit Anurie, bzw. Oligurie und Ödembildung.
- Dazu kann eine Dyspnoe aufgrund eines interstitiellen oder alveolären **Lungenödems** auftreten.
- Wegen des Vitamin-D- und Kalziummangels kommt es darüber hinaus zur Osteomalazie und Myopathie mit Gelenk- und Muskelschmerzen.

FRAGE
Welche **Elektrolyte** können **Herzrhythmusstörungen** verursachen?

Antwort Am häufigsten entstehen Herzrhythmusstörungen durch Entgleisungen des **Kalium**haushalts. Aber auch erhöhte bzw. erniedrigte **Kalzium-** und **Magnesium**werte können zu Herzrhythmusstörungen führen.

FRAGE
Können Sie mir erklären, wie es zu einer **Hypokaliämie** kommen kann?

Antwort Der Serum-Kaliumspiegel liegt bei Erwachsenen normalerweise zwischen 3,6 und 5,0 mmol/l. Bei Werten < 3,6 mmol/l spricht man von einer Hypokaliämie. Man unterscheidet eine verlustbedingte Hypokaliämie von einer verteilungsbedingten Hypokaliämie.

- **Kaliumverluste** entstehen bei reduzierter oraler Zufuhr, intestinalen (Diarrhö, Laxanzienabusus) und renalen Verlusten. Eine verminderte Kaliumrückresorption kann durch Nierenerkrankungen, Stoffwechselerkrankungen (Hyperaldosteronismus, Cushing-Syndrom, Herzinsuffizienz, Leberzirrhose) oder sekundär durch Medikamente erfolgen.
- Eine **verteilungsbedingte** Hypokaliämie entsteht z. B. bei Störungen des Säure-Basen-Haushalts (Alkalose) oder durch Insulingabe.

FRAGE
Welche **Medikamente** können eine Hypokaliämie verursachen?

Antwort Am häufigsten entstehen Hypokaliämien iatrogen durch **Diuretika** (v. a. Schleifendiuretika). Darüber hinaus kann eine Therapie mit Mineralo- und Glukokortikoiden zu Hypokaliämien führen.

TIPP Hier auch Ursachen der Hyperkaliämie besprechen!

FRAGE
Wie behandeln Sie eine **Hyperkaliämie**?

Antwort Zunächst sollte eine **kausale Therapie** erfolgen, also z. B. die Kaliumzufuhr beendet oder kaliumsparende Medikamente abgesetzt bzw. die zugrunde liegende Erkrankung behandelt werden. Für die **Akuttherapie** stehen Natriumbikarbonat, Kationenaustauscher, Glukose-Insulin-Infusionen, Kalziumglukonat und die Hämodialyse zur Verfügung (> Kap. 2.2.8).

Eine einfache Möglichkeit, den Kaliumspiegel zügig zu senken ist **Natriumbikarbonat**. Hierfür werden 50–100 ml 8,4 % NaBic langsam über 30 Minuten infundiert. Eine weitere Therapiemöglichkeit besteht in der oralen oder rektalen Gabe von **Kationenaustauschern** (Resonium®), die im Darm Natrium oder Kalzium gegen Kalium austauschen. Zur Förderung des Kaliumeinstroms in die Zellen kann eine **Glukose-Insulin**-Infusion gegeben werden. Hierzu werden 50 ml Glukose 40 % und 10 IE Normalinsulin über 30 Minuten unter engmaschiger Blutzuckerkontrolle verabreicht. Bei akuten Entgleisungen, Kaliumwerten > 7 mmol/l und gleichzeitigen EKG-Veränderungen kann bei fehlenden Kontraindikationen (Hyperkalzämie, Herzglykoside) **Kalziumglukonat** (10 ml 10 %) gegeben werden. Hierdurch werden die hyperkaliämischen Effekte am Myokard neutralisiert, der Kaliumspiegel jedoch nicht gesenkt! Die Therapie mit Kalziumglukonat sollte jedoch nur unter Herz-Kreislauf-Monitoring verabreicht werden. Der Wirkbeginn erfolgt nach 1–3 Minuten und hält 30–60 Minuten an. Bei akutem Nierenversagen, chronischer Niereninsuffizienz oder extrem hohen Kaliumwerten sollte eine **Hämodialyse** erfolgen.

FRAGE
Was ist eine **thyreotoxische Krise**, wie entsteht sie und durch welche Symptome ist sie gekennzeichnet?

Antwort Die thyreotoxische Krise ist eine akute und **lebensbedrohliche Entgleisung der Schilddrüsenhormone**. Meist liegt ihr eine Hyperthyreose zugrunde. Entweder handelt es sich um eine Erstmanifestation einer Hyperthyreose unter Stresssituationen (Operationen, Infektion, Trauma) oder sie kommt durch eine exzessive Jodaufnahme zustande (jodhaltige Kontrastmittel, Amiodaron).

Ihre Klinik wird in **3 Stadien** eingeteilt, die alle durch die plötzliche Freisetzung von Schilddrüsenhormonen erklärt werden können.

- Im **Stadium 1** zeigen die Patienten eine Tachykardie bis Tachyarrythmie, sie sind agitiert und zeigen eine psychomotorische Unruhe. Sie haben Fieber bis 41 °C, und zeigen Zeichen einer Dehydratation. Dazu kommen Übelkeit, Erbrechen und Diarrhö.
- Im **Stadium 2** kommt zusätzlich eine Bewusstseinsstörung mit Stupor, Delirium, Sopor und psychotischen Zeichen mit zeitlicher und örtlicher Desorientierung hinzu.
- Im **Stadium 3** kommt es zum Koma.

MERKE Der Verdacht auf eine thyreotoxische Krise stellt eine Indikation zur sofortigen medikamentösen Therapie dar!

3.9 Polytrauma und Unfälle

FRAGE
Wie ist ein **Polytrauma** definiert?

Antwort Unter einem Polytrauma versteht man Verletzungen verschiedener Organe oder Körperregionen, die alleine oder in Kombination lebensbedrohlich sind.

FRAGE
Reponieren Sie **präklinisch** einen **offenen Bruch**?

Antwort Alle Frakturen sollten nach einer adäquaten Schmerzmedikation in der Achse reponiert werden. Dies geschieht durch ein einfaches „Geradeziehen“ der Fraktur. Danach sollte die Extremität, z. B. mit einer Vakuumschiene ruhiggestellt werden. Die **Reposition** ist wichtig zur Wiederherstellung der Anatomie. Gefäße und Nerven werden entlastet, man sorgt für „Entspannung“ im Gewebe und damit auch für eine Reduktion der Schmerzen. Die Angst, durch eine Reposition etwas zu verletzen, ist unbegründet. Vor einer Reposition sollte der Gefäß- und Nervenstatus dokumentiert werden.

FRAGE
Klassifizieren Sie bitte offene Frakturen.

Antwort Die offenen Frakturen werden in **4 Grade** eingeteilt:
- I: Durchspießung von innen
- II: Gewalt von außen
- III: Gefäß-/Nervenschäden
- IV: subtotale Amputation

FRAGE
Nennen Sie bitte sichere und unsichere Frakturzeichen.

Antwort Zu den **unsicheren** Frakturzeichen werden Schmerz, Deformierung, Funktionsverlust und sichtbarer Knochen gezählt. Die **sicheren** Frakturzeichen sind Fehlstellung, abnorme Beweglichkeit und Knochenreiben.

FRAGE
Gibt es auch eine Klassifikation für **geschlossene Frakturen**?

Antwort Die geschlossenen Frakturen werden nach Weichteilverletzungen eingeteilt in **3 Grade**:
- Grad 0: einfache Frakturformen: fehlende oder unbedeutende Weichteilverletzung
- Grad 1: einfache bis mittelschwere Frakturformen: Schürfung, Kontusion durch Fragmente von innen
- Grad 2: mittelschwere bis schwere Frakturformen: tiefe, verschmutzte Kontusion, Einblutungen, drohendes Kompartmentsyndrom
- Grad 3: schwere Frakturformen: Décollement, Gefäßläsion, Kompartmentsyndrom

FRAGE
Was tun Sie bei Gelenkluxationen, z. B. bei einer **Schultergelenkluxation**?

Antwort Das Problem ist, dass Luxationen präklinisch schwer zu differenzieren und zu reponieren sind. Ohne ein Röntgenbild kann eine evtl. begleitende Fraktur nicht ausgeschlossen werden. Deshalb sollte das Gelenk bestmöglich geschient werden und der Patient unter adäquater Analgesie in die nächste Klinik transportiert werden.

FRAGE
Was versteht man unter **ATLS**?

Antwort ATLS steht für **„Avdanced Trauma Life Support"**, kommt aus den USA, und ist ein Ausbildungskonzept, das diagnostische und therapeutische Handlungsabläufe bei der Behandlung von Schwerverletzten definiert und standardisiert. Die Grundidee besteht darin Prioritäten zu setzten (**„treat first what kills first"**), also die bedrohlichsten Verletzungen und Störungen der Vitalfunktionen zu erfassen und zu behandeln. Weitere Grundideen sind keinen zusätzlichen Schaden zu verursachen (**„do no further harm"**) und keine Zeit zu verlieren (**„Zeit ist Kreislauf"**).

FRAGE
Wissen Sie wie die **Erstuntersuchung** und **Versorgung** nach ATLS-Schema grob abläuft?

Antwort Im ATLS werden prinzipiell 2 Untersuchungsschleifen durchgeführt. Zuerst der Primärcheck oder primary survey, bei dem der Fokus auf den Vitalfunktionen liegt, danach der Sekundärcheck „secondary survey", mit Bodycheck und Fokus auf der Anamnese.

Die **Erstuntersuchung** läuft nach dem sog. **ABCDE-Schema** ab:

- **A**: Airway/Sicherung des Atemwegs – Atemwege freimachen, evtl. Guedel legen, Intubation, Halskrause anlegen
- **B**: Breathing/Beatmung – falls notwendig Beatmung, Auskultation, Pulsoxymetrie, Spannungspneumothorax ausschließen
- **C**: Circulation/Kreislauf – Kreislaufstabilisierung durch Stoppen von Blutungen und Infusionen, Puls tasten: Frequenz, Rhythmus, Intensität, Nagelbettprobe, i. v. Zugang und Infusion
- **D**: Disability – Bestimmung von GCS, Test der Pupillenreaktion
- **E**: Exposure – Entkleidung und Aufwärmen des Patienten, Behandlung einer Hypothermie

Auf die Erstuntersuchung folgt der sog. **Sekundärcheck**. Dieser beginnt jedoch erst nachdem das ABCDE-Schema und die Erstuntersuchung abgeschlossen, die notwendigen Erstmaßnahmen durchgeführt und die Vitalfunktionen stabilisiert worden sind. Erst dann wird der Unfallmechanismus erhoben und eine kurze Anamnese auf relevante Vorerkrankungen durchgeführt **(AMPLE)**:

- **A**: Allergien
- **M**: Medikamente
- **P**: Vorerkrankungen
- **L**: letzte Mahlzeit
- **E**: Ereignisse, die zum Unfall führten

FRAGE
Kennen Sie **Einteilungen** für **Schädel-Hirn-Traumen**?

Antwort Man klassifiziert Schädel-Hirn-Traumen nach dem **GCS**:
- leichtes SHT: GCS 14–15
- mittleres SHT: GCS 9–13
- schweres SHT: GCS 3–8

Darüber hinaus gibt es die Einteilung in gedecktes SHT und offenes SHT mit Perforation der Kopfhaut, Schädelknochen oder der Dura mater.

Des Weiteren gibt es die etwas ältere Einteilung, die sich nach der Dauer der Bewusstlosigkeit und der Rückbildung der Symptome richtet. Es wird hier unterschieden in:
- SHT **1. Grades**: Commotio cerebri mit kurzer Bewusstlosigkeit, Übelkeit und Erbrechen, in der Bildgebung sind keine morphologischen Schäden zu sehen.
- SHT **2. Grades**: Contusio cerebri mit leichten aber zunächst persistierenden neurologischen Ausfällen. Bewusstlosigkeit länger als 30 Minuten. Im CT sind Kontusionsherde zu sehen.
- SHT **3. Grades**: Compressio cerebri begleitet von schweren Funktionsstörungen. Bewusstlosigkeit länger als 60 Minuten.

PLUS Für den Primärcheck sollten bei einem schweren Polytrauma nicht mehr als 10 Minuten verwendet werden!

FRAGE
Schildern Sie bitte, welche **Erstmaßnahmen** Sie am Unfallort bei einem isolierten Schädel-Hirn-Trauma ergreifen.

Antwort Zunächst sollte die **Atmung gesichert** und die **Halswirbelsäule** mittels Stiffneck **immobilisiert** werden. Es werden in jedem Fall **100 % O_2** verabreicht. Hat der Patient erbrochen, wird er abgesaugt und bei fehlenden Schutzreflexen intubiert. Patienten mit einem **GCS < 8** sollten bei isoliertem SHT **intubiert** werden, da eine Gefährdung der Atmung durch gestörte Schutzreflexe vorliegt. Nach der Sicherung der Atmung erfolgt die Beurteilung des Kreislaufs und die Anlage eines i.v. Zugangs. Spritzende Kopfplatzwunden müssen mit Druckverband versorgt werden um einen weiteren Blutverlust zu vermeiden. Offene Hirnverletzungen müssen steril und feucht abgedeckt werden.

FRAGE
Welche Maßnahmen treffen Sie auf dem **Transport** bei einem intubierten Patienten mit isoliertem SHT?

Antwort Nach einem Schädel-Hirn-Trauma ist es wichtig, **sekundäre Hirnschäden** durch systemische Faktoren wie Hypoxämie, Hypo- oder Hyperkapnie, Hypotonie und Hyper- oder Hypoglykämie zu **vermeiden**. Früher war es üblich, diese Patienten generell in 30 %-**Oberkörperhochlage** zu lagern, um den ICP nicht zu erhöhen. Dies wurde in den neueren Empfehlungen wegen der möglichen Auswirkungen auf den Blutdruck mit Hypotonie relativiert bzw. nur unter kontinuierlicher Kontrolle von Blutdruck und ICP empfohlen. Als Richtwert für den mittleren arteriellen Druck werden in der Regel **90 mmHg** angegeben. Der Mitteldruck von 90 mmHg sollte auch bei Begleitverletzungen notfalls mit **Katecholaminen** gehalten werden. Es sollte eine **Normoventilation** erfolgen. Von der früher üblichen Empfehlung, die Patienten zumindest mäßig zu hyperventilieren, ist man in den neueren Empfehlungen wegen des Risikos für eine zerebrale Minderdurchblutung abgekommen. Eine Volumentherapie sollte mit balancierten Lösungen durchgeführt werden. **Mannit** zur Senkung des intrakraniellen Drucks kann bei neurologischer Verschlechterung gegeben werden.

FRAGE

Beschreiben Sie bitte kurz wie eine **Rapid Sequence Induction** bei einem aspirationsgefährdeten polytraumatisierten Patienten aussehen könnte.

Antwort Bei einem Patienten mit **instabilem Kreislauf** könnte man die Narkose mit **Ketamin** und **Diazepam** einleiten. Die Verwendung eines Muskelrelaxans ist Gegenstand einer immer wiederkehrenden Diskussion. Es kann, muss jedoch nicht verwendet werden. Entscheidet man sich für eine Relaxierung, sollte in jedem Fall Succinylcholin oder Rocuronium in hohen Dosen verwendet werden.

Hat der Patient ein isoliertes Schädel-Hirn-Trauma und ist **kreislaufstabil**, so wäre eine Narkoseeinleitung mit **Thiopental** und **Fentanyl** möglich. Thiopental senkt den Hirndruck, während Ketamin eine Hirndrucksteigerung hervorrufen kann.

3.10 Thermische Schädigungen und Stromunfälle

FRAGE

Nennen Sie bitte **Ursachen für Verbrennungen**.

Antwort Verbrennungen werden durch thermische Schäden des Gewebes hervorgerufen. Dies kann entweder durch **direkte** oder **indirekte** Einwirkung geschehen.

Beispiele für Verbrennungsursachen sind direkte und indirekte Flammeneinwirkung, heiße inerte Massen (Öl, Fett, Teer), Verbrühungen, chemische, toxische und elektrische Verbrennungen sowie Verbrennungen durch Strahlen.

FRAGE

Geben Sie bitte eine **Einteilung der Verbrennungsgrade**.

Antwort Entsprechend der Beteiligung der betroffenen Hautschichten werden Verbrennungen in **4 Grade** eingeteilt (➤ Tab. 3.2).

Tab. 3.2 Einteilung der Verbrennungsgrade

Grad	Betroffene Hautschichten	Symptome; Heilungsmöglichkeit
1	oberste Epidermis	Rötung, Schwellung, Schmerz; Heilung spontan, Restitutio ad integrum
2	Epidermis, teils Korium 2a) oberflächlich dermal 2b) tief dermal	Rötung, Blasen, Schmerz 2a) keine Narben 2b) Narben, Dermisschädigung
3	Epidermis und Korium völlig zerstört	Nekrosen, grau – schwarz, keine Schmerzen; Defektheilung
4	alle Hautschichten und darunterliegendes Gewebe (Knochen, Muskeln, Sehnen)	Verkohlung, keine Schmerzen; irreversibel

FRAGE

Wann haben Sie bei einem Patienten den Verdacht auf ein **Inhalationstrauma**?

Antwort An ein Inhalationstrauma sollte immer bei thermischen **Unfällen in geschlossenen Räumen** und bei **Gesichtsverbrennungen** gedacht werden. Verdächtig sind rußige Mund-Rachen-Schleimhaut, Heiserkeit sowie feuchte oder trockene Atemgeräusche. War der Patient giftigem Gas und/oder Rauch ausgesetzt, so liegt ein Inhalationstrauma sehr nahe.

FRAGE

Schildern Sie bitte grob, wie eine **Verbrennungskrankheit** abläuft.

Antwort Im Verlauf von größeren Verbrennungen und nach einem Verbrennungsschock kann sich die sog. Verbrennungskrankheit ausbilden. Sie ist eine **Sekundärkrankheit** und wird in **3 Phasen unterteilt**:

- Phase 1, die sog. **Schockphase**, läuft während der ersten 36 bis 48 Stunden ab und ist gekennzeichnet durch eine Kreislaufinstabilität, eine massive Volumenverschiebung und den Verlust von Blutbestandteilen. Durch die Beschädigung des Gewebes werden die Kapillaren für Wasser, Elektrolyte und Eiweiß durchgängig (Permeabilitätsstörung). Bei fehlender Therapie (massive Bewässerung) kommt es rasch zum Volumenmangelschock und zum Nierenversagen.
- Phase 2, die sog. **Resorptionsphase**, findet zwischen dem 2. und 7. Tag statt. Nachdem das Kapillarleck geschlossen ist, kommt es zur Resorption des Ödems. In dieser Phase kommt es häufig durch die massiven Volumenverschiebungen zum Lungenödem bzw. zur kardialen Dekompensation.
- Phase 3, die sog. **Infektionsphase**, kann Wochen bis Monate andauern, bis alle Wunden geschlossen sind. Hier besteht durch Hypoproteinämie und Hypermetabolismus in Verbindung mit einem idealen Nährboden für Keime auf den Verbrennungswunden die Gefahr einer Sepsis.

FRAGE

Beschreiben Sie bitte, wie sich der **Anteil der verbrannten Köperoberfläche** ungefähr abschätzen lässt.

Antwort Die sog. **Neuner-Regel nach Wallace** (> Abb. 3.4) gibt eine Hilfestellung, um abzuschätzen, wie viel Prozent des Körpers verbrannt sind. Hierbei entsprechen der **Kopf** und die **Beine 9 %**, vollständige Verbrennungen an den **Beinen 18 %** und die **Rumpfvorder**- bzw. -**rückseite** ebenfalls **18 %**. Der Genitalbereich wird mit 1 % abgeschätzt. Eine weitere Faustregel ist, dass die Handfläche des Verbrannten ca. 1 % der Körperoberfläche entsprechen.

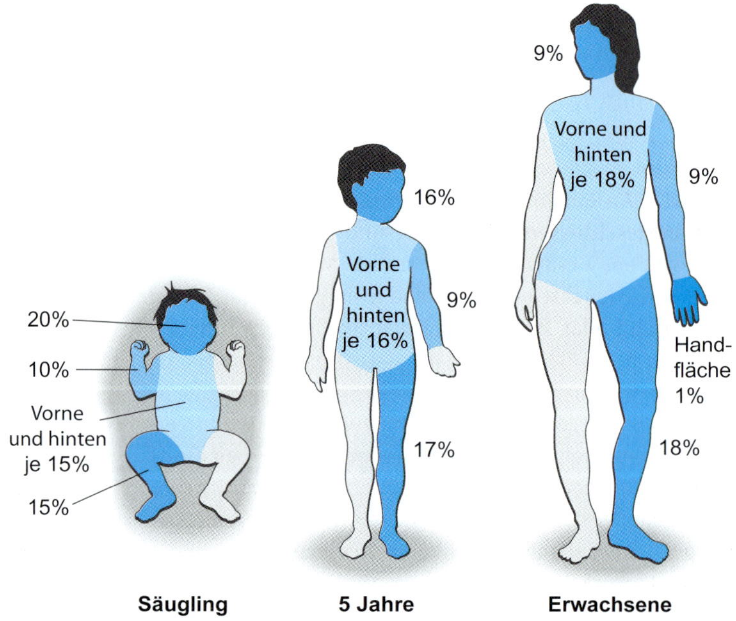

Abb. 3.4 Neuner-Regel nach Wallace [L106]

FRAGE

Gilt diese Regel auch für **Kinder**?

Antwort Da bei Kindern der **Kopf** einem größeren Anteil der Körperoberfläche (KÖF) entspricht, muss hier etwas anders gerechnet werden. Bei Kindern **bis 5 Jahren** wird der Kopf mit **14–16 %** gerechnet, die **Beine** hingegen nur mit **16 %**. Der **Kopf von Säuglingen** wird mit **18 %** gerechnet.

Gerade bei Säuglingen muss davon ausgegangen werden, dass schon 52 °C warmes Wasser die Haut so sehr schädigt, dass Brandblasen entstehen können. Ein Tasse Tee z. B. genügt, um 30 % der Körperoberfläche eines Kleinkindes oder Säuglings zu verbrühen.

FRAGE

Weshalb ist die Abschätzung der verbrannten Körperoberfläche bzw. die Verbrennungstiefe so wichtig?

Antwort Die Abschätzung der verbrannten Körperoberfläche in Prozent dient der **Berechnung des Flüssigkeits- und Nährstoffbedarfs**. Die Verbrennungstiefe gibt das weitere **Wundmanagement** (konservativ vs. chirurgisch) vor.

FRAGE

Erklären Sie bitte, wie Sie den **Flüssigkeitsbedarf** von Verbrennungspatienten in den ersten 24 Stunden berechnen.

Antwort Schwere Verbrennungen führen anfangs meist zu einem ausgeprägten hypovolämischen Schock. Grund hierfür ist das entstandene Kapillarleck und der starke Abstrom von Plasma aus dem Intravasalraum in das Interstitium. Es kommt zu massiver Ödembildung. Das Flüssigkeitsmanagement hat zum Ziel, den fatalen Folgen Volumenmangel und Ödembildung für die Mikro- und Makrozirkulation entgegenzuwirken. Der initiale Flüssigkeitsbedarf in den ersten 24 Stunden kann mithilfe des **Parkland/Baxter-Schemas** abgeschätzt werden. Hier werden beim Erwachsenen 4–6 ml Vollelektrolytlösung/kg KG und Prozentpunkt verbrannter KÖF verabreicht, jedoch bis maximal 50 %. In die Berechnung gehen nur die Verbrennungen 2. und 3. Grades ein. Die Hälfte der so errechneten Flüssigkeitsmenge soll in den ersten 8 Stunden verabreicht werden. In der Praxis gilt, dass in der präklinischen Phase ein Erwachsener ca. **1–2 l Vollelektrolyte in der 1. Stunde** erhalten sollte. Im weiteren Verlauf sollte das individuelle Monitoring der aktuellen Volumensituation des Patienten über die Therapie entscheiden. Eine ständige Flüssigkeitsbilanz sowie die Messung des ZVD und der Laborparameter sind unabdingbar.

FALLBEISPIEL

Sie haben also einen Patienten, der an beiden Beinen komplett Verbrennungen 3. Grades zeigt. Das Genital und die Vorderseite des Rumpfes zeigt Verbrennungen 2. Grades. Die Arme zeigen eine erhaltene Sensibilität und nur eine Rötung. Der Mann wiegt 80 kg und hat sonst keine Verletzungen.

FRAGE

Erstellen Sie bitte eine **Volumentherapie** für die ersten 24 Stunden.

Antwort Die Verbrennungen an Beinen, Genital und Rumpfvorderseite ergeben eine verbrannte KÖF von ca. **55 %** (18 + 18 + 18 + 1= 55 %). Die Arme zeigen nur Verbrennungen 1. Grades und werden nicht mitgerechnet. Die Ausdehnung der verbrannten Körperoberfläche wird nur bis maximal 50 % eingerechnet.

6 ml Vollelektrolyte × 50 % × 80 kg = 24 l/24 h

Von den 24 l sollte die Hälfte innerhalb der ersten 8 Stunden transfundiert werden, die restlichen 50 % innerhalb weiterer 16 Stunden.

FRAGE

Wann liefern Sie ein Verbrennungsopfer in ein **Verbrennungszentrum**?

Antwort Als **Indikationen** zur Therapie in einem Verbrennungszentrum gelten:

- große Verbrennungsfläche (20 % 2. Grades, 10 % 3. Grades)
- komplizierte Verbrennungsregionen, alle Patienten mit Verbrennungen an Gesicht, Hals, Händen, Anogenitalregion
- mechanische Begleitveletzungen
- Patienten mit Inhalationstrauma
- Begleiterkrankungen oder Alter < 8, bzw. > 60
- alle Patienten mit elektrischen Verletzungen

FRAGE

Wie lange und weshalb sollten Patienten nach einem **Elektrounfall** überwacht werden?

Antwort Patienten sollten sowohl nach Unfällen mit Hoch-, als auch mit Niederspannung **für 24 Stunden** überwacht werden. Der Grund für das Monitoring liegt in der **Gefahr von Herzrhythmusstörungen**, d. h. Sinustachykardien und Extrasystolen mit einer Senkung der Flimmerschwelle. Bei Unfällen mit Hochspannung kommt es darüber hinaus durch die thermischen Schäden zu einer hohen Schockgefahr und oft zum Nieren- oder Leberversagen.

FRAGE

Wie erklären Sie sich **Knochenbrüche** bei **Hochspannungsunfällen**?

Antwort Frakturen können zum einen **direkt** durch den Strom, als auch als **Sekundäreffekt** (Wegschleudern) entstehen. Durch den einwirkenden Strom kann es zu Muskelkontraktionen kommen, die mitunter so stark sein können, dass sie zu Frakturen führen. Darüber hinaus kann es durch ausgedehnte Nekrosen der Muskulatur zur massiven Myoglobinfreisetzung kommen. Diese Nekrosen werden oft erst später diagnostiziert und können zum Nierenversagen führen.

FRAGE

Haben Sie eine Ahnung, welche physikalischen Kräfte bei **Blitzunfällen** wirken und wie oft Todesfälle in Deutschland vorkommen?

Antwort Charakteristisch für Blitzunfälle sind die **extrem hohe Stromstärke** (50.000–400.000 A), hohe Spannungen (mehrere Mio. Volt), und die **sehr kurze Expositionsdauer**. Dadurch werden Temperaturen von bis zu 30.000 °C erreicht. Die entstehenden Verletzungen sind meist Folgen der Kombination aus hoher Temperatur, explosiver Kraft und elektrischer Energie. Todesfälle durch Blitze waren bis vor 50 Jahren noch recht häufig (50–100 pro Jahr). Ihre Zahl ging in den letzten Jahren jedoch auf 3–7 pro Jahr zurück.

FRAGE
Welche **Schäden** kann man durch einen **Blitzschlag** erleiden.

Antwort Aufgrund der extremen physikalischen Kräfte kann es bei Blitzunfällen zu folgenden Problemen kommen:
- Schäden der Haut (Verbrennungen, Blitzfigur)
- neurologische Schäden (Bewusstseinsstörungen, meist passagere Störungen des PNS und ZNS)
- kardiale Schäden (Herzrhythmusstörungen, Asystolie, Kammerflimmern, Schrittmacherausfälle, Perikarderguss, Myokardinfarkte)
- thermische Schäden
- Nierenschäden (sekundäres Nierenversagen nach 3–8 Tagen, Crush-Syndrom, Myoglobinurie)
- psychische Schäden (Vergesslichkeit, Depressionen, emotionale Störungen)
- Barotrauma
- Augenverletzungen (Cataracta electrica, Läsionen der Retina)

3.11 Intoxikationen und Drogennotfälle

FRAGE
Welche **Stoffgruppen** kommen häufig bei Intoxikationen in Deutschland vor?

Antwort Die wahrscheinlich häufigste Intoxikation in Deutschland ist die **Alkoholintoxikation** gefolgt von **Medikamenten** wie Hypnotika, Sedativa und Psychopharmaka. Andere Noxen sind Kohlenwasserstoffe, Alkylphosphate, Kohlenmonoxid, Säuren und Laugen und Schwermetalle. Im **Kindesalter** sind ebenfalls Arzneimittel die häufigste Ursache für Intoxikationen, darüber hinaus kommen hier oft Vergiftungen mit Putzmitteln, Pflanzenschutzmitteln und pflanzlichen Giften vor.

FRAGE
Schildern Sie mir bitte kurz, welche Möglichkeiten der **Giftelimination** es gibt.

Antwort Prinzipiell muss es das Therapieziel sein, die Aufnahme und Resorption von weiterem Gift zu vermindern, die Ausscheidung zu beschleunigen oder das Gift zu antagonisieren. Man unterscheidet die primäre von der sekundären Giftelimination:

- Wenn das Gift eliminiert wird, bevor es resorbiert wird, so spricht man von **primärer Giftelimination** (Magenspülung, Aktivkohle, provoziertes Erbrechen).
- Die **sekundäre Giftelimination** bezeichnet die Elimination des Gifts aus der Blutbahn z. B. durch forcierte Diurese, Alkalisierung oder Ansäuerung des Harns, maschinelle Beatmung, Antagonisierung oder Dialyse.

FRAGE
Was halten Sie von der **präklinischen Magenspülung** bei Intoxikation mit z. B. **Betablockern**?

PLUS Das Mittel der Wahl zur Giftelimination ist medizinische Kohle in ausreichender Dosierung!

Antwort In vielen Lehrbüchern wird die Meinung vertreten, bei bestimmten Intoxikationen eine präklinische Magenspülung durchzuführen. Hierzu gehören z. B. die Betablocker, Chloroquine, Koffein, Digitalis oder Nikotin, da hier nach erfolgreicher Resorption schwere Herz-/Kreislaufstörungen oder Krämpfe auftreten können. Das Problem einer suffizienten präklinischen Magenspülung ist, dass sie zu lange dauert. Für eine Magenspülung mit ca. 20 l müssen ungefähr 30 Minuten veranschlagt werden, in denen der Patient sich in einer im Vergleich zum Krankenhaus unsicheren Umgebung befindet. Die Magenspülung ist die risikoreichste und aufwändigste Form der Giftelimination. Darüber hinaus korreliert ihr Erfolg mit der Erfahrung des Therapeuten.

MERKE Eine Magenspülung sollte immer unter optimalen Bedingungen und deshalb nie am Einsatzort durchgeführt werden.

FRAGE
In welchem **Zeitfenster** ist eine Magenspülung überhaupt indiziert?

Antwort Die **Giftaufnahme** darf **nicht länger als 60–120 Minuten** zurückliegen. Danach kann davon ausgegangen werden, dass die Spülung keinen Erfolg mehr bringt. Jedoch sind Fälle beschrieben, bei denen auch noch nach 6 Stunden eine Magenspülung erfolgreich war.

FRAGE
Was für **Kontraindikationen** für eine Magenspülung gibt es?

Antwort Bei Vergiftungen mit Laugen, Säuren, Schaumbildnern, organischen Lösungsmitteln muss auf eine Spülung verzichtet werden. Gleiches gilt für Ösophagusvarizen oder bei Verdacht auf eine Magen- oder Ösophagusperforation. Liegen eingeschränkte Schutzreflexe oder eine Bewusstseinsstöruung vor, so muss vorher zum Aspirationsschutz eine Intubation erfolgen.

FRAGE

Bei **welchen Stoffen** würden Sie in der Notaufnahme immer eine Magenspülung durchführen?

Antwort Eine primäre Giftelimination durch Magenspülung sollte immer dann erfolgen, wenn es sich um Noxen handelt, die **sehr toxisch** sind und deren Wirkungen nur **schwer zu antagonisieren** sind. Stoffe wie Arsen, Alkylphosphate, Schwefelwasserstoff oder Paraquat sind z. B. nach Resorption hoch toxisch und durch eine sekundäre Giftelimination nicht mehr entfernbar. Bei anderen Medikamenten und Stoffen, können nach Resorption schwere Herz-Kreislauf-Störungen oder Krämpfe auftreten. Hierzu gehören Betablocker, Choloquine, Chinin, Koffein, Digitalis, Nikotin oder Strychnin.

Im Regelfall sollte jedoch immer die nächste **Giftzentrale** kontaktiert und um Rat gefragt werden. Vorher sollte man sich über die mögliche Dosis und Substanzen, den Zeitpunkt der Giftaufnahme, das Alter, das Geschlecht und das Gewicht informieren. Bei genauen Angaben kann von Spezialisten eine zuverlässige Angabe über die möglichen Wirkungen, die Therapie und die nötige Überwachung gemacht werden.

FRAGE

Wann und wie kann **provoziertes Erbrechen** zur Giftelimination beitragen?

Antwort Bei Vergiftung mit Medikamenten, **Alkohol**, **Pestiziden** oder **Tabak** kann provoziertes Erbrechen angewendet werden. Durch Reizung der Rachenhinterwand, kann vor allem bei Kindern (Finger in den Hals) einfach und schnell Erbrechen ausgelöst werden. Weitere medikamentöse Möglichkeiten, Erbrechen zu provozieren sind die Gabe von **Ipecacuanha-Sirup** (bei Kindern ab 9 Monaten) oder das Trinken von **hypertoner Kochsalzlösung**. Die Gabe von Apomorphin zur Auslösung von Erbrechen gilt als obsolet.

MERKE

Bei schläfrigen oder bewusstlosen Patienten sowie bei Vergiftung mit Schaumbildnern, Lösungsmitteln, Säuren und Laugen darf keinesfalls Erbrechen ausgelöst werden!

FRAGE

Schildern Sie bitte die Symptome einer **Heroin-Intoxikation**!

Antwort Heroin ist ein halbsynthetisches, stark analgetisches Opioid und hat ein ausgeprägtes Abhängigkeitspotenzial. Patienten mit einer Heroinintoxikation zeigen eine **Miosis**, sind **somnolent** bis komatös, **bradykard** und haben eine **Atemdepression** mit **Bradypnoe**. Darüber hinaus sind ihre Eigenreflexe gedämpft, die Haut ist oft **blass** und **kalt**. Zeitversetzt kann sich durch eine Heroinintoxikation ein **Lungenödem** manifestieren. Einstichstellen oder Drogenbesteck können die Verdachtsdiagnose unterstreichen.

FRAGE

Wie **therapieren** Sie eine Morphin-/Heroinintoxikation?

Antwort Die wichtigste Therapie ist die **Behebung der respiratorischen Insuffizienz**. Durch **Maskenbeatmung** oder eventuelle Intubation muss die Atmung gesichert werden. Eine **Antagonisierung** mit **Naloxon** (z. B. Narcanti® 0,4–0,8 mg i. v.) sollte nur erfolgen, wenn es unbedingt nötig ist und auch dann nur sehr vorsichtig.

FRAGE

Was sind die **Probleme** bei einer Antagonisierung mit **Naloxon**?

Antwort Naloxon ist ein **kompetitiver Antagonist**, durch den die Wirkung von Morphinderivaten aufgehoben werden kann. Das Hauptproblem bei der Antagonisierung ist, dass Naloxon zu schweren **psychomotorischen Entzugserscheinungen** führt. Das heißt, der vorher ruhige und gut zu führende Patient kann zur Gefahr für das Rettungsteam werden. Eine weitere unerwünschte Wirkung des Naloxons sind **Krampfanfälle**, die zur weiteren Eskalation des Geschehens führen können. Zu beachten ist außderdem die **kürzere Wirkdauer** des Naloxons gegenüber den meisten Opiaten mit der **Gefahr eines Rebounds**. Antagonisierte Patienten müssen deshalb mehrere Stunden überwacht werden, um ein erneutes Eintrüben zu verhindern.

FALLBEISPIEL

Sie werden als Notarzt zu einer Patientin gerufen, die angeblich Schlaftabletten ihrer Großmutter geschluckt hat. Die Patientin ist somnolent, zeigt eine Atemdepression, Areflexie und Muskelerschlaffung.

FRAGE

An was für eine Intoxikation denken Sie? Und mit welchem Antidot können Sie eventuell diagnostisch Ihren Verdacht bestätigen?

Antwort Die Fallschilderung klingt nach einer **Schlafmittelintoxikation**, die immer häufiger vorkommt. Als Sedativum werden oft Benzodiazepine verschrieben. Diese werden manchmal in suizidaler Absicht eingenommen oder schlichtweg verwechselt. Wichtig zu wissen ist, dass Todesfälle quasi nie alleine durch Benzodiazepin-Überdosierung vorkommen, sondern es sich dann meist um Mischintoxikationen handelt.

Die wichtigste Maßnahme ist auch hier die **Sicherung der Atemwege**. Eine Intubation ist bei fehlenden Schutzreflexen und nicht vorhandener Spontanatmung indiziert.

Als **Antidot** kommt **Flumazenil** (Anexate® 0,5–1 mg) infrage. Aufgrund der Gegenanzeigen und Gefahren sollte jedoch auch hier vorsichtig mit dem Antidot umgegangen werden.

FRAGE
Welche **Gefahren** birgt die Gabe von **Flumazenil** im Allgemeinen und bei Mischintoxikationen im Besonderen?

Antwort Allgemein sind unerwünschte Wirkungen von Flumazenil **Übelkeit**, **Tachykardien** und **Erregungszustände**. Darüber hinaus können im Einzelfall **schwere Entzugserscheinungen** auftreten. Flumazenil sollte nicht verwendet werden bei Patienten, die Benzodiazepine als Zusatzmedikation bei Epilepsie erhalten oder wegen Angststörungen und Suizidneigung mit Benzodiazepinen behandelt werden. Auch bei eingeschränkter Leberfunktionsstörung sollte Flumazenil nur unter **strenger Indikationsstellung** eingesetzt werden.

Die Gefahr von **Mischintoxikationen** mit Benzodiazepinen und z. B. zyklischen Antidepressiva besteht darin, dass die Toxizität der Antidepressiva durch die schützende Benzodiazepin-Wirkung maskiert werden kann. Bei vegetativen (anticholinergen), motorischen und kardialen Anzeichen einer schweren Vergiftung mit tri-/tetrazyklischen Antidepressiva sollte daher die Benzodiazepin-Wirkung mit Flumazenil nicht aufgehoben werden.

FALLBEISPIEL
Sie werden als Notarzt nachts zu einer WG-Party gerufen. Dort werden sie ins Bad geführt, wo sie einen komatösen jungen Mann vorfinden. Augenzeugen berichten, dass er seit geraumer Zeit auf Partys koksen würde.

FRAGE
Schildern Sie bitte die Symptome einer **Kokainvergiftung**.

Antwort Kokain ist pharmakologisch ein Wiederaufnahmehemmer von Noradrenalin, Dopamin und Serotonin und führt zu einer Erhöhung des Sympathikotonus. Der Bewusstseinszustand nach Einnahme von Kokain kann zwischen euphorisch, schizoid und komatös schwanken. Typischerweise haben Patienten bei einer Kokainvergiftung eine **Mydriasis**, eine **Tachykardie** und **Tachypnoe**. Oft zeigen sich eine **hypertensive Krise**, **Herzrhythmusstörungen** und eine **starke psychomotorische Unruhe** mit **Halluzinationen**, **Paranoia**, **Aggressivität** und **Parästhesien** (Kokain-Bugs).

FRAGE
Was tun Sie mit Patienten mit Kokainvergiftung?

Antwort Wenn die Patienten noch ansprechbar sind, ist es wichtig, eine **vertrauensvolle Atmosphäre** zu schaffen, um den Patienten und die Umgebung zu beruhigen. Da Kokain eine relativ kurze Halbwertszeit besitzt, kann mit einem raschen und spontanen Abklingen der Symptome gerechnet werden. Bei komatösen Patienten werden die Atemwege gesichert und die Vitalfunktionen überwacht. Stark agitierten Patienten können vorsichtig Benzodiazepine verabreicht werden. Bei Tachykardien und gefährlicher Hypertonie können Betablocker verabreicht werden. Bei der Gabe von Betablockern besteht hier die Gefahr von Vasospasmen und der Auslösung von Myokardinfarkten.

FRAGE
Wann und wie kommt es zu **Kohlenmonoxidvergiftungen**?

Antwort Kohlenmonoxid (CO) entsteht bei **unvollständigen Verbrennungen**, die unter Sauerstoffmangel ablaufen. Bei Bränden und bei der Betreuung von Feuerwehrleuten muss immer an eine Kohlenmonoxidvergiftung gedacht werden. Häufig sind auch **Suizidversuche** mit Kohlenmonoxid (Garage + Auto). Das tückische an CO ist, dass es **geruchs-** und **farblos** ist, und **300-mal stärker an Hämoglobin** bindet als O_2. Bei der Bindung entsteht **COHb**, das dann kein O_2 mehr transportieren kann. Wegen der Geruchs- und Farblosigkeit ist es ungemein wichtig, auf den **Eigenschutz** zu achten!

FRAGE
Schildern Sie bitte die **Symptome** einer CO-Vergiftung.

Antwort Die Symptome einer CO-Vergiftung sind abhängig von der CO-Konzentration im Blut.

- Bei einer CO-Konzentration von **15 %** klagen Patienten über Kopfschmerzen, Sehstörungen, Atemnot und Brustschmerzen. Bei steigenden Konzentrationen kommt es zu Müdigkeit, Halluzinationen, Schwäche und Krämpfen.
- Konzentrationen > **50 %** führen zur Bewusstlosigkeit, Hyperthermie, Atemlähmung und Herzversagen. Bei steigenden Konzentrationen zeigen sich apoplexartige Symptome und die Vergiftung hat dann meist einen tödlichen Verlauf.

Oft folgt auf die Kopfschmerzen und Herzklopfen eine gewisse **Kritiklosigkeit** und ein **rauschähnlicher Zustand**, der es, z. B. bei Feuerwehrleuten, schwer macht, eine Therapie einzuleiten.

FRAGE
Was zeigt die **Pulsoxymetrie** bei einer CO-Vergiftung an?

Antwort Durch die Pulsoxymetrie wird nicht zwischen oxygeniertem und karboxygeniertem Hämoglobin oder Methämoglobin unterschieden. Bei Kohlenmonoxidvergiftungen ist die Pulsoxymetrie also **nicht verwertbar**. Gleiches gilt für eine Methämoglobinämie, bei der die Pulsoxymetrie den Sauerstoffgehalt des Blutes überschätzt und **falsch hohe Werte** anzeigt.

FRAGE
Welche **therapeutischen Möglichkeiten** gibt es bei der CO-Vergiftung?

Antwort Die Halbwertszeit von COHb ist abhängig von der inspiratorischen O_2-Konzentration. Bei einer CO-Vergiftung muss deshalb dem Patienten möglichst eine **hohe Konzentration O_2** zugeführt werden. Eine **Intubation und Beatmung** mit 100 % O_2 ist ggf. angebracht. Eine weitere Therapiemöglichkeit ist die **hyperbare Oxygenierung** (HBO) in einer **Druckkammer**.

FRAGE
Was verstehen Sie unter einem **Reizgas-Inhalationstrauma**?

Antwort Ein Inhalationstrauma bezeichnet die chemisch-toxische oder thermische Schädigung des Respirationstrakts durch das Einatmen von Reizgasen, Hitze, Rauch oder Insektiziden. Je nach Reizgastyp kann es zu Schäden an Schleimhäuten, einem **toxischen Lungenödem**, schwerer Bronchitis/Bronchiolitis mit unstillbarem Husten (Stickstoffoxide, Nitrosegase) oder einer Asphyxie durch Bildung von Methämoglobin (Erstickungsgase CO, CO_2, Zyanide) kommen. Oft liegen Mischintoxikationen vor, die durch verschiedenste Gase hervorgerufen werden. Unterteilt wird eine **Frühphase** des Inhalationstraumas in den ersten 72 Stunden. Dabei kommt es meist zur Schwellung im Bereich der oberen Atemwege mit inspiratorischem Stridor. Die **Spätphase** tritt meist erst nach 72 Stunden auf und manifestiert sich an den unteren Atemwegen mit akuter Bronchitis, bakterieller Superinfektion bis hin zur Sepsis.

Da sich das toxische Lungenödem und die Komplikationen in der Spätphase erst spät entwickeln können, sollten Patienten für diesen Zeitraum stationär überwacht werden!

FALLBEISPIEL
Als Notarzt kommen sie zu einem bewusstlosen Patienten, der in seiner Gartenlaube liegt. Der Mann liegt auf dem Boden, es fällt starker Speichelfluss und Schnappatmung auf. Bei einer groben Untersuchung bemerken Sie eine Bradykardie und eine Miosis.

FRAGE
Auf welche Intoxikation tippen Sie und wie gehen Sie vor?

Antwort Die geschilderten Symptome weisen auf eine Vergiftung mit einem **Cholinesterasehemmer** (E605, Phosphorsäureester, Pestizide) hin. Durch Hemmung der Cholinesterase kommt es zur massiven Konzentrationserhöhung von Acetylcholin in den Synapsen und dadurch zu den typischen cholinergen Symptomen wie Bradykardie, Miosis, Tränenfluss, Speichelfluss, Schwitzen, Muskelzuckungen, Krämpfen und bis hin zur Atemlähmung.

Bei Intoxikationen mit Phosphorsäureestern kann es schnell zur Atemlähmung kommen. Vor einer **primären Giftentfernung** und nach der Gabe von **Diazepam** sollte der Patient **intubiert** und beatmet werden. Nach Behebung des O_2-Mangels sollte **Atropin** verabreicht werden (5 mg i. v.) und alle 15 Minuten wiederholt werden. In der Klinik sollte die Giftelimination bei intubiertem Patienten mit Magenspülung, Aktivkohle, Hämoperfusion und forcierter Diurese weitergeführt werden.

FRAGE
Wissen Sie, wie die meisten **Rattengifte** wirken?

Antwort Bei der Mehrheit der Rodentizide handelt es sich um Antikoagulanzien, bzw. um **Kumarinderivate**. Als Vitamin-K-Antagonisten beeinträchtigen sie durch Enzymhemmung die Synthese der Gerinnungsfaktoren II, VII, IX und X. Infolgedessen verhindern sie die Bildung von Prothrombin und es kommt bei den Tieren zu inneren Blutungen bzw. zum zeitversetzten Tod.

Weitere Stoffe, die in Rattengiften verwendet werden, sind Zinkphosphide, Blausäure und Zyanide, Cholecalciferol oder Bromethalin.

FRAGE
Eine Mutter berichtet Ihnen, ihr Kind habe eine unbekannte Menge Rattengift verschluckt. Wie gehen Sie vor?

Antwort Wichtigstes Ziel ist die **Giftentfernung** bis zu 6 Stunden nach Ingestion. Das Kind sollte in der Klinik **Aktivkohle** erhalten, um eine weitere Resorption zu vermeiden. Nach der Aktivkohle erfolgt die orale **Therapie mit Vitamin K** (z. B. Konakion® 10 mg). Zudem sollte der Quick-Wert engmaschig kontrolliert werden.

FRAGE
Beschreiben Sie mir bitte, ab welcher Dosis es zu einer **Paracetamol-Intoxikation** kommen kann und wie das Vergiftungsbild aussieht.

Antwort Die therapeutische Dosis von Paracetamol sollte bei Erwachsenen 500–1.000 mg alle 6 Stunden, d. h. 4 g/d nicht überschreiten. Die Einzeldosis bei Kindern sollte ca. 15 mg/kg KG nicht überschreiten. Als lebertoxisch gelten bei Erwachsenen Dosen von 7–15 g, **letal** sind Dosen von **15–25 g**. Bei Patienten mit Leberschäden und Glutathionmangel oder bei Zytochrom-P450-Induktion sind die toxischen Dosen jedoch niedriger.

Bei schweren Intoxikationen kommt es spätestens nach 6–12 Stunden zu Übelkeit, Erbrechen, Schwitzen und Lethargie. Wegen der **Latenzzeit** zwischen Einnahme und Beschwerden sollte auch bei Wohlbefinden eine sofortige stationäre Einweisung erfolgen. Oft kommt es dann für 24–48 Stunden zu einer **klinischen Besserung** mit einem gleichzeitigen Anstieg der Transaminasen und beginnenden Gerinnungsstörungen. Nach 3–4 Tagen treten dann klinische Zeichen der Leberschädigung (Ikterus, Blutungsneigung, Oberbauchschmerzen) auf. Bei schweren Intoxikationen kommt es zum **Leberver-**

sagen mit hepatischer Enzephalopathie bis hin zum Koma, häufig begleitet von einer akuten Pankreatitis und Thrombopenie.

FRAGE
Wie **therapieren** Sie eine akute Paracetamol-Intoxikation?

Antwort Auch hier steht die primäre Giftelimination mittels **Aktivkohle** auch noch 4 Stunden nach der Ingestion an erster Stelle. Als spezifisches Antidot steht **N-Acetylcystein** (ACC, Fluimucil) zur Verfügung. ACC fördert die Regeneration von Glutathion, stellt zudem Sulfat für den nichttoxischen Abbauweg des Paracetamols bereit und wirkt antiphlogistisch. Im Zweifelsfall sollte immer eine Therapie erfolgen.

FRAGE
Was ist ein anticholinerges Syndrom und nach Einnahme welcher Medikamente kann es auftreten?

Antwort Durch Blockierung zentraler, muskarinisch-cholinerger Neurone wird ein Acetylcholinmangel im ZNS ausgelöst. Dies geschieht meist durch Überdosierung von Medikamenten. Ein zentral anticholinerges Syndrom kann unter anderem auftreten nach Überdosierung von **Atropin**, **Scopolamin**, **Antiparkinson-Mitteln**, **Psychopharmaka** (besonders trizyklische Antidepressiva), **Neuroleptika** und **H1-Antihistaminika**. Im Aufwachraum ist immer daran zu denken, dass ein anticholinerges Syndrom auch durch Benzodiazepine, Opioide, Inhalations- und Lokalanästhetika auftreten kann!

FRAGE
Beschreiben Sie bitte die **Symptome** bei einem anticholinergen Syndrom.

Antwort Man unterscheidet zentral bedingte Symptome von peripher bedingten Symptomen:

- Zu den **zentral** bedingten Symptomen gehören Unruhe, Angst und Halluzinationen, Verwirrung, gesteigerte Reflexe, aber auch Krämpfe, Koma, Atem- und Kreislaufdepression.
- Die **peripher** bedingten Symptome sind Pupillenerweiterung, Tachykardie, trockene, heiße Haut, trockene Schleimhäute und verminderte Speichelsekretion.

Die Diagnose wird erschwert, da das anticholinerge Syndrom in agitierter und komatöser Form vorkommen kann. Zur Diagnosesicherung werden mindestens ein zentrales Zeichen und zwei periphere Zeichen gefordert.

FRAGE
Wie kann ein anticholinerges Syndrom therapiert werden?

Antwort Als Antidot steht **Physostigmin** (Anticholium®) als zentraler Cholinesterasehemmer zur Verfügung. Die Indikation zur Physostigmintherapie sollte jedoch nur bei Vorliegen von Kardinalsymptomen wie ausgeprägten Erregungszuständen, Halluzinationen, Delir, Koma, Krämpfen und kardialen Komplikationen erfolgen. Vor Beginn der Therapie sollten auf jeden Fall andere Gründe für eine Vigilanzminderung bzw. psychische Erregung ausgeschlossen werden. Hierzu gehören neurologische Komplikationen (SHT, Blutungen), psychiatrische Krankheitsbilder, respiratorische Störungen und Elektrolytentgleisungen.

Initial werden bei Erwachsenen 2 mg Physostigmin langsam injiziert. Bei Bradykardien oder starker Hypersalivation sollte die Injektion abgebrochen werden. Physostigmin ist kontraindiziert bei SHT, Glaukom und Muskeldystrophien. Nebenwirkungen können Bradykardien, zerbrale Krampfanfälle, Übelkeit und Erbrechen, sowie eine Bronchokonstriktion sein.

FRAGE
Welcher Pilz ist in Deutschland für die Mehrheit der gefährlichen Pilzintoxikationen verantwortlich? Können Sie ein paar Worte über diese Intoxikation sagen?

Antwort Die Pilze, die am häufigsten zu intensivmedizinischer Behandlung führen, sind die **Knollenblätterpilze**. Ohne intensivmedizinische Behandlung verläuft die Intoxikation mit dem grünen Knollenblätterpilz oft tödlich. Typisch für die Intoxikation mit Knollenblätterpilzen sind verschiedene Intoxikationsphasen.

Nach einer **Latenzzeit** von ca. 12 Stunden treten meist gastrointestinale Beschwerden auf (Übelkeit, Erbrechen, Durchfälle, Bauchkrämpfe). Diese **gastrointestinale Phase** kann 12–24 Stunden andauern bis eine **zweite Latenzphase** auftritt, in der es zum Anstieg von Bilirubin und Kreatinin sowie zum Abfall des Quick-Wertes kommt. Danach schließt sich nach 48–190 Stunden die **hepatorenale Phase** an, in der es zum Leberversagen mit Ikterus, Verbrauchskoagulopathie, Krämpfen, Anurie und Coma hepaticum kommt.

3.12 Anaphylaxie

FALLBEISPIEL
Sie fahren mit einem Patienten zu einem CT, er erhält ein Kontrastmittel. Plötzlich wird ihm heiß und schwindelig.

FRAGE
Was könnte passiert sein?

Antwort Am wahrscheinlichsten ist eine anaphylaktische Reaktion auf das Kontrastmittel. Unter einer Anaphylaxie wird eine lebensbedrohliche, generalisierte Hypersensitivitätsreaktion bezeichnet. Gerade bei ionischen, iodhaltigen Kontrastmitteln kann es zu schweren Komplikationen kommen.

PLUS Eine anaphylaktische Reaktion kann auch erst Stunden nach Exposition auftreten!

FRAGE
Geben Sie bitte eine **Einteilung** der Anaphylaxie in Schweregrade und geben Sie klinische Beispiele.

Antwort Man teilt anaphylaktische Reaktionen in 4 Schweregrade nach Ring und Meßmer ein. Die Einteilung soll eine schnelle Einschätzung über die Schwere der Reaktion geben.

- **Stadium 1**: lokal begrenzte Hautreaktion: Flush, Juckreiz, Urtikaria
  Schleimhautreaktion: Rötung, Erythem, Quaddeln
  Allgemeinsymptome: Unruhe, Kopfschmerzen
- **Stadium 2**: zusätzlich kardiovaskuläre und gastrointestinale Symptome: Hypotonie, Übelkeit, Tachykardie, Arrythmien, Bronchospasmus, Luftnot
- **Stadium 3**: lebensbedrohliche Allgemeinsymptome: hypovolämischer Schock, Bronchospasmus mit Dyspnoe, Larynxödem
- **Stadium 4**: Atem- und Kreislaufstillstand

Oft können auch **Prodromalerscheinungen** auftreten: ein metallischer Geschmack im Mund, Parästhesien, plötzlicher Schweißausbruch und Orientierungslosigkeit.

PLUS Bei fulminanten oder atypischen Verläufen ist kein stadiengetreuer Verlauf zu erkennen! Meist sind Urtikaria und Angioödem die häufigste klinische Manifestation

FRAGE
Was tun Sie akut bei einer anaphylaktischen Reaktion?

Antwort Zunächst muss die **Antigenzufuhr gestoppt** werden (z. B. Infusion stoppen, Entfernung des Stachels). Je nach Situation müssen mehrere i. v. Zugänge gelegt werden und O_2 verabreicht werden, eine Schocklagerung kann sinnvoll sein. Die medikamentöse Therapie richtet sich nach dem Schweregrad und beinhaltet die Volumensubstitution, Histaminrezeptor-Blocker, Kortikoide und Katecholamine. Mittels Volumensubstitution sollte der relative Volumenmangel bekämpft werden. Bei leichten Unverträglichkeitsreaktionen werden Histaminrezeptor-Blocker verwendet (H1-Blocker: Dimetiden 4–8 mg i. v., H2-Blocker: Ranitidin 50–100 mg i. v.). Zur Membranstabilisation und Vermeidung von Spätreaktionen werden Kortikoide verabreicht (z. B. 500 mg Prednisolon i. v.). Um der Vasodilatation und einem Bronchospasmus entgegenzuwirken sollte jedoch frühzeitig Adrenalin verwendet werden. Adrenalin wirkt vasokonstriktorisch, antiödematös, bronchodilatativ, vermindert die Histaminausschüttung und sollte bei pulmonaler Symptomatik bzw. ab dem Stadium 2 verwendet werden (Adrenalin 0,05–0,2 mg i. v.).

MERKE
Die wichtigste Sofortmaßnahme bei schweren anaphylaktischen Reaktionen ist die Volumentherapie und die Adrenalingabe (0,05–0,02 mg i. v.)

KAPITEL

4 Schmerztherapie

4.1 Physiologie des Schmerzes und anatomische Grundlagen

FRAGE

Definieren Sie bitte Schmerz.

Antwort Eine Definition der Internationalen Gesellschaft zum Studium des Schmerzes (ISAP) beschreibt den Schmerz als unangenehmes Gefühls- oder Sinneserlebnis, das mit aktueller oder potenzieller Gewebeschädigung einhergeht oder als solches beschrieben wird. Schmerz ist also immer subjektiv und kann in akuten oder chronischen Schmerz unterteilt werden.

FRAGE

Unterscheiden Sie bitte zwischen **akutem** und **chronischem Schmerz**.

Antwort **Akuter** Schmerz hat eine physiologisch sinnvolle oder **lebenserhaltende Funktion**. Durch das akute Schmerzempfinden und das dadurch ausgelöstes Abwehrverhalten wird eine weitere Schädigung des Körpers vermieden.

Chronischer Schmerz nimmt hingegen keine Schutz- oder Warnfunktion mehr wahr. Oft kann sich der chronische Schmerz zu einer eigenen Krankheit entwickeln. Von der chronischen Schmerzkrankheit wird gesprochen, falls ein subjektiv beeinträchtigender Schmerzzustand länger als 6 Monate besteht. Chronische Schmerzen werden oft von psychischen Problemen begleitet, die eine interdisziplinäre Behandlung erfordern.

FRAGE

Erklären Sie bitte kurz, wie Schmerzen entstehen.

Antwort Ein drohender oder bestehender Gewebeschaden wird durch **Nozizeptoren** im peripheren Gewebe erkannt. Die Nozizeptoren bestehen aus Nervenendigungen von Aδ- und C-Fasern. Sie werden durch thermische, chemische oder physikalische Reize erregt. Bei Gewebeschäden werden darüber hinaus Substanzen frei, die zu einer **herabgesetzten Reizschwelle** von Nervenfasern (periphere Sensitivierung) führen. Substanzen, die dafür verantwortlich sein können, sind z. B. Radikale, ATP, Bradykinine, Zytokine,

Entzündungsmediatoren oder Neuropeptide aus peripheren Nervenendigungen.

FRAGE

Erklären Sie bitte kurz, wie **Schmerzleitung** und **Schmerzverarbeitung** funktionieren.

Antwort Nach einer **Reizung der Nozizeptoren** von Aδ- und C-Fasern gelangen die Informationen ins Rückenmark. Im Hinterhorn wird **Glutamat** ausgeschüttet, das durch Bindung an Glutamatrezeptoren (AMPA) zur **synaptischen Erregung von Neuronen der Hinterhörner** führt. Nach der Umschaltung auf das 2. Neuron kreuzen die Bahnen zum kontralateralen Vorderseitenstrang und steigen im **Tractus spinothalamicus** nach zentral auf. Wenn die Erregungsimpulse im Kortex und Thalamus angelangt sind, entsteht der Sinneseindruck „Schmerz".

Auf Rückenmarksebene kann durch absteigende inhibitorische Bahnen oder intersegmentale Interneurone eine Hemmung des Schmerzempfindens stattfinden.

4.2 Formen des Schmerzes

FRAGE

Nennen Sie bitte die wichtigsten **physiologischen Schmerztypen** und wie sie sich unterscheiden.

Antwort Zu den physiologischen Schmerztypen werden der protopathische/viszerale und der epikritische/somatische Schmerz gezählt. Sie unterscheiden sich durch die Weiterleitung bzw. Verarbeitung und damit durch ihre Qualität.

- **Protopathischer** Schmerz wird vor allem über Rezeptoren im Körperinneren initiiert und über langsame, nichtmyelinisierte Fasern weitergeleitet. Seine Qualität wird als **dumpf** und **schlecht lokalisierbar** beschrieben.
- Der **epikritische** Schmerz wird durch Nozizeptoren auf der Körperoberfläche aufgenommen. Die weiterleitenden Schmerzfasern sind schnelle, myelinisierte Aδ-Fasern. Der Schmerz wird als **stechend**, scharf und **gut lokalisierbar** beschrieben.

FRAGE

Welche Schmerzen kann man **klinisch** unterscheiden?

Antwort Schmerzen können z. B. nach ihren Pathomechanismen unterschieden werden. Ziel einer guten Anamnese sollte es sein, die vorliegenden Schmerzarten zu differenzieren, um eine geeignete Schmerztherapie zu finden. Man unterscheidet den **Nozizeptor-Schmerz** vom **neuropathischen** Schmerz.

FRAGE
Unterscheiden Sie bitte zwischen nozizeptivem und neuropathischem Schmerz

Antwort Wird ein Schmerz durch ein Gewebetrauma ausgelöst, bei dem die peripheren und zentralen Nervenstrukturen intakt sind, so wird er als **Nozizeptor-Schmerz** bezeichnet. Er wird ausgelöst durch mechanische, thermische oder chemische Reizung der Nozizeptoren. Klassische **Beispiele** für nozizeptiven Schmerz sind postoperative Schmerzen, Frakturen oder der Myokardinfarkt. Beim nozizeptiven Schmerz sind die Schmerzfasern intakt.

Der **neuropathische** Schmerz hingegen entsteht nach einer Schädigung des zentralen oder peripheren Systems. Er ist ein chronischer, nichtmaligner Schmerzzustand und ist klinisch durch einen Spontanschmerz und sog. **negative** (Sensibilitätsausfälle, -störungen) oder **positive Symptome** (Dysästhesie, Allodynie, Hyperalgesie) gekennzeichnet. Er wird meist als brennend, stechend, „wie Nadelstiche" oder als elektrisierend bezeichnet. Klassische **Beispiele** für den neuropathischen Schmerz sind:
- Trigeminusneuralgie
- diabetische Neuropathie
- durch Strahlen- und Chemotherapie bedingte Schmerzen
- Schmerzen bei Multipler Sklerose, Hirninfarkt oder Herpes Zoster.
- Eine besondere Art des neuropathischen Schmerzes sind Phantomschmerzen nach Amputationen

FRAGE
Wie nennt man das **gemeinsame Auftreten** von nozizeptivem und neuropathischem Schmerz?

Antwort Treten nozizeptive und neuropathische Schmerzkomponenten gemeinsam auf, so wird vom sog. **mixed pain** gesprochen.

FRAGE
Erklären Sie bitte kurz den Begriff **„Deafferenzierungsschmerz"**.

Antwort Hierunter versteht man Schmerzen, die **nach kompletter, rückenmarksnaher Durchtrennung** eines Nervs oder eines Plexus auftreten. Sie gehen einher mit sensiblen und motorischen Störungen, Allodynie, Hyperalgesie und Dysästhesie. Erklärt werden sie dadurch, das inhibitorische A(β)-Fasern wegfallen und damit segmentale hemmende Einflüsse fehlen.

4.3 Schmerzdiagnostik und spezielle Schmerzanamnese

FRAGE

Schildern Sie bitte kurz, welche Fragen für eine **Schmerzanamnese** besonders wichtig sind?

Antwort Ich würde in der Schmerzanamnese möglichst geordnet örtliche, zeitliche, qualitative und quantitative Aspekte eruieren. Hierzu gehören zunächst die **Schmerzlokalisation** und die **Schmerzausstrahlung**, also die Frage „Wo tut es weh?". Hierbei können die Patienten oft mit dem Finger die schmerzenden Bereiche gut anzeigen.

Der **zeitliche Aspekt** ist wichtig, also „Wann tut es weh?" bzw. „Was sind Schmerzauslöser?" (morgens, abends, nach dem Essen …). Gibt es schmerzfreie Intervalle? Wie lange dauert der Schmerz an? Ist der Schmerz bewegungsabhängig?

Fragen nach den qualitativen Aspekten sollen den **Schmerzcharakter** genauer ergründen. Wie tut es weh? Ist es ein dumpfer, schlecht lokalisierbarer Schmerz oder eher ein heller, schneidender bzw. stechender Schmerz? Ziel ist es, den Schmerz in eine der **Kategorien** nozizeptiver, neuropathischer, sympathisch unterhaltener Schmerz oder eine Mischung der Schmerzarten („mixed pain") einzuordnen.

Durch die Frage „Wie stark ist der Schmerz" wird die **Schmerzintensität** erfragt. Da die Schmerzempfindung sehr subjektiv ist, muss auf verschiedene Schmerzskalen zurückgegriffen werden. Dazu gehört z. B. die visuelle Anlogskala (VAS, ➤ Abb. 4.1) oder die numerische Rating-Skala (NRS).

Darüber hinaus sollte die **begleitende Symptomatik** erfragt werden. Hierzu gehören Fragen zu Übelkeit und Erbrechen, Lärm- und Lichtempfindlichkeit, sensible und/oder motorische Ausfälle und Hautveränderungen.

Weitere Fragen zielen auf die **Sozialanamnese** und das **psychische Befinden** ab.

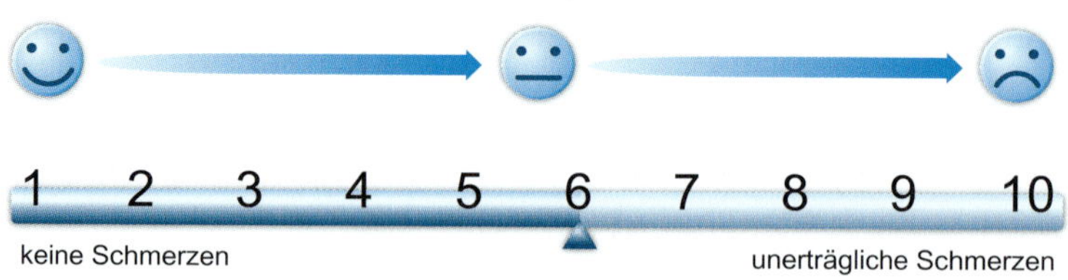

Abb. 4.1 Visuelle Analogskala (VAS) zur Beurteilung der Schmerzintensität [L141]

FRAGE

Welche Möglichkeiten zur **Objektivierung der Schmerzstärke** gibt es?

Antwort Jeder Mensch hat sein eigenes Erleben von Schmerzen, das von seiner Schmerzerfahrung und seiner psychischen Verfassung abhängt.

Durch verschiedene Verfahren bzw. Messinstrumente wird versucht, das Schmerzerlebnis des Patienten zu objektivieren. Der Patient beschreibt anhand einer Skala die Stärke seiner Schmerzen. Eingesetzt werden die folgenden Skalen:

- visuelle Analogskala
- verbale Ratingskala
- numerische Ratingskala
- Smiley-Skala

4.4 Therapieverfahren

4.4.1 Pharmakologische Therapie

FRAGE
Welche große **Medikamentengruppen** kommen in der Schmerztherapie zur Anwendung?

Antwort Man unterscheidet zwischen morphinartigen und antipyretischen Medikamenten. Die **morphinartigen Analgetika** können unterteilt werden in starke Opioide (Morphin, Oxycodon, Buprenorphin, transdermales Fentanyl) und schwache Opioide (Valoron, Tramadol, Kodeinpräparate).

Die **antipyretischen Analgetika** werden unterteilt in saure und nichtsaure antipyretische Analgetika. Zu den **sauren** Antipyretika gehören die Salizylate (ASS) und die nichtsteroidalen Antiphlogistika (NSAID; z. B. Diclofenac, Ibuprofen). Die **nichtsauren** Antipyretika sind die Anilinderivate (Paracetamol), Pyrazolonderviate (Metamizol) und die Zyklooxygenase-2-Inhibitoren.

FRAGE
Warum ist es sinnvoll, diese Einteilung zu kennen?

Antwort Es sollten möglichst nicht mehrere Medikamente einer Gruppe miteinander verabreicht werden. Durch eine Kombination kommt es zu keiner wesentlich verstärkten analgetischen Potenz. Andererseits steigt die Wahrscheinlichkeit für Nebenwirkungen.

FRAGE
Beschreiben Sie bitte kurz die **Wirkweise** von **antipyretischen Analgetika**. Erklären Sie bitte darauf aufbauend auch deren **Nebenwirkungen**.

Antwort Bei einer Gewebeschädigung kommt es zur Bildung von Prostaglandinen. Diese sensibilisieren die Nozizeptoren und erniedrigen die Erregbarkeit der Schmerzrezeptoren für Reize. Eines der wichtigsten Prostaglandine ist das Prostaglandin E2 (PGE2). Antipyretika führen durch eine Hemmung der Zyklooxygenase (COX) zu einer **verminderten Prostaglandinsynthese**.

Neben der Hemmung der Prostaglandinsynthese wird die Bildung von Thromboxan A2 verhindert. Dadurch kommt es zu einer **Hemmung der Thrombozytenaggregation**. Diese Nebenwirkung ist vor allem bei den Salizylaten sehr ausgeprägt, da sie die COX irreversibel hemmen. Bei den NSAID ist die Thrombozytenaggregationshemmung weniger stark, da sie die COX nur reversibel hemmen.

Die Gefahr der **Schleimhautreizung** und Bildung von **Ulzera** ist ebenfalls auf die Hemmung der Prostaglandinsynthese zurückzuführen. Prostaglandine haben eine Regulationsfunktion auf die Magenschleimhaut, die nach Hemmung der COX wegfällt.

Prostaglandine wirken in der Lunge bronchodilatatorisch, weshalb es durch ihr Fehlen zum **Asthma bronchiale** und zu echten **allergischen oder pseudoallergischen Reaktionen** kommen kann.

Wegen der fehlenden Regulationsfunktion der Prostaglandine im Nierenparenchym kann es besonders nach der Einnahme saurer Antipyretika zur Elektrolytretention, Papillenschädigung und zur **interstitiellen Nephritis** kommen.

FRAGE

Wissen Sie, warum **Metamizol** in Skandinavien nicht eingesetzt wird?

Antwort In Skandinavien und anderen Ländern wurde Metamizol aufgrund seiner gefährlichen Nebenwirkungen vom Markt genommen. Hier sind vor allem die **Agranulozytose** und weitere **schwere Immunreaktionen** zu nennen. Darüber hinaus gelten lebensbedrohliche Blutdruckabfälle bei schneller parenteraler Gabe als sehr häufig. Die Inzidenz von Agranulozytosen unter Metamizol wird sehr kontrovers diskutiert. Angaben über die Häufigkeit in der Literatur schwanken zwischen 1 : 1.000.000 und 1 : 700. Daher ist Metamizol in Schweden und den USA verboten. In anderen Ländern wird das Nebenwirkungsprofil von Metamizol differenzierter betrachtet. So ist das absolute Mortalitätsrisiko bei Metamizol mit 25 Todesfällen pro 100 Mio. Behandlungen deutlich geringer als bei der Einnahme von ASS (185) oder Diclofenac (592). Darüber hinaus sind 40 % der Agranulozytosefälle nach Absetzen **reversibel** und die übrigen Fälle durch Therapie mit granulozytenstimulierendem Faktor therapierbar. Die Zahl der gastrointestinalen Blutungen nach ASS oder Diclofenac sind weitaus höher.

Trotzdem ist in Deutschland die Anwendung auf akute starke Schmerzen nach Operationen oder Verletzungen sowie auf die Therapie von Koliken und Tumorschmerzen beschränkt.

FRAGE

Welche Vor- und Nachteile haben **selektive COX-2-Inhibitoren**?

Antwort Bei Entzündungsphänomenen werden die inflammatorischen Prostaglandine vorwiegend über den Weg der COX-2 gebildet. Die unerwünschten Wirkungen der bekannten NSAID wie z. B. die verlängerte Blutungszeit und gastrointestinale Blutungen werden auf die Hemmung der COX-1 zurückgeführt. Daraufhin wurden selektive COX-2-Hemmer (**Coxibe**) entwickelt, die in der Tat **weniger Magenschleimhautblutungen** hervorrufen. Wegen einer **Erhöhung des kardiovaskulären Risikos** und schweren **allergischen Reaktionen** wurden jedoch mehrere Coxibe wieder vom Markt genommen. Grund für die erhöhte Thrombozytenaggregation ist die durch die COX-2-Hemmung verringerte Synthese von Prostazyklin, das normalerweise die Thrombozytenaggregation hemmt und eine Vasodilatation bewirkt. Parallel dazu führt die intakte COX-1 zur Bildung des funktionellen Antagonisten Thromboxan, der ohne Gegenspieler eine verstärkte Plättchenaggregation und Vasokonstriktion vermittelt.

FRAGE
Erklären Sie bitte den Begriff **„analgetische Potenz"**.

Antwort Die **Wirkstärke von Opioiden** wird als analgetische Potenz bezeichnet und immer in **Relation zu Morphin** angegeben. Die analgetische Potenz von Morphin ist mit **1** festgelegt. Je höher der Wert, desto stärker ist die analgetische Wirksamkeit des Medikaments und desto niedriger ist die Dosis, um eine vergleichbare Analgesie zu erreichen. Sufentanil hat z. B. eine relative Potenz von 1.000. Daraus ergibt sich, dass nur ein Tausendstel einer Morphindosis benötigt wird, um die gleiche analgetische Wirkung zu erzielen.

FRAGE
Erklären Sie mir die Bedeutung dieser Überlegung für die Schmerztherapie.

Antwort In der klinischen Praxis werden vor allem **Äquivalenzdosen** berechnet. Falls aus irgendwelchen Gründen das Schmerzmittel gewechselt werden muss, kann über den Umrechnungsfaktor bzw. die analgetische Potenz eine Äquivalenzdosis errechnet werden. Die Umstellung von 100 mg Morphin pro Tag auf Fentanyl transdermal entspricht einer Fentanyldosis von ca. 1 mg/d.

FRAGE
Erläutern Sie bitte kurz das **WHO-Stufenschema**.

Antwort Beim WHO-Stufenschema handelt es sich um eine Empfehlung der WHO zum **Einsatz von Analgetika** im Rahmen der **Schmerztherapie**. Es wurde ursprünglich für die Therapie von Tumorschmerzen entwickelt und baut auf drei Stufen auf (➤ Tab. 4.1). Ist die Therapie innerhalb einer Stufe nicht ausreichend, so wird auf die nächste Stufe gewechselt.

Tab. 4.1 WHO-Stufenschema zur Schmerztherapie

Stufe 1	Stufe 2	Stufe 3
Mäßige Schmerzen	Starke Schmerzen	Sehr starke Schmerzen
	Schwache Opioide	Starke Opioide
Nichtopioidanalgetika	+ Nichtopioidanalgetika	+ Nichtopioidanalgetika
+ evtl. adjuvante Maßnahmen	+ evtl. adjuvante Maßnahmen	+ evtl. adjuvante Maßnahmen

Aus dem WHO-Stufenschema geht klar hervor, dass eine Kombination von schwachen Opioiden mit starken Opioiden nicht indiziert ist. Schwache Opioide heben durch eine antagonistische oder teilantagonistische Wirkung den Effekt von starken Opioiden auf.

FRAGE
Was können Sie tun, wenn das WHO-Stufenschema auf der 3. Stufe angelangt ist?

Antwort Falls in der 3. Stufe kein akzeptables Analgesieniveau erzielt werden kann, so können in einer 4. Stufe **invasive Verfahren** angewandt werden. Hierzu können z. B. PDK oder Nervenblockaden zur Anwendung kommen.

FRAGE
Welche starken Opioide kommen für die **Dauertherapie** in Frage?

Antwort Stark wirksame Opioide für die Dauertherapie sollten entweder **enteral** oder **transdermal** anwendbar sein. Zudem sollten sie lang wirksam sein oder als retardierte Form zur Verfügung stehen. Morphin, Fentanyl, Buprenorphin, Oxykodon und Levomethadon kommen somit für die Dauertherapie in Frage.

FRAGE
Nennen Sie bitte **transdermal wirksame Opioide** und deren Vorteile.

Antwort In der Therapie chronischer Schmerzen können **Fentanyl** (Durogesic®) und **Buprenorphin** (Temgesic®) verwendet werden.

Bei der transdermalen Applikation wird der Wirkstoff in einem Pflaster gebunden und über die Haut aufgenommen. Eine einfache Handhabung und gute Verträglichkeit bedingen eine höhere Patientencompliance und sind daher wichtige Gründe für die transdermale Applikation. Pharmakodynamische Vorteile dieser Darreichungsform sind, dass sie unabhängig von der gastrointestinalen Resorption und der Nahrungsaufnahme aufgenommen werden und den **First-Pass-Effekt der Leber umgehen**. Darüber hinaus werden Plasmaspitzenspiegel und dadurch hervorgerufene Nebenwirkungen (z. B. Atemdepression) vermieden.

FRAGE

Nennen Sie bitte ein paar **Grundsätze** in der **medikamentösen Schmerztherapie**.

Antwort In der medikamentösen Therapie chronischer Schmerzen sind **feste Dosisintervalle** wichtig. Nur für Durchbruchsschmerzen sollte eine zusätzliche Bedarfsmedikation mit schnell wirksamen Substanzen eingesetzt werden. Die Basistherapie sollte möglichst **enteral** oder **transdermal** erfolgen. Darüber hinaus ist eine prophylaktische Therapie von Opiatnebenwirkungen mit z. B. Laxanzien und Antiemetika indiziert. Ein weiterer Grundsatz besteht darin, keine Medikamente mit dem gleichen Wirkprinzip zu kombinieren.

FRAGE

Welche **Probleme** ergeben sich oft in der **Langzeittherapie** mit Opiaten?

Antwort Typische Opiatwirkungen wie Obstipation, Übelkeit und Erbrechen, Sedierung und Pruritus führen oft zu Problemen, die nicht zu vernachlässigen sind. Vor allem die Obstipation kann in der Dauertherapie zum Problem werden. Deshalb sollten früh und prophylaktisch **Laxanzien** verschrieben werden. Seit einiger Zeit ist auch ein orales Kombinationspräparat aus Oxycodon und Naloxon (Targin®) verfügbar, das nebenwirkungsärmer ist als der reine Agonist.

FRAGE

Haben Sie denn keine Angst vor **Atemdepression** bei der Dauertherapie mit Opiaten?

Antwort Alle Opiate können dosisabhängig zu einer Atemdepression führen. In der Regel kommt sie in der Langzeittherapie nicht als plötzliches Ereignis vor, sondern kündigt sich langsam durch **Schläfrigkeit** an. Bei Schmerzpatienten bzw. bei Patienten unter chronischer Opioidtherapie ist das Risiko sehr gering, da hier eine **Toleranzentwicklung** eintritt. Solange Patienten Schmerzen haben, ist eine Atemdepression fast nicht zu befürchten. Der Schmerz kann quasi als Antagonist der Atemdepression gesehen werden.

FRAGE

Welche Patienten sind wann überhaupt gefährdet für eine Atemdepression unter Opiatdauertherapie?

Antwort Gefährdet sind **alte** und kranke Menschen in einem **reduzierten Allgemeinzustand**. Bei ihnen können bei Beginn der Therapie auch schon geringe Dosen zu einer Atemdepression führen. Deshalb sollte bei ihnen mit **niedrigen Einstiegsdosen** begonnen werden. Wichtig ist auch zu wissen, dass das Risiko für Atemdepressionen bei subkutaner oder intravenöser Gabe gegenüber der oralen Gabe stark erhöht ist. Vorsichtig sollte man auch sein bei einer Begleitmedikation mit Sedativa oder Neuroleptika, die die atemdepressive Wirkung verstärken können.

FRAGE

Patienten haben oft Angst davor von Opiaten **süchtig** zu werden. Was meinen Sie dazu?

Antwort Die Angst vor einer psychischen Abhängigkeit bei chronischen Schmerzen unter einer adäquaten Opiattherapie ist unbegründet. Retardierte Opioide erzeugen bei regelmäßiger Anwendung und bei richtiger Indikation keine Euphorie, lösen keinen „Kick" und damit auch **keine psychische Abhängigkeit** aus. Vor allem Substanzen mit langer Wirkdauer und langsamem Wirkeintritt gelten als besonders sicher.

Bei **abruptem Absetzen** der Opiate nach Dauertherapie kann es zu **physischen Entzugserscheinungen** kommen.

FRAGE

Erklären Sie bitte, wie es zu körperlichen **Entzugserscheinungen** kommt und was Sie dagegen tun können.

Antwort Ursache für eine Toleranz und physische Entzugssymptome ist eine gesteigerte Aktivität der Adenylatzyklase. Die erhöhte Enzymaktivität wird durch einen erhöhten Noradrenalinspiegel kompensiert. Kommt es plötzlich zur Unterbrechung der Opioidzufuhr, wird **vermehrt Noradrenalin freigesetzt**, das dann eine überschießende Reaktion verursacht. Das ist dann die Entzugssymptomatik. Sie kann durch Aktivierung von Opioidrezeptoren oder Alpha-2-Rezeptoren gehemmt werden. Therapeutisch ist vor allem die zentrale Stimulation der Alpha-2-Rezeptoren durch **Clonidin** von Bedeutung, um die Entzugssymptome zu mindern.

4.4.2 Regionalanästhesien

FRAGE

Welche Regionalanästhesien werden in der Schmerztherapie verwendet?

Antwort In der Schmerztherapie kommen vor allem dann Regionalanästhesien zum Einsatz, wenn die konservativ medikamentöse Therapie nicht ausreichend wirksam ist oder die Nebenwirkungen nicht mehr beherrschbar sind. Zu den Regionalanästhesieverfahren in der Schmerztherapie gehören:

- Blockaden von peripheren Nerven und Ganglien
- Plexusanästhesien ggf. mit Katheter
- rückenmarksnahe Regionalanästhesien (SpA, PDA), intrathekale oder epidurale Portsysteme

- Sympathikusblockaden (z. B. Ganglion stellatum)
- ganglionäre lokale Opioidanalgesie

FRAGE

Kennen Sie den Unterschied zwischen einer **diagnostischen** und einer **neuroablativen Nervenblockade**?

Antwort Durch **diagnostische** Nervenblockaden lassen sich Regionen der Schmerzentstehung identifizieren, bzw. Nerven erkennen, die für die Weiterleitung der Schmerzimpulse verantwortlich ist. Hierfür werden meist **schnell anschlagende** und **kurz wirksame Lokalanästhetika** verwendet.

Neurolytische bzw. **neuroablative** Blockaden werden zur **längerfristigen Ausschaltung** von Nerven angewendet. Hierfür ist eine vorausgegangene diagnostische Nervenblockade notwendig. Unter radiologischer Kontrolle werden Zellgifte wie Alkohol oder Phenol, die den Nerv dauerhaft schädigen, an den Nerv gebracht. Ein Risiko besteht in der Schädigung von benachbarten Strukturen. Darüber hinaus ist auch dadurch nur eine temporäre Besserung möglich.

FRAGE

Erklären Sie bitte kurz, weshalb **Sympathikusblockaden** in der Schmerztherapie sinnvoll sind.

Antwort Bei vielen Schmerzen ist das sympathische Nervensystem an der Entstehung und Aufrechterhaltung beteiligt. Der **sympathisch unterhaltene Schmerz** wird auch als **„SMP“** (sympathetically maintained pain) bezeichnet. Beim SMP liegt eine Kopplung zwischen afferenten nozizeptiven Neuronen mit efferenten sympathischen Neuronen vor. Durch eine ständige Aktivität des Sympathikus kann es somit zur Verstärkung der Schmerzen kommen. Diese sympathisch-sensorische Kopplung kann durch Sympathikusblockaden unterbrochen werden. Die Patienten klagen meist über dumpfe, bohrende bis brennende Schmerzen.

FRAGE

In welchen Fällen kann eine Sympathikusblockade sinnvoll sein?

Antwort Man unterscheidet zwischen diagnostischen und therapeutischen Sympathikusblockaden. Sie können als Regionalanästhesie oder intravenös durchgeführt werden. **Diagnostische Sympathikusblockaden** dienen zur Unterscheidung zwischen vom Sympathikus unabhängigen und sympathisch unterhaltenem Schmerz. Ist ein SMP nachgewiesen, kann eine **therapeutische Blockade** erfolgen. Beispiele für sympathisch unterhaltene Schmerzen sind die sympathische Reflexdystrophie, die akute Zosterneuralgie, die Postzosterneuralgie und Neuropathien nach Nerventrauma.

FRAGE
Welche Sympathikusblockaden kennen Sie?

Antwort Blockiert werden kann das Ganglion stellatum, das Ganglion cervicale superius, der Plexus coeliacus sowie die Grenzstrangganglien. Intravenöse Sympathikusblockaden sind nur noch von historischer Bedeutung.

4.4.3 Physikalische Therapie

FRAGE
Skizzieren Sie bitte kurz einige physikalische Therapieanwendungen, die zur Behandlung von Schmerzen angewendet werden.

Antwort **Passive** Behandlungsmaßnahmen haben in der Schmerztherapie eine große Bedeutung. Hierzu gehören unter anderem die Hydro-, Kälte- und Wärme-, Elektro-, Ultraschalltherapie, die manuelle Therapie und Massagen.

FRAGE
Was versteht man unter dem Begriff **TENS**?

Antwort TENS steht für „transkutane elektrische Nervenstimulation" und ist eine elektromedizinische Reizstromtherapie, die vor allem zur Behandlung von Schmerzen angewendet wird.

FRAGE
Können Sie mir das **Prinzip** der TENS näher erläutern?

Antwort Bei der TENS werden Parästhesien durch elektrische Stimulation im betreffenden Hautareal ausgelöst. Stimuliert wird über auf die Haut aufgeklebte Elektroden. Dabei kann sowohl nieder- als auch hochfrequenter (80–100 Hz) Reizstrom angewendet werden. Das Ziel der Anwendung besteht darin, afferente Nervenbahnen zu beeinflussen, Hemm-Mechanismen zu aktivieren und die Schmerzschwelle heraufzusetzen. Die Reizströme sorgen für eine **gesteigerte Endorphinausschüttung** im betroffenen Hautareal. Das Verfahren ist nebenwirkungsarm und kann bei **chronischen Schmerzsyndromen** angewendet werden, die kausal nicht zu beeinflussen sind.

4.4.4 Akupunktur

FRAGE
Für welche Krankheitsbilder zahlen die gesetzlichen Krankenkassen die Akupunktur?

Antwort Soweit mir bekannt ist, wird die Akupunktur von den meisten Krankenkassen nur für die Behandlung von chronischen Schmerzen im Bereich des **Rückens** und des **Knies** bezahlt. Viele private Krankenkassen zahlen Akupunktur zur Behandlung von Schmerzen im Rahmen der Gebührenverordnung für Ärzte nach Einzelfallentscheidung jedoch auch für andere Diagnosen.

FRAGE
Kennen Sie **Indikationen** für die Akupunktur in der Schmerztherapie?

Antwort Die Indikationen für Akupunktur in der Schmerztherapie sind breit gefächert. Als Indikationen gelten globale Wirbelsäulensyndrome, Zervikalsyndrome, Arthralgien, Myalgien, chronische Spannungskopfschmerzen und Insertionstendopathien.

FRAGE
Können Sie kurz die **wissenschaftliche Evidenz** der Akupunktur schildern?

Antwort Die Studienlage über die Wirkung von Akupunktur ist uneinheitlich und die Meinungen über die Wirksamkeit von Akupunktur gehen auseinander. Zum einen ist eine Wirksamkeit der Akupunktur bei Rückenschmerzen, chronischen Migräneattacken und Kniegelenksschmerzen nachgewiesen. Gleichzeitig wurde jedoch auch gezeigt, dass eine Scheinakupunktur, die sich nicht an die traditionellen Akupunkturpunkte hält, nur minimal weniger wirksam ist.

4.4.5 Adjuvante Medikamente

FRAGE
Welche **Medikamente** werden in der Schmerztherapie außer den klassischen Analgetika noch eingesetzt?

Antwort In der Schmerztherapie haben neben den klassischen Analgetika auch andere Medikamentengruppen einen festen Platz. Hierzu gehören:
- Antikonvulsiva (z. B. Carbamazepin, Lamotrigin)
- Neuroleptika (z. B. Haloperidol, Levomepromazin)
- Antidepressiva (z. B. Amitriptylin, Doxepin, Mirtazapin)
- Muskelrelaxanzien (z. B. Tetrazepam, Baclofen)
- Phytotherapeutika (z. B. Teufelskrallenwurzel)
- Bisphosphonate
- neurotrope und neurodestruktive Substanzen
- Externa
- Glukokortikoide
- Cannabioide

Darüber hinaus werden häufig Medikamente verordnet, die die Nebenwirkungen der klassischen Analgetika behandeln:

- Laxanzien
- Antazida
- Antiemetika

FRAGE

Wann setzt man **Neuroleptika** in der Schmerztherapie ein und wie wirken sie?

Antwort Neuroleptika werden in der Schmerztherapie vor allem bei chronisch neurogenen Schmerzen, Tumorschmerzen, schmerzbedingten Schlafstörungen und zur Verminderung von Agitiertheit im Rahmen einer Opiattherapie eingesetzt. Durch eine Blockade der Dopaminrezeptoren **verstärken** sie die **Wirkung von Opiaten** und **erhöhen** die **Schmerzschwelle**. Sie wirken hauptsächlich sedierend und anxiolytisch.

FRAGE

Bei welchen Schmerzen werden **Antidepressiva** eingesetzt und was wissen Sie über deren Wirkmechanismus?

Antwort Antidepressiva werden ebenfalls zur Behandlung von neuropathischen Schmerzen und Tumorschmerzen eingesetzt. Vorzugsweise werden **trizyklische** Antidepressiva wie Amitriptylin, Clomipramin oder Doxepin eingesetzt. Man geht bei den Antidepressiva von einem **indirekten analgetischen Effekt** aus, der schon bei niedrigen Dosen und vor der antidepressiven Wirkung einsetzt. Weitere Theorien gehen von einer Verstärkung der deszendierenden Hemm-Mechanismen durch eine Erhöhung der Serotonin-Konzentration aus.

FRAGE

Was sind **Indikationen** für **Antikonvulsiva** in der Schmerztherapie?

Antwort Sie werden in niedriger Dosierung vor allem als **adjuvante** Therapie bei **chronischen neuropathischen Schmerzen** eingesetzt. Vor allem, wenn die Schmerzen eine einschießende Komponente haben und attackenartig auftreten, wie z. B. bei der Trigeminusneuralgie. Des Weiteren werden sie auch bei hartnäckigen **Phantomschmerzen** eingesetzt. Bevorzugte Medikamente sind Carbamazepin, Gabapentin und Pregabalin.

FRAGE

Wann werden **Bisphosphonate** in der Schmerztherapie eingesetzt und welche gefährliche **Komplikation** kann bei der Therapie auftreten?

Antwort Sie werden in der Regel zur Behandlung von **metastasenbedingten Knochenschmerzen** eingesetzt. Nach ein paar Wochen kommt es meist zur Reduktion der Schmerzen und zur Hyperkalzämie. Gefürchtet sind **Osteonekrosen des Kiefers** unter Bisphosphonattherapie, weshalb vor Therapiebeginn möglichst eine Kiefersanierung stattfinden sollte.

4.5 Spezielle Schmerztherapie

4.5.1 Postoperative Schmerztherapie

FRAGE
Erklären Sie bitte kurz, weshalb eine adäquate postoperative Schmerztherapie so wichtig ist.

Antwort Es gibt zahlreiche Gründe für eine optimale postoperative Schmerztherapie. Hierzu gehören:
- zufriedene Patienten und Personal
- frühzeitige Mobilisierung
- Verbesserung der postoperativen Heilungsphase
- Verbesserung des Stoffwechsels (niedrigere Katecholaminspiegel, Kortisolspiegel und inflammatorische Prozesse)
- optimiertes Atemtraining und Verbesserung der pulmonalen Funktion
- kürzere Dauer einer gastrointestinalen Atonie
- kürzere Verweildauer im Krankenhaus
- Vermeidung von Chronifizierung
- juristische Verpflichtung (unzureichende Schmerztherapie gilt als unterlassene Hilfeleistung, fahrlässige Körperverletzung)

FRAGE
Welche Faktoren für eine **Chronifizierung** von Schmerzen nach Operationen kennen Sie?

Antwort Aus akuten Schmerzen können sich chronische Schmerzen entwickeln. Hierbei ist es wichtig, zu wissen, dass sich auch nach kleineren Eingriffen chronische Schmerzen entwickeln können. Am häufigsten kommt das nach Amputationen, Thorakotomien, Mamma-Operationen und Cholezystektomien vor. Bei den **prädikitven Faktoren** für eine Chronifizierung unterscheidet man prä-, intra- und postoperative Faktoren.
- Zu den **präoperativen** Faktoren gehören präoperative Schmerzen, Angst und psychische Belastungen.
- **Intraoperative** Faktoren sind intraoperative Nervenschädigungen und unzureichende Analgesie.
- **Postoperativ** gelten ebenfalls moderate bis starke Schmerzen direkt nach der OP, Phantomsensationen, Chemotherapie, Angst und psychische Faktoren als prädisponierend.

Neben chirurgischen Komplikationen wie Infektionen, Nervenläsionen oder Nahtinsuffizienzen ist es vor allem die mangelhafte Schmerztherapie, die zur Chronifizierung von Schmerzen führt.

FRAGE
Welche Eigenschaften hätte das perfekte postoperative Analgetikum?

Antwort Es hätte bei starker Potenz einen schnellen Wirkungseintritt und eine mittellange Wirkdauer. Kardiale, pulmonale, zentralnervöse, hepatische, renale und allergische Nebenwirkungen wären nicht vorhanden.

FRAGE
Welche **Schmerzmittel** werden **postoperativ** im Aufwachraum vor allem eingesetzt?

Antwort Im Aufwachraum werden Nichtopioidanalgetika und zentral wirkende Opioide eingesetzt. Die Auswahl der Medikamente richtet sich nach der Operation und dem Patienten. Häufig werden Paracetamol und Metamizol i. v. angewandt. Das am häufigsten eingesetzte Opiat ist Piritramid.

FRAGE
Bei welchen Schmerzen sind **antipyretische Analgetika** den Opiaten manchmal überlegen?

Antwort Opiate wirken vor allem bei viszeralen, also dumpfen, pochenden Schmerzen, die über die C-Fasern weitergeleitet werden. Antipyretische Analgetika hingegen wirken besonders gut bei somatischen, hellen Schmerzen, die über Aδ-Fasern weitergeleitet werden. Grundsätzlich sollte, wann immer möglich, mit einer Kombination aus Nichtopioidanalgetika und Opiaten therapiert werden. Der Eingriff und der damit zu erwartende Schmerzcharakter bestimmen die Wahl des antipyretischen Analgetikums.

FRAGE
Sie geben also nach einer Humerusfraktur keine Opioide?

Antwort Doch, bei stärksten postoperativen, somatischen Schmerzen sind starke Opioide das Mittel der ersten Wahl. Diese sollten aber trotzdem mit antipyretischen Analgetika kombiniert werden.

FRAGE
Welche Opioide eignen sich für die Schmerztherapie im **Aufwachraum** und weshalb?

Antwort Im Aufwachraum werden aufgrund ihres schnellen Wirkungseintritts intravenöse Opioide verwendet. Bevorzugtes Medikament ist **Piritramid**, da es eine lange Wirkdauer und insgesamt ein günstiges Nebenwirkungsprofil aufweist. Theoretisch könnte genauso gut Morphin verwendet werden, das jedoch seinen Einsatz inzwischen fast nur noch in der Therapie chronischer Schmerzen und in der Palliativmedizin hat. Früher kam relativ häufig Phetidin zum Einsatz. Die Hauptindikation war jedoch eher die Therapie von postoperativem Shivering. Dieses Medikament wird aufgrund seines Risikos für kardiovaskuläre Nebenwirkungen jedoch kaum mehr eingesetzt. Schwach wirksame Medikamente wie Tramadol sowie das sublingual verfügbare Buprenorphin werden vorwiegend für die postoperative Schmerztherapie auf Station verwendet.

FRAGE
Was ist das Problem bei der postoperativen Gabe von **Buprenorphin**?

Antwort Buprenorphin ist ein Partialagonist und hat eine sehr hohe Affinität zu μ-Rezeptoren. Das Problem besteht darin, dass es bei einer Überdosierung durch die üblichen Opioidantagonisten (Naloxon) **nicht sicher aufhebbar** ist. Zudem muss bei Buprenorphin-therapieresistenten Schmerzen erst dessen Wirkungsende abgewartet werden. Es kann eben nicht durch ein höher potentes Opioid vom Rezeptor verdrängt werden.

FRAGE
Erklären Sie bitte, was man bei Opioiden unter **gemischten Agonisten-Antagonisten** versteht und geben Sie Beispiele.

Antwort Gemischte Agonisten-Antagonisten sind Opioide, die eine **Affinität für** μ- **und** κ-**Rezeptoren** haben. Am μ-Rezeptor besitzen sie eine sehr hohe Affinität, gleichzeitig jedoch eine sehr geringe intrinsische Aktivität, was sie zu einem μ-**Antagonisten** macht. Am κ-Rezeptor sind sowohl die Affinität als auch die intrinsische Aktivität hoch, weshalb sie κ-**Agonisten** sind. Aufgrund der Eigenschaft als μ-Antagonist sind **Analgesie**, **Atemdepression** und **Euphorie** nur **gering** ausgeprägt. Mit der hohen intrinsischen Aktivität am κ-Rezeptor haben sie jedoch eine **deutliche spinale analgetische Wirkung**, **sedieren** und wirken **dysphorisch**.

FRAGE
Was sind die **Probleme** bei der Anwendung von **NSAID** in der postoperativen Therapie?

Antwort NSAID haben ein ausgeprägtes Nebenwirkungsprofil, das man natürlich bei Ihrem Einsatz berücksichtigen muss. **ASS**, das eine irreversible Hemmung der Zyklooxygenase mit Störung der Thrombozytenfunktion bewirkt, ist aufgrund einer erheblichen **Blutungsgefährdung** für die postoperative Schmerztherapie nicht geeignet. **Diclofenac** und **Ibuprofen** haben jedoch immer noch ihren Platz in der perioperativen Schmerztherapie, wobei Ibuprofen insgesamt das günstigere Nebenwirkungsprofil hat. Diese Substanzen werden aufgrund ihrer guten analgetischen Potenz vor allem bei **Eingriffen an Muskeln und Skelett** angewandt. Sein einiger Zeit wird jedoch diskutiert, ob nicht durch ihren Einsatz eine schlechtere Knochenheilung nach Frakturen verursacht wird. Konkrete Empfehlungen zu diesem Thema gibt es jedoch bislang nicht.

Darüber hinaus haben die NSAID ein **hohes nephrotoxisches Potenzial** und sind auch bei Patienten mit kardiovaskulären Risikofaktoren kontraindiziert.

Zudem ist die Applikation auf orale, rektale, subkutane oder intramuskuläre Gabe beschränkt.

MERKE

NSAID verfügen über hohes nephrotoxisches Potenzial und sind bei Patienten mit kardiovaskulären Risikofaktoren kontraindiziert.

FRAGE

Kennen Sie den Begriff **präemptive Analgesie**?

Antwort Nach dem theoretischen Modell der „präemptiven Analgesie" kann durch eine **präoperative Gabe** von Analgetika (Opioide, NSAR, Regionalanästhesie) eine **Verminderung der postoperativen Schmerzintensität** erfolgen.

FRAGE

Was verstehen Sie unter einer **PCA**?

Antwort PCA steht für **„patient controlled analgesia"** oder patientenkontrollierte Analgesie. Sie wird vor allem postoperativ, vorzugsweise mit intravenösen Opioiden eingesetzt. Durch spezielle Spritzenpumpen kann der Patient nach Bedarf die Therapie selbst steuern. Die Pumpen müssen programmiert sein und über ein Sicherheitssystem verfügen. Durch eine Maximaldosis pro Zeiteinheit und eine Sperrzeit des Systems werden Überdosierungen vermieden. Eine Möglichkeit ist z. B. die i. v. PCA mit Piritramid (0,03 mg/kg KG Boli, Sperrzeit 10 min, max. Dosierung 25 mg/4 h). Häufig wird eine patientenkontrollierte Analgesie auch für eine **postoperative Periduralanalgesie** verwendet. Zusätzlich zu einer kontinuierlichen Hintergrundinfusion wird die PCA-Pumpe so programmiert, dass der Patient sich selbst über einen Handauslöser zusätzliche Boli verabreichen kann.

FRAGE

Welche Möglichkeiten außer Analgetika haben Sie zur postoperativen Schmerztherapie noch?

Antwort Grundsätzlich sollte versucht werden, durch Kühlung und eine optimierte Lagerung die Schmerzen zu lindern. Falls es das OP-Gebiet zulässt, können Verfahren der Regionalanästhesie angewendet werden. Therapieresistente Schmerzen können immer auch ein Hinweis auf eine postoperative Komplikation sein. Hierzu zählen Harnverhalt, Angina pectoris, Blutung, intestinale Ischämie, Lungenembolie.

FRAGE
Sagt Ihnen der Ausdruck **„Würzburger Tropf"** etwas?

Antwort Beim „Würzburger Tropf" handelt es sich um eine **kontinuierliche Infusionstherapie** mit verschiedenen Analgetika. Klassischerweise enthält der Würzburger Tropf eine Kombination aus einem **schwachen Opioid**, einem **Nichtopioid** und einem **Antiemetikum**, z. B. Tramadol (400–600 mg) zusammen mit Metamizol (3–5 g) und Droperidol (2,5 mg) als Infusion über 24 Stunden. Es existieren noch andere Namen wie Heidelberger-/Ulmertropf oder Marburger Bombe für ähnliche feste Medikamentenkombinationen. Der apparative und finanzielle Aufwand für eine solche Therapie ist geringer als bei einer PCA. Allerdings konnte die Wirksamkeit solcher Mischinfusionen nie wirklich belegt werden. Daher sollten diese Verfahren inzwischen obsolet sein.

4.5.2 Schwangerschaft und Kinder

FRAGE
Welche Nichtopioidanalgetika können zur **Schmerztherapie bei Kindern** verwendet werden?

Antwort Medikamente, die bei Kindern verwendet werden, sind **Paracetamol**, **Diclofenac** und **Metamizol**. ASS sollte bei Kindern wegen der Gefahr von Thrombozytenfunktionsstörungen und dem Reye-Syndrom nicht gegeben werden. Paracetamol ist bei der Schmerztherapie von Kindern weit verbreitet. Es kann rektal, oral oder i. v. verabreicht werden. Die Tagesdosis sollte 4 × 10 mg/kg KG nicht überschreiten.

FRAGE
Gibt es **chronische** Schmerzsyndrome im Kindesalter?

Antwort Der häufigste Grund für chronische Schmerzen im Kindesalter sind Tumorschmerzen. Daneben können auch andere benigne Krankheiten chronische Schmerzen hervorrufen. Beispiele wären die juvenile Polyarthritis und die Sichelzellanämie.

FRAGE
Welche Besonderheiten der **Schmerzbeurteilung** gibt es bei Kindern?

Antwort Die Beurteilung von Schmerzen bei Kindern ist ein Problem, da Schmerzen häufig nicht von Angst unterschieden werden können und vor allem bei sehr kleinen Kindern die Kommunikation schwierig ist. Kinder bis zum ca. **3. Lebensjahr** können ihre Schmerzen quantitativ nicht selbst einschätzen, weshalb man auf eine **Fremdeinschätzung** angewiesen ist. Für diesen Zweck eignet sich die „Kindliche Unbehagens- und Schmerzskala" (KUSS) nach Büttner. Bei älteren Kindern können dann Smiley-Tafeln und ab dem Schulalter auch die visuelle Analogskala verwendet werden.

FRAGE
Wie äußern sich Schmerzen bei einem **Säugling**?

Antwort Säuglinge zeigen ihre Schmerzen vor allem durch Schreien, Weinen, Grimassenziehen und lassen sich nicht beruhigen. Daneben sind physiologische Veränderungen wie Tachykardie, Schwitzen, Erhöhung von Sauerstoffbedarf und Blutdruck zu erkennen.

FRAGE
Welche **Schmerzmedikamente** können Sie in der **Schwangerschaft** sicher anwenden?

PLUS Unter Therapie mit NSAIDs im letzten Drittel der Schwangerschaft kann es zu einem verfrühten Verschluss des Ductus arteriosus kommen.

Antwort Als Nichtopioidanalgetikum der 1. Wahl gilt **Paracetamol**. Es kann von Beginn der Embryonalperiode bis in die Stillzeit gegeben werden. Als Mittel der zweiten Wahl gilt **ASS**, wobei hier ein erhöhtes fetales Blutungsrisiko beschrieben ist. Im ersten und zweiten Drittel der Schwangerschaftswoche können unter strenger Nutzen-Risiko-Abwägung auch NSAID (Ibuprofen, Indometacin, Diclofenac) verabreicht werden, danach sind diese Substanzen kontraindiziert.

Bei den Opioiden gibt es prinzipiell keinen Anhalt für Teratogenität und eine Gabe ist bei strenger Indikation gerechtfertigt. Sie sollten aber falls möglich nur kurzfristig und bedarfsorientiert verschrieben werden. Falls Paracetamol allein nicht ausreicht, kann eine **Kombination mit Kodein** sinnvoll sein.

4.5.3 Kopfschmerz

FRAGE
Geben Sie bitte einen groben **Überblick** über Kopfschmerzerkrankungen.

Antwort Kopfschmerzen lassen sich einteilen in primäre und sekundäre Kopfschmerzen, sowie Gesichtsneuralgien und nichtklassifizierbare Typen.

- Den **primären** Kopfschmerzen liegt als eigenständiges Krankheitsbild keine andere organische Störung zugrunde. Zu dieser Gruppe gehören unter

anderem der Spannungskopfschmerz, die Migräne und der Clusterkopfschmerz.
- Die **sekundären** Kopfschmerzen sind immer ein Symptom einer organischen Störung. Beispiele sind hier Folgen nach Unfällen, Hirntumore, degenerative Halswirbelsäulenveränderungen, Entzug, medikamenteninduzierte Kopfschmerzen oder z. B. lokale Entzündungsprozesse.
- Zu den **Gesichtsneuralgien** zählt unter anderem die Trigeminusneuralgie, aber auch andere attackenförmig auftretende helle Schmerzen z. B. im Gebiet des N. glossopharyngeus.
- Der Rest fällt in die Gruppe der **nichtklassifizierbaren** Typen.

FRAGE
Wann spricht man von einer **Migräne**? Beschreiben Sie das klinische Bild.

Antwort Die Migräne ist ein **primärer** Kopfschmerz, der attackenartig auftritt und von einer vegetativen Symptomatik begleitet wird. Betroffene klagen meist über anfallsweise auftretende pulsierende oder pochende Kopfschmerzen, die immer einseitig auftreten. Die Kopfschmerzen werden immer von **vegetativen Symptomen** wie Brechreiz, Übelkeit, Lärm- und Lichtscheu begleitet. Bei 20 % der Fälle kündigt sich der Kopfschmerz durch eine Aura an. Die Patienten klagen dann meist über **passagere neurologische Ausfälle** (Gefühls-, Seh- und Sprachstörungen, Lähmungen, Flimmersehen).

FRAGE
Kennen Sie eine **Phaseneinteilung** der Migräne?

Antwort Die Migräne lässt sich in **5 Phasen** einteilen:
- Vorbotenphase mit unspezifischen Befindlichkeitsstörungen
- Auraphase in 20 % der Fälle, frühestens 60 Minuten von der Migräneattacke
- Kopfschmerzphase, Dauer ca. 4–72 Stunden
- Rückbildungsphase
- Phase zwischen den Attacken (ca. 4 Attacken/Monat)

FRAGE
Wie **therapieren** Sie Migränepatienten?

Antwort Da die Migräne primär nicht heilbar ist, besteht die Therapie in einer **Linderung** der Symptomatik. Im akuten Anfall sollte der Patient sich zurückziehen und möglichst Reize von außen abschirmen (Raum abdunkeln). Die akute medikamentöse Behandlung ist abhängig vom Schweregrad. Medikamente der Wahl sind **Paracetamol**, **ASS** oder **Ibuprofen**. Weil oft eine Störung der Magenentleerung vorhanden ist, sollte der Patient **Metoclopramid** 20 mg erhalten. Sind die genannten Medikamente wirkungslos, oder handelt es sich um besonders schwere Attacken, so werden **Triptane** eingesetzt.

FRAGE
Was für **prophylaktische Möglichkeiten** gegen Migräne gibt es?

Antwort Allgemeine Maßnahmen bestehen darin, **Auslöser** für Migräneattacken zu **meiden**. Hierzu gehören: Kaffee, Schokolade, Rotwein, Alkohol, sowie unregelmäßiges Schlafverhalten. Mittel der ersten Wahl für eine **medikamentöse Prophylaxe** sind Betablocker (z. B. Metoprolol), der Kalziumantagonist Flunarizin oder die Antikonvulsiva Topiramat und Valproinsäure.

FALLBEISPIEL
Ein junger, 30-jähriger Mann kommt verzweifelt in Ihre Praxis und berichtet Ihnen, seit ca. 1 Jahr unter unglaublich heftigen, plötzlich auftretenden Kopfschmerzen zu leiden. Sie betreffen meist nur eine Gesichtshälfte, um ein „Auge herum" an der Schläfe. Zusätzlich habe er dann immer ein stark tränendes, gerötetes Auge auf dieser Kopfseite.

FRAGE
An welche Kopfschmerzart denken Sie, und was möchten Sie noch vom Patienten wissen?

Antwort Die geschilderte Anamnese lässt an einen **Cluster-Kopfschmerz** denken. Mich würde interessieren, wie oft und wann die Kopfschmerzen auftreten (Anfallsfrequenz). Darüber hinaus würde ich die Schmerzqualität, Auslöser, evtl. Vorboten und weitere Symptome erfragen.

FALLBEISPIEL
Meist habe er diese Kopfschmerzen im Herbst und Frühjahr, dann aber gehäuft und er mache sich Sorgen, da sie immer wieder auftreten würden und da sein Gesicht dann auch manchmal auf der Seite so rot sei. Die Häufigkeit der Attacken variiert von mehrmals täglich bis wochenlang gar nicht. Die Anfälle dauern beist 15–60 Minuten, die Schmerzen haben meist einen hellen, reißenden Charakter. Manchmal würde auch sein Augenlid komisch nach unten hängen.

Antwort Die geschilderten Symptome und die Klinik sprechen sehr für einen **episodischen Cluster-Kopfschmerz**, früher **Bing-Horton-Syndrom** genannt.

FRAGE
Wie sieht die **Therapie** einer akuten Cluster-Attacke aus?

Antwort Bei einer akuten Attacke besteht die Therapie in der Inhalation von **100 % O_2** (7–9 l/min über 15 min). Bei der Mehrheit der Patienten kann durch die O_2-Therapie eine Beendigung der Attacke erreicht werden. Weitere Möglichkeiten bestehen in der subkutanen Applikation von **Sumatriptan** oder der intranasalen Zufuhr von **Lidocain**.

Zur Anfallsprophylaxe kann Verapamil, Lithium oder eine Glukokortikoid-Stoßtherapie versucht werden.

FALLBEISPIEL

Eine 43-jährige Patientin klagt seit Monaten über einen täglichen Dauerkopfschmerz, der meist schon morgens nach dem Aufwachen auftritt. Trotz der Einnahme von Schmerzmitteln käme es nicht zur Besserung, selbst das vom Hausarzt verschriebene Opiat würde nicht mehr helfen. Die Schmerzen seien dumpf, haubenförmig und drückend.

FRAGE

An welchen Kopfschmerz denken Sie und wie wird er therapiert?

Antwort Falls die weitere Anamnese und der klinische Befund keine Hinweise auf einen sekundären Kopfschmerz ergeben, so muss an einen **medikamenteninduzierten Kopfschmerz** gedacht werden. Wegweisend ist, dass das Beschwerdebild trotz steigender Einnahme von Analgetika schwerer wird.

Die Therapie der Wahl besteht im **Medikamentenentzug** durch abruptes Absetzen von Nichtopioiden und dem Ausschleichen von Opioiden.

FRAGE

Welche **apparativen Untersuchungen** würden Sie empfehlen, falls Ihnen sowohl die Anamnese als auch die klinische Untersuchung keine Hinweise auf die Ursache des Kopfschmerzes gibt?

Antwort Apparative Untersuchungen sollten immer eine Fragestellung beinhalten, um eine Verdachtsdiagnose auszuschließen. Eine blinde Anordnung von Untersuchungen sollte vermieden werden. Dennoch sind bestimmte Untersuchungen mit der richtigen Fragestellung sinnvoll. So kann z. B. bei Zephalgien ohne ein neurologisches Defizit mit einem **CT** oder einem **MRT** eine intrakranielle Strukturveränderung erkannt werden (Tumor, Blutung, Hydrozephalus). Durch ein **EEG** können Aufschlüsse auf eventuelle Herdhinweise gefunden werden. **Nativ-Röntgenaufnahmen** von Schädel und HWS können eine Sinusitis, Fehlstellung oder Osteochondrose nachweisen.

FALLBEISPIEL

In Ihrer Praxis beschreibt Ihnen eine 60-jährige Patientin immer wieder blitzartig einschießende, heftig elektrisierende, stechende Schmerzen im linken Gesicht. Die Schmerzen würden mehrmals am Tag auftreten und für ein paar Sekunden andauern, jedoch nie länger als 2 Minuten. Ausgelöst würden sie durch Kälte oder Kauen. Bis jetzt hätten keinerlei Schmerzmittel geholfen. Manchmal denke sie schon daran, sich wegen ihrer Kopfschmerzen das Leben zu nehmen.

FRAGE

Können Sie der Patientin helfen?

Antwort Die geschilderte Anamnese spricht für eine **Trigeminusneuralgie**, bei der der 2. Trigeminusast betroffen ist. Die beschriebene Schmerzqualität ist typisch (elektrisierend) und sehr heftig (VAS 7–10) bei einer Dauer von Sekunden bis Minuten. Betroffen sind meist Patienten zwischen dem 40.

und 70. Lebensjahr, Frauen häufiger als Männer. Typisch ist auch ein Trigger wie Berührung, Kälte, Essen, Zähneputzen oder Rasieren.

Differenzialdiagnostisch muss v. a. bei jüngeren Patienten immer an eine MS, und ansonsten an eine durch Tumoren, Hydrozephalus oder Herpes zoster bedingte symptomatische Trigeminusneuralgie gedacht werden.

Die Therapie der ersten Wahl erfolgt bei der klassischen Trigeminusneuralgie primär konservativ mit **Carbamazepin**. Alternativen sind Oxacarbazepin, Phenytoin oder Baclofen. Die genannten Pharmaka dienen wegen der kurzen Attackendauer der **Prophylaxe**. Sie verhindern eine Entstehung ektoper Aktionspotenziale.

Bei Versagen der pharmakologischen Therapie besteht die Möglichkeit der Ganglion-stellatum-Blockade, einer GLOA (ganglionären lokalen Opioidanalgesie des Ganglion cervicale superior), einer Thermokoagulation des Ganglion Gasseri oder einer mikrovaskulären Dekompression nach Janetta.

4.5.4 Postzosterische Neuralgie

FRAGE
Woran erkennen Sie in der Praxis eine postzosterische Neuralgie?

Antwort Eine postzosterische Neuralgie kommt durch eine **Reaktivierung einer Varicella-Zoster-Infektion** zustande. Die Anamnese ist hier wegweisend. Meist handelt es sich über stark brennende Dauerschmerzen in einem bestimmten Areal (Dermatom) und zusätzlich einschießende Schmerzen, die beim Abklingen einer akuten Herpes-Zoster-Infektion auftreten. Auf eine Herpes-Zoster-Infektion weisen herpetiforme Bläschen (Gürtelrose) hin. Typischerweise tritt die postzosterische Neuralgie bei älteren Patienten oder Alkoholikern auf oder bei Patienten, die aus anderen Gründen **immunsupprimiert** sind. Klinisch zeigt sich oft über dem betroffenen Dermatom eine Allodynie: bei sanfter Berührung starke Schmerzempfindung und Besserung der Symptomatik bei festem Druck der Handfläche.

FRAGE
Wie können Sie den Patienten helfen?

Antwort Die Postzosterneuralgie ist ein chronisches neuropathisches Schmerzsyndrom. Mittel der Wahl bei neuropathischen Schmerzen sind **Antikonvulsiva** (Carbamazepin, Gabapentin) und **trizyklische Antidepressiva** (Amitriptyllin, Doxepin). Zusätzlich können **retardierte Opioide** eingesetzt werden. Darüber hinaus kann **Capsicain**- oder Emla-Salbe zu einer Linderung führen. Alternativ kann durch eine **Sympathikusblockade** oder **periphere Nervenblockaden** eine Ausschaltung der Schmerzen erfolgen.

Um einer Chronifizierung entgegenzuwirken, sollte eine akute Zosterinfektion frühzeitig virostatisch, antiinflammatorisch und analgetisch behandelt werden.

4.5.5 Phantomschmerz

FRAGE
Was sind Phantomschmerzen?

Antwort Phantomschmerzen sind Schmerzen, die in einem nicht vorhandenen Körperteil wahrgenommen werden. Sie treten **nach Amputationen** von Extremitäten mit einer Häufigkeit von bis zu 80 % auf. Oft werden Phantomschmerzen mit Stumpfschmerzen oder nicht schmerzhaften Phantomsensationen verwechselt.

FRAGE
Worin liegt denn der Unterschied zu **Stumpfschmerzen**?

Antwort Im Gegensatz zu Phantomschmerzen handelt es sich beim Stumpfschmerz um einen **Nozizeptorschmerz**, der als Dauerschmerz auftritt. Stumpfschmerzen können direkt nach operativen Eingriffen oder Verletzungen auftreten, jedoch auch noch nach einer gewissen Latenzzeit.

FRAGE
Können Sie bitte kurz die **Entstehung** des Phantomschmerzes erklären?

Antwort Eine genaue Erklärung für die Entstehung von Phantomschmerzen gibt es nicht. Für die Pathogenese existieren verschiedene Theorien.

- Zum einen versucht man die Phantomschmerzen durch eine **spinale Hyperaktivität nach dem Ausfall inhibitorischer Neurone** (Deafferenzierung) zu erklären.
- Zum anderen gibt es Vermutungen, dass es nach einer Durchtrennung eines peripheren Nervs zur verstärkten Bildung von **exzitatorischen Neurotransmittern** im Rückenmarkshinterhorn kommt. Bei den Neurotransmittern handelt es sich u. a. um **Glutamat** und **Substanz P**, die wiederum sog. „silent genes" aktivieren und damit zu einer „neuronalen Plastizität" führen.
- Eine dritte interessante Theorie ist, dass es zu einer **veränderten kortikalen Verarbeitung** kommt und sich rezeptive Felder im sensiblen Kortex verlagern oder verändern.

FRAGE
Wie kann man die Inzidenz von Phantomschmerzen schon **präoperativ** vermindern?

Antwort Der wichtigste begünstigende Faktor für die Entstehung von Phantomschmerzen ist ein hohes präoperatives Schmerzniveau. Dieses sollte schon im Vorfeld gesenkt werden. Durch den Einsatz von **differenzierten Regional- und Leitungsanästhesien** bereits vor Beginn der Operation soll die Häufigkeit von Phantomschmerzen abnehmen. Die erfolgreiche Prävention schließt natürlich eine **lückenlose perioperative und konsequente post-**

operative Analgesie mit ein. Zusätzlich kann perioperativ die Applikation von Ketamin und Clonidin erfolgen. Eine adäquate psychologische Betreuung der Patienten hat ebenso einen positiven Einfluss auf Phantomschmerzen.

4.5.6 Komplexes regionales Schmerzsyndrom

FRAGE

Wie bezeichnet man heute die früher als **Morbus Sudeck** oder als **Kausalgie** bezeichneten Krankheitsbilder?

Antwort Man spricht heute vom **„komplexen regionalen Schmerzsyndrom"** auch **CRPS** (complex regional pain syndrome) genannt. Das CRPS wird unterteilt in Typ I (ehemals Morbus Sudeck) und Typ II (ehemals Kausalgie). Es handelt sich um eine chronische neurologische Erkrankung, die nach einer Weichteil- oder Nervenverletzung, oft im Zusammenhang mit Extremitätenfrakturen auftritt.

FRAGE

Können Sie die beiden Typen genauer definieren?

Antwort

- Vom **CRPS Typ I** spricht man, wenn es nach einer initialen Gewebeschädigung ohne periphere Schädigung eines Nervs zu einem neuropathischen Schmerzsyndrom kommt. Es beinhaltet sensible, motorische sowie sympathische Störungen, die nach der Schädigung auftreten und nicht unbedingt vom Ausmaß der Verletzung abhängen. Häufigster Grund ist z. B. eine **distale Radiusfraktur**.
- Das **CRPS Typ II** tritt hingegen nach einer Nervenverletzung auf, ist aber nicht notwendigerweise auf den Ort der Verletzung beschränkt.

FRAGE

Tritt ein CRPS denn häufig auf?

Antwort Das CRPS ist eine häufige Krankheit! Es tritt nach Frakturen bei ca. 1–2 % der Fälle auf, bei Verletzungen mit Nervenschäden sogar noch häufiger.

FRAGE

Erklären Sie bitte nochmals die **Symptome** und den **Untersuchungsbefund** bei einem CRPS Typ II.

Antwort Die Patienten klagen meist nach einer Verletzung über **ständige**, vorwiegend **„brennende" Schmerzen**. Je nach Stadium zeigen sich bei der körperlichen Untersuchung **Störungen der Motorik**, **Sensibilität** und des **Vegetativums**. Die Beweglichkeit und grobe Kraft sind vermindert. Die betroffene Haut zeigt eine **Hyperalgesie** bis **Allodynie**. Der betroffene Körperteil zeigt distal eine generalisierte **Schwellung**, **Überwärmung**, livide Hautverfärbung und veränderte Schweißsekretion.

FRAGE
Gibt es eine grobe **Stadieneinteilung** für das CRPS?

Antwort Man teilt in 3 Stadien ein:
- **Akutstadium/Stadium I**: „Infektionssymptome": überwärmte, geschwollene Extremität mit glänzender Haut, Ruheschmerz und Ödemen
- **Stadium der Dystrophie/Stadium II**: fleckige Knochenentkalkungen, beginnende Fibrose der periartikulären Regionen, Belastungs- und Bewegungsschmerz
- **Atrophiestadium/Stadium III**: generalisierte Atrophie von Haut, Subkutis, Muskeln und Skelett, Funktionseinschränkung

FRAGE
Schildern Sie bitte kurz die **therapeutischen Möglichkeiten** beim CRPS Typ I.

Antwort Die Therapie des CRPS Typ I ist multimodal und beinhaltet die systemische und lokale medikamentöse Therapie, Regionalanästhesien und zusätzliche Maßnahmen. In der Akutphase ist eine konsequente **Analgesie**, **Ruhigstellung** und **Hochlagerung** wichtig.

Die medikamentöse Analgesie sollte möglichst mit Retard-Präparaten nach dem **WHO-Schema** erfolgen, wobei evtl. zusätzlich **Kortison** und **Kalzitonin** eingesetzt werden. Darüber hinaus werden **trizyklische Antidepressiva** und **Neuroleptika** verwendet. Die systemische medikamentöse Therapie wird ergänzt durch die Anwendung von **DMSO** (Dimethylsulfoxid), das als Radikalfänger auf die Haut aufgetragen wird. Die Sympathikolyse durch **interventionelle Regionalanästhesien** erfolgt erst, nachdem alle medikamentösen, physikalischen und physiotherapeutischen Strategien ausgeschöpft sind. Ziel ist es, durch die Beseitigung des pathologischen Schmerzzustands eine Erholung des Nervenstoffwechsels zu erlangen. Die möglichen Techniken richten sich nach der betroffenen Extremität. Es kommen z. B. die axilläre Plexusblockade oder die Blockade des N. ischiadicus bzw. N. femoralis infrage.

4.5.7 Polyneuropathie

FRAGE
Nennen Sie bitte kurz typische **Symptome** der Polyneuropathie.

Antwort Die Ursachen für eine Polyneuropathie sind vielfältig. Am häufigsten sind die diabetische, die ischämische und die alkoholische Polyneuropathie. Sie führt in der Regel zu typischen subjektiven und objektiven Funktionsstörungen im Bereich des peripheren Nervensystems.

Im Anfangsstandium zeigen sich oft **Dysästhesien**, die später in **kribbelnde, einschnürende** und **brennende** (burning feet) **Schmerzen** übergehen. Die Beschwerden sind meist unabhängig von Bewegungen oder Belastungen und während der Nacht am stärksten. Manchmal klagen die Patienten z. B. über eine Überempfindlichkeit der Beine, wenn die Bettdecke auf ihnen liegt. Typisch für die **diabetische Polyneuropathie** sind strumpf- oder handschuhförmige Sensibilitätsstörungen, wobei zunächst die Vibrations- und später die Temperaturempfindung ausfallen.

FRAGE

An welche Differenzialdiagnosen denken Sie, falls ein Diabetiker über Schmerzen in den Beinen klagt?

Antwort In diesem Fall muss differenzialdiagnostisch an folgende Gründe für die Schmerzen gedacht werden:

- Claudicatio/pAVK
- Stoffwechselerkrankungen (Urämie, hepatische Polyneuropathie, thyreogene Polyneuropathie)
- exogen toxische Einwirkungen (C2-Abusus, Medikamente, Malabsorbtion, Vitaminmangel)
- Kollagenosen (rheumatoide Arthritis, Lupus erythematodes)
- immunologische Erkrankungen (HIV, Guillain-Barré-Syndrom, paraneoplastisches Syndrom)

FRAGE

Welcher **Vitaminmangel** kann zu einer Polyneuropathie führen?

Antwort Der Mangel an Vitamin $\mathbf{B_1}$ (Beri-Beri), Vitamin $\mathbf{B_2}$ (Pellagra) und Vitamin $\mathbf{B_{12}}$ (funikuläre Myelose) kann sich unter dem klinischen Bild einer Polyneuropathie zeigen.

4.6 Therapiekontrolle

FRAGE

Welche Möglichkeiten der Therapiekontrolle bei der Behandlung chronischer Schmerzen kennen Sie?

Antwort Während der Behandlung chronischer Schmerzen dienen **Dokumentationssysteme** v. a. dazu, die Wirksamkeit einer Therapie zu überprüfen und Nebenwirkungen zu erkennen. Darüber hinaus dienen Dokumentationssysteme dem Verständnis des subjektiven Schmerzempfindens und erleichtern die Kommunikation.

Zur Verlaufsbeobachtung eignen sich v. a. **Schmerztagebücher**, in denen regelmäßig Schmerzintensitäten, Schmerzdauer, Wohlbefinden, Beschwerden, Aktivitäten und Medikamente eingetragen werden.

KAPITEL

5 Checkliste für den letzten Tag vor der Prüfung

5.1 Die wichtigsten Medikamente

5.1.1 Notfallmedikamente

Wirkstoff	Dosierung	Indikationen	Kontraindikationen	Besonderheiten
Adenosin (Adekrar®)	**supraventrikuläre Tachykardie**: 3 mg-Bolus, bei Erfolglosigkeit nach 3 min 6 mg, dann 9 mg usw.	supraventrikuläre Tachykardien, AV-Knoten-Reentry-Tachykardie	AV-Block II.–III.°, Vorhofflimmern, QT-Verlängerung, obstruktive Atemwegserkrankungen	• Hemmung der AV-Überleitung • erzeugt kurzfristig einen totalen AV-Block → Asystolie von wenigen Sekunden → VES → Sinusrhythmus • **NW**: Flush, Bronchiospasmus, Asystolie, Sinuspause
Adrenalin (Suprarenin®)	**CPR**: Erw. 1 mg alle 3–5 min **anaphylakt. Schock**: 20–50 µg	Reanimation, anaphylaktischer Schock, als Vasokonstriktor (z. B. für LA, HNO), inhalativ bei Pseudokrupp	**relativ**: aHT, Tachyarrhythmien, Phäochromozytom, Engwinkelglaukom	dosisabhängige Stimulation der Rezeptoren, mit steigender Dosis: $\beta < \alpha$
Amiodaron (Cordarex®)	**ventrikuläre und supraventrikuläre Tachykardie**: 300 mg als Infusion über 20 min oder intitial 5 mg/kg Kg über 3 min, frühestens nach 15 min wiederholen	hämodynamisch instabile VT, therapierefräktäre ventrikuläre und supraventrikuläre Tachykardien	AV-Blöcke, Sinusbradykardie **relativ**: Jodallergien, Schilddrüsenerkrankungen, Stillzeit	• Blockade spannungsabhängiger K^+-Kanäle • enthält Jod, SD-Werte vor Therapiebeginn kontrollieren • kann Hypo- und Hyperthyreosen verursachen
Atropin	**Bradykardien**: 0,25–1 mg **Alkylphosphatintox**: 5–10–100 mg, bis Pupillen wieder weit werden	Bradykardien, Alkylphosphat Intoxikation, Prämedikation	bei Lebensgefahr keine absoluten KI! **relativ**: Glaukom, TAA, Hyperthyreose, Prostatahyperplasie	• parasympathikolytisch • bei geringen Dosen paradoxer HF-Abfall möglich
Clonidin (Catapresan®)	**hypertensive Krise**: 0,075 mg mit langsamer Gabe	hypertensive Krise, Adjuvans zur Sedation bei Entzug, postoperatives Shivering	Sick-Sinus-Syndrom, Bradykardie, Vorsicht in der Schwangerschaft	• zentraler α_2-Agonist, v. a. bei schneller Gabe initialer RR-Anstieg möglich • zentral dämpfend und seiderend

Wirkstoff	Dosierung	Indikationen	Kontraindikationen	Besonderheiten
Dantrolen	**maligne Hyperthermie**: anfangs schnell 2,5 mg/kg i. v., dann 10 mg/kg über 24 h ~ anfangs 8–10 Injektionsflaschen!	maligne Hyperthermie	–	Relaxierung der Skelettmuskulatur durch Blockade der $Ca2^+$-Freisetzung im sarkoplasmatischen Retikulum → Muskelschwäche, respiratorische Insuffizienz
Diazepam (Valium®)	**Sedierung**: Dosierung nach Wirkung 2–10 mg **Narkoseeinleitung**: 0,1–0,2 mg/kg KG	akute Angst- und Erregungszustände, Narkoseeinleitung und -aufrechterhaltung, zerebraler Krampfanfall	Myasthenia gravis, Intoxikation	• enthält Ethanol • paradoxe Reaktion möglich • lange HWZ 24–57 h
Dihydralazin (Nepresol®)	**arterielle Hypertonie**, **EPH-Gestose**: 5–10 mg langsam i. v. titrieren	hypertensive Krise, EPH Gestose, Präeklampsie	frischer Myokardinfarkt	arterielle Vasodilatation, Mittel der Wahl in der Schwangerschaft
Esmolol (Brevibloc®)	**supraventrikuläre Tachykardien**: 500 µg/kg/min über 2 min, falls unzureichend 50 µg/kg/min für weitere 3 min	supraventrikuläre Tachykardien, perioperative HF-/RR-Senkung	Bradykardie, AV-Blöcke, dekomp. Herzinsuff., akuter Asthmaanfall	β_1-selektive Blockierung, sehr kurz wirkend
Flumanezil (Anexate®)	**Benzodiazepin-Intoxikation**: initial 0,2 mg i. v., Wiederholung je nach Bewusstseinszustand; Wirkeintritt: nach 2 min	Benzodiazepin-Intoxikation, differenzialdiagnostisch bei unklarem Koma	Mischintoxikationen mit Antidepressiva und Neuroleptika, Vorsicht bei Leberinsuffizienz	• kompetitiver Benodiazepin-Antagonist • **NW**: akute Entzugssymptomatik!
Furosemid (Lasix®)	**Lungenödem**: 20–40 mg	akute Herzinsuffizienz (Lungenödem), kardiale, renale und hepatogene Ödeme, Oligurie	Nierenversagen mit Anurie, Hypokaliämie, Hypovolämie	• Schleifendiuretikum • schnelle, kurze und starke Wirkung!
S-Ketamin (Ketanest®)	**Narkoseeinleitung**: 0,5–1 mg/kg **Analgesie**: 0,125–0,5 mg/kg	Analgesie in der Notfallmedizin, Narkoseeinleitung in der Notfallmedizin v. a. bei Status asthmaticus und Traumapatienten ohne SHT	KHK (da HF ↑, RR ↑), akuter Myokardinfarkt, SHT, perforierende Augenverletzungen, Präeklampsie, Eklampsie, psychiatrische Erkrankungen	• nichtkompetitiver Antagonismus am NMDA-Rezeptor • „dissoziative Anästhesie" • immer in Kombination mit Benzodiazepin • Albträume, gesteigerte Sympathikusaktivität
Pyridostigmin (Kalymin®, Mestinon®)	**Antagonisierung von Muskelrelaxanzien**: 5 mg langsam i. v.	Antagonisierung nichtdepolarisierender Muskelrelaxanzien, postoperative Darmatonie, Myasthenia gravis	dekompensierte Herzinsuff., Myokardinfarkt, Asthma bronchiale	kombinierte Gabe von Atropin 0,5 mg empfohlen
Lidocain (Xylocain®)	**lebensbedrohliche ventrikuläre HRST**: anfangs 70–100 mg langsam i. v., Wdh. nach 10 min mit ½ der Dosis	2. Wahl bei stabiler VT, 2. Wahl bei therapierefraktärem Kammerflimmern	Allergie gegen Amid-LA, dekompens. Herzinsuff., höhergradige Leitungsstörungen, Bradykardie, Hypotonie	• Hemmung des schnellen Na^+-Einstroms • gering negativ inotrop und chronotrop

Wirkstoff	Dosierung	Indikationen	Kontraindikationen	Besonderheiten
Naloxon (Narcanti®)	**Antagonisierung von Opioideffekten**: 0,2–2 mg i. v. (Titrationsdosierung)	opioidbedingte Atemdepression, Heroinintoxikation	Vorsicht bei: Opiatabhängigkeit, Herzerkrankungen (Herz-Kreislauf-Belastung)	• reiner Opioidantagonist • Gefahr der Remorphinisierung – kürzere Wirkung als die meisten Opiate → Überwachung nach Antagonisierung!
Nifedipin (Adalat®)	**hypertensiver Notfall**: Kapsel mit 10 mg zerbeißen	arterielle Hypertonie, stabile Angina pectoris	Herzinsuffizienz, ACS, stenosierende Herzvitien (Aortenklappenstenose), Schwangerschaft	• $Ca2^{+}$-Antagonist • Gefahr der Reflextachykardie → erhöhtes Infarktrisiko! • in Kombination mit Nitraten Gefahr von überschießenden RR-Abfällen
Nitrendipin (Bayotensin akut®)	**hypertensiver Notfall**: 5 mg p. o.	hypertensive Krise, stabile Angina pectoris	siehe Nifedipin	siehe Nifedipin
Nitroglyzerin (Nitrolingual Spray®)	**Angina pectoris**: 1–3 Sprühstöße s. l.	akute Angina pectoris, ACS, hypertensive Krise	Schock, ausgeprägte Hypotonie (RR < 90 mmHg), schwere stenosierende Herzvitien	RR-Senkung durch venöses Pooling → Vorlast ↓, Koronardurchblutung ↑
Noradrenalin (Arterenol®)	**septischer und anaphylaktischer Schock**: individuelle Dosierung: ca. 0,1 µg/kg/min	septischer Schock, anaphylaktischer Schock	siehe Adrenalin	• α_1-Stimulation, gering β_1 • ausgeprägte Vasokonstriktion, Nachlast ↑, myokardialer O_2-Verbrauch ↑
Orciprenalin (Alupent®)	**Bradykardien**: i. v. Bolus: 0,25–0,5 mg langsam	bradykarde Herzrhythmusstörungen	Hypertonie, HOCM, Tachyarrythmie, KHK	• β_1- und β_2-Stimulation: β_1: HF ↑, Inotropie ↑, Bronchiodilatation, Vasodilatation • schlecht steuerbar, da lange Wirkdauer
Prednisolon (Solu-Decortin®)	**anaphylaktische Reaktion (Urtikaria + Angioödem)**: 100–250 mg i. v. **anaphylaktischer Schock**: 250–500 mg i. v. **Asthmaanfall**: 250 mg i. v.	Asthma bronchiale, allergische Reaktionen, anaphylaktischer Schock, isoliertes spinales Trauma, Larynxödem	im Notfall keine	kein akut wirkendes Medikament! Wirkeintritt erst nach 30 min
Urapidil (Ebrantil®)	**hypertensive Notfälle**: initial 10–50 mg langsam i. v., nach 5 min ggf. wiederholen	hypertensive Krise, perioperative RR-Senkung	Schwangerschaft, Stillzeit, Aortenklappenstenose, Dialysepatienten	postsynaptische α_1-Blockade → peripherer Gefäßwiderstand ↓, Stimulation zentraler Serotoninrezeptoren → Hemmung der sympatikotonen Gegenregulation
Haloperidol (Haldol®)	**akute psychotische und katatone Syndrome**: anfänglich 5–10 mg i. v.	akute psychotische Syndrome, psychomotorische Erregungszustände	Bewusstlosigkeit, Morbus Parkinson, Leberfunktionsstörung	Gefahr ausgeprägter extrapyramidal-motorischer Störungen und Frühdyskinesien

5.1.2 Injektionsanästhetika

Wirkstoff	Dosierung	Indikationen	Kontraindikationen	Besonderheiten
Etomidat (Etomidate®)	**Einleitungsdosis** 0,15–0,3 mg/kg KG i. v.	kurze schmerzlose Eingriffe, Narkoseeinleitung bei Risikopatienten	–	• keine analgetische und relaxierende Potenz • Wirkeintritt: 30–60 s • Wirkdauer: 3–5 min • Nebennierenrindeninsuffizienz
Midazolam (Dormicum®)	**Narkoseeinleitung**: 0,1–0,2 mg/kg KG i. v. (titrierend) **Sedierung**: 0,03–0,1 mg/kg KG i. v. **Prämedikation**: Erw. 3,75–7,5 mg p. o.; Kinder 0,4–0,5 mg/kg KG p. o.; nasal 0,2–0,4 mg/kg KG	Sedierung, Narkoseeinleitung, zerebraler Krampfanfall	Myasthenia gravis, Intoxikationen	• Koinduktion, Reduktion der Dosis des eigentlichen Einleitungshypnotikums durch Midazolamgabe • HWZ 1–3 h
Propofol (Disoprivan®)	**Narkoseeinleitung**: Erw. 1,5–2,5 mg/kg KG i. v.; Kinder < 8 J. 2,5–4 mg/kg KG i. v.; Perfusor 6–12 mg/kg KG/h i. v.	Narkoseeinleitung und -aufrechterhaltung	Sojaallergie	• antiemetische Wirkung • Injektionsschmerz
Thiopental (Trapanal®)	**Narkoseeinleitung**: 3–5 mg/kg KG i. v.	Narkoseeinleitung	akute Porphyrie, Herzinsuffizienz, Atemwegsobstruktionen	HWZ 10–12 h

5.1.3 Inhalationsanästhetika

Wirkstoff	Dosierung	Indikationen	Kontraindikationen	Besonderheiten
Desfluran (Suprane®)	MAC 6–7 Vol.-%	balancierte Anästhesie, Inhalationsnarkose	MH, Hirndruck, akute Porphyrie	• Narkoseein- und -ausleitung schnell • Starke Symphatikusstimulation bei schnellen Konzentrationsänderungen
Isofluran (Forene®)	MAC 1,15 Vol.-%	balancierte Anästhesie, Inhalationsnarkose	MH, Hirndruck, Pat. mit halothanassoziiertem Leberschaden, akute Porphyrie	• Narkoseein- und -ausleitung relativ rasch • Schleimhautreizung • ausgeprägte Vasodilatation
N_2O (Lachgas)	Supplementierung anderer Anästhetika	Second-Gas-Effekt	diffundiert in Luftgefüllte Räume Hirndruck	Diffusion auch in Tubuscuff, daher Cuffdruck regelmäßig überprüfen
Sevofluran (Sevorane®)	MAC 2,05 Vol.-%	balancierte Anästhesie, Inhalationsnarkose	MH, Hirndruck, akute Porphyrie	• Narkoseein- und -ausleitung schnell • Compound A • zur Inhalationseinleitung geeignet

5.1.4 Opioide

Wirkstoff	Dosierung (Analgesie)	Indikationen	Kontraindikationen	Besonderheiten
Alfentanil (Rapifen®)	10–30 µg/kg KG i. v.	reiner µ-Agonist; balancierte Anästhesie, Analgosedierung	Schwangerschaft und Stillzeit	Wirkdauer ca. 11 min
Buprenorphin (Temgesic®)	2–4 µg/kg KG i. v. 2–6 µg/kg KG sl.	µ-Partialagonist, κ-Antagonist; akute und chronische Schmerzen	Schwangerschaft und Stillzeit bei strenger Indikationsstellung	• Wirkdauer 60 min • max. Tagesdosis 1,2 mg • Ceiling-Effekt
Fentanyl	1–2 µg/kg KG i. v.	reiner µ-Agonist; balancierte Anästhesie, Analgosedierung, Neuroleptanästhesie	Schwangerschaft und Stillzeit **Cave**: Hypovolämie, Schock	• Wirkdauer 20–30 min • Reboundeffekt möglich • auch als Pflaster zur Schmerztherapie verfügbar
Remifentanil (Ultiva®)	0,4–0,8 µg/kg KG i. v. Perfusor 20–60 µg/kg KG/h	reiner µ-Agonist; balancierte Anästhesie, Analgosedierung	Schwangerschaft und Stillzeit	• Wirkdauer 4–14 min • hohe Thoraxrigidität • Abbau durch unspezifische Esterasen
Morphin	20–100 µg/kg KG i. v.	reiner µ-Agonist; Schmerztherapie, Sedierung bei Myokardinfarkt	Asthma bronchiale, Gallenkolik, Schwangerschaft und Stillzeit bei strenger Indikationsstellung	• Wirkdauer 3–5 h • Dämpfung einer empfundenen Atemnot • Referenzsubstanz für alle Opioide
Pethidin (Dolantin®)	0,5–1,5 mg/kg KG i. v.	reiner µ-Agonist; akute Schmerzen, Shivering	Schwangerschaft und Stillzeit bei strenger Indikationsstellung	geringste Spasmogenität aller Opioide
Piritramid (Dipidolor®)	0,1–0,3 mg/kg KG i. v.	reiner µ-Agonist; Schmerztherapie	Schwangerschaft und Stillzeit bei strenger Indikationsstellung	im Vergleich zu Morphin weniger Übelkeit
Sufentanil (Sufenta®)	0,1–1 µg/kg KG i. v.	reiner µ-Agonist; balancierte Anästhesie, Analgosedierung, Neuroleptanästhesie	Schwangerschaft und Stillzeit	• Wirkdauer 30–40 min • stärkstes Opioid • Thoraxrigidität
Tramadol (Tramal®)	0,5–1,5 mg/kg KG i. v. 50–200 mg p. o.	schwacher µ-Agonist; akute und chronische Schmerzen	Schwangerschaft und Stillzeit	Wirkdauer 2–4 h

5.1.5 Muskelrelaxanzien

Wirkstoff	Dosierung	Indikationen	Kontraindikationen	Besonderheiten
Alcuronium (Alloferin®)	**Intubationsdosis**: 0,07–0,1 mg/kg KG i. v. **Repetitionsdosis**: 0,03 mg/kg KG i. v. alle 15–25 min	mittellang wirksames nichtdepolarisierendes Muskelrelaxans	bei allen nichtdepolarisierenden Muskelrelaxanzien, Myasthenie, Lambert-Eaton-Syndrom	• Wirkdauer 20–30 min • Histaminfreisetzung

Wirkstoff	Dosierung	Indikationen	Kontraindikationen	Besonderheiten
Atacurium (Tracrium®)	**Intubationsdosis**: 0,3–0,5 mg/kg KG i. v. **Repetitionsdosis**: 0,1–0,2 mg/kg KG i. v.	mittellang wirksames nichtdepolarisierendes Muskelrelaxans	s. o.	• Wirkdauer 35–45 min • ⅓ Hofmann-Elimination • **Cave** bei Asthma Bronchospasmus mgl.
Cis-Atacurium (Nimbex®)	**Intubationsdosis**: 0,1 mg/kg KG i. v. **Repetitionsdosis**: 0,02 mg/kg KG i. v.	mittellang wirksames nichtdepolarisierendes Muskelrelaxans	s. o.	• Wirkdauer 40–50 min • Hofmann-Elimination
Mivacurium (Mivacron®)	**Intubationsdosis**: 0,15–0,25 mg/kg KG i. v. **Repetitionsdosis**: 0,05–0,1 mg/kg KG i. v.	kurz wirksames nichtdepolarisierendes Muskelrelaxans	s. o. • Säuglinge < 2 Monaten • relativ: Asthma	• Wirkdauer 13–25 min • Wirkungsverlängerung bei Nieren- und Leberinsuffizienz • Metabolisierung über Pseudocholinesterase
Pancuronium	**Intubationsdosis**: 0,07–0,1 mg/kg KG i. v. **Repetitionsdosis**: 0,015 mg/kg KG i. v.	lang wirkendes nichtdepolarisierendes Muskelrelaxans	s. o.	• Wirkdauer 90–120 min • kumulative Eigenschaften • renale Ausscheidung
Rocuronium (Esmeron®)	**Intubationsdosis**: 0,5–0,6 mg/kg KG i. v. **Repetitionsdosis**: 0,05–0,1 mg/kg KG i. v.	mittellang wirksames nichtdepolarisierendes Muskelrelaxans	s. o.	• Wirkdauer 30–40 min • biliäre Ausscheidung
Succinylcholin (Pantolax®)	**Intubationsdosis**: 1–1,5 mg/kg KG i. v.	depolarisierendes Muskelrelaxans; Ileuseinleitung, schwieriger Atemweg, Kurznarkose	MH, Hyperkaliämie, erhöhter ICP, perforierende Augenverletzung, Myasthenia gravis	Abbau durch Pseudocholinesterase
Vecuronium (Norcuron®)	**Intubationsdosis**: 0,08–0,1 mg/kg KG i. v. **Repetitionsdosis**: 0,02–0,05 mg/kg KG i. v.	mittellang wirkendes nichtdepolarisierendes Muskelrelaxans	bei allen nichtdepolarisierenden Muskelrelaxanzien, Myasthenie, Lambert-Eaton-Syndrom	• Wirkdauer 35–45 min • biliäre Ausscheidung

5.1.6 Lokalanästhetika

Wirkstoff	Max. Dosierung in mg (ohne/mit Adrenalin)	Indikationen	Kontraindikation	Besonderheiten
Bupivacain (Carbostesin®)	2 mg/kg KG (150/200)	SpA, PDA, Plexusanästhesien, Leitungsanästhesien	Allergien gegen Amid-LA, i. v. Regionalanästhesie	• Wirkbeginn: langsam • Wirkdauer: lang • höchste Toxizität aller LA • **Cave**: bei i. v. Injektion Gefahr der Asystolie – lange Reanimation
Etidocain (Duranest®)	(300/300)	periphere Blockaden, SpA, PDA	Allergien gegen Amid-LA	• Wirkbeginn: schnell • Wirkdauer: lang • oft unzureichende Anästhesie, da motorisch > sensorisch > sympathische Blockade

Wirkstoff	Max. Dosierung in mg (ohne/mit Adrenalin)	Indikationen	Kontraindikation	Besonderheiten
Ropivacain (Naropin®)	(220)	Infiltration, periphere Nervenblockaden, PDA		• Wirkbeginn: mittelschnell • Wirkdauer: lang • ähnlich Bupivacain, aber weniger kardiotoxisch
Lidocain (Xylocain®)	3–4 mg/kg (300/500)	periphere Blockaden, Sympathikusblockaden, SpA	Allergie gegen Amid-LA, höhergradige AV-Blöcke	• Wirkbeginn: schnell • Wirkdauer: mittel • in der Notfallmedizin als Antiarrhythmikum verwendet • je nach Konzentraion für alle Regionalanästhesien einsetzbar
Mepivacain (Meaverin®, Scandicain®)	4 mg/kg (300/300)	s. o.	s. o.	• Wirkbeginn: schnell • Wirkdauer: mittel • kurze HWZ • ähnelt Lidocain
Priolcain (Xylonest®)	5–6 mg/kg (400/500)	s. o.	Glukose-6-Phosphat-Mangel, Methämoglobinämie, Überempfindlichkeit gegen Paraaminobenzoesäure	• Wirkbeginn: schnell • Wirkdauer: mittel • Gefahr der Methämoglobinämie, mit Pulsoxymetrie nicht erfassbar!
Procain (Novocain®)	(500/1.000)	s. o.	Allergie gegen Ester-LA, Sulfonamide	• Wikbeginn: langsam • Wirkdauer: kurz • keine Oberflächenanästhesie • oft zum „Quaddeln" in der Neuraltherapie verwendet

5.2 Reanimation

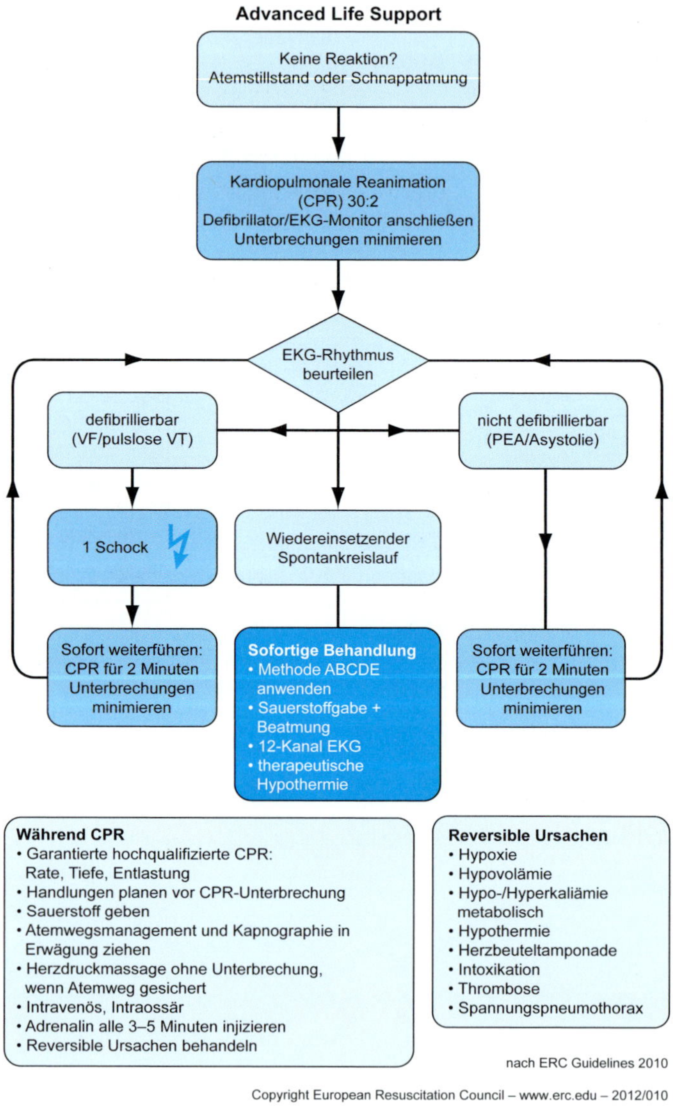

Abb. 5.1 Algorithmus Reanimation [L235]

5.3 Formelsammlung

Alveolargasgleichung	$pAO_2 = (p_{bar} - pH_2O) \times FiO_2 - pACO_2 : RQ$
Parkland/Baxter-Schema (Flüssigkeitssubstitution bei Verbrennungen)	% verbrannte KOF × kg KG × 4 ml in den ersten 24 h (50 % davon in den ersten 8 h)
Herzzeitvolumen	HZV = SV × HF
Infusionsregime 4–2–1-Regel	• für die ersten 1–10 kg: 4 ml/kg KG/h • 11–20 kg: 2 ml/kg KG/h • > 20 kg: 1 ml/kg KG/h
Natriumbikarbonat-Menge	$NaHCO_3$[ml] ≡ BE × kg KG × 0,3
Natriumsubstitution	Na^+ – Bedarf(mval) = 0,2 × (Na^+_{soll} – Na^+_{ist}) × kg KG
Qxygenierungsindex	Oxygenierungsindex = paO_2(mmHg) : FiO_2
Respiratorischer Quotient	RQ = $VCO_2 : VO_2$
Sauerstoffverbrauch	$VO_2 = avDO_2 \times$ HZV (ca. 250 ml/min)
Tidalvolumen	6–8 ml/kg KG
TRIS-Menge	TRIS[ml] = BE × kg KG
Tubusgröße Kinder	Innendurchmesser (mm) = 4,5 + (Lebensalter : 4).
Verbrennung	die Handflächen entsprechen ca. 1 % der Körperoberfläche
Zentralvenöse Sättigung	VO_2 = HZV × $avDO_2$
Zerebraler Perfusionsdruck	CPP = MAP – ICP

Register